迷ったときの医者選び

広島

診療科編

医療評価ガイド編集部 編

南々社

まえがき

あなたの「名医」を見つけるために

医師本人や、その家族が病気になったときにかかりたい実力医師203人

各診療科で定評のある実力専門医を掲載〈備後エリア除く〉

本書は、約10年前に発刊した『決定版 迷ったときの医者選び 広島』の改訂版「診療科編」です(「がん診療編」2019年11月刊行)。自分や身近な人が病気になったときに、納得した治療を受けるための医療評価ガイドです。

掲載医師の選定にあたっては、取材チームが各専門医に面接取材を行い、実施している最新治療の内容を聞くとともに、あわせて、同じ疾患および関連する領域の専門医を推薦してもらう方法をとっています。**掲載医師は、備後エリアは含まれていません**(下記参照)。

推薦基準は、**「医師本人や、その家族が病気になったときにかかりたい専門医」**です。

信頼できる情報をより詳しく伝えるため「がん診療編」「診療科編」「備後地区編」の3分冊で刊行

「迷ったときの医者選び広島」シリーズ（初版刊行1999年、本書で5

版目)では、「がん」だけでなく、脳神経外科・循環器内科・心臓血管外科・整形外科・生活習慣病・眼科・皮膚科・精神科など「ほぼ全診療科(**一部の科は掲載なし**)」の実力医師を紹介してきました。

このたび、読者に信頼できる情報を、より詳しく伝えるため「がん診療編」(2019年11月刊行)、**「診療科編」**(本書)、「備後地区編(仮)」(2020年夏頃刊行予定)の、計3冊に分冊しました。

本書では、広島県内(**備後地区を除く**)で、**各診療科の最新治療に精通・定評のある専門医計203人を、ほぼ全診療科について**紹介しています。

患者目線で、一人ひとりに最適な治療をする専門医を選定

さらに、取材チームの一人ひとりが医師に会った際、**「自分や家族が患者になったときにかかりたい医師かどうか」**という視点で取材を行いました。

もちろん、推薦される医師情報に偏り(大学系列や研究グループ、上下関係など)がないよう、複数の医師から推薦情報(医師、診療内容など)を集め、それらを編集部で精査・クロスさせながら掲載医師を決定しました。

こうした地道な医師への直接取材を積み重ねることで、「アンケート」「手術数」「生存率」だけでは分からない、個々の患者に最適な治療を行っている専門医を選定しています。

あなたの主治医を見つけるために――本書の特色

☑ 各診療科の実力医師203人の最新治療や実績・成績などを、専門医への直接取材で公開

ほぼ全診療科の各専門医に直接会って取材し、収集した情報にもとづいて、最新の診断・治療法、実績・成績などを公開しています。

☑ 広島をリードする「最新治療のトップランナー」、6施設の名医（施設）を紹介!

巻頭リポートでは、「肝臓疾患診療の先駆者」「スポーツ医科学センターによる夢のある社会の創造」「最新の血管再生医療」「ハートチームによる最新心臓手術」「悪性脳腫瘍の最新手術室・SCOT」「摂食・嚥下障害の最新チーム医療」など、最新治療の第一人者・6施設をリポート。

☑ 脳神経内科・脳神経外科・心臓血管外科・呼吸器疾患・皮膚科・精神科など、最新治療の動向を詳しく解説

一部の診療科の掲載先頭ページでは、最新治療の内容や検査法、日頃から気をつけたいことなどを、県下の第一人者が詳しく解説しています。

☑ 実力医師たちを、各2ページで読みやすく・分かりやすく紹介

前回シリーズまでは、各医師を1ページで紹介していましたが、活字を大きくして情報をより読みやすく・分かりやすく伝えるために、医師1人＝2ページで紹介しています。

本書・刊行にあたって

☑ 調査の方法

14人から構成された「医療情報取材チーム」を編成し、専門医に直接会って、治療方針や手術方法、実績・成績などを取材するとともに、信頼感・定評のある専門医の名前を可能なかぎりあげてもらい、治療レベルや医師としての姿勢などをお互いに評価してもらいました。

☑ 掲載の基準

集めた情報にもとづいて編集部で協議し、大学系列をはじめ研究会グループ、上下関係による情報の偏りなども念頭におき、できるかぎり公平に情報を検討して、掲載医師を決定しました。

〈 評価の基準 〉

① 専門医のあいだで定評があるか。

② 臨床の最前線で治療に携わっているか。

③ 患者目線で医療を実践しているか。

④ 他科や開業医とのスムーズな連携が取れているか。

☑ ご利用にあたって

本書掲載の医師は、編集部からみた「一つの評価」にすぎません。

他にも優れた医師は数多くいます。この情報を鵜呑みにしないで、医者選びの「一つの判断材料」としてご利用ください。

contents

もくじ

迷ったときの医者選び 広島「診療科編」

contents

心臓血管外科 117

生活習慣病・内分泌代謝系疾患 141

リウマチ・膠原病 159

リハビリテーション 283

形成外科 303

眼科 323

皮膚科 363

産科・婦人科・周産期医療 385

※本書で紹介している各医師について、他施設に異動している場合は、
元の病院に問い合わせたり、インターネットなどで異動先の情報をご確認ください。

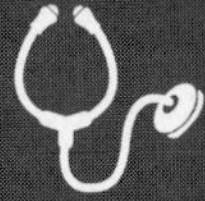

巻頭リポート

「広島の名医
──最新治療のトップランナー」

広島の名医

最新治療のトップランナー

慢性肝炎や肝がん患者を最先端医療で救う

――肝臓疾患の治療・治験・研究の先駆者

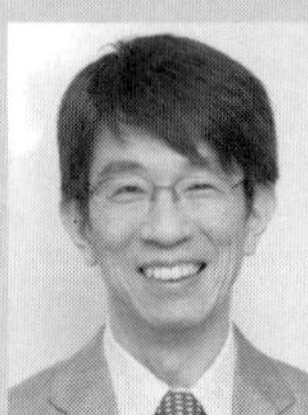

広島大学病院　消化器・代謝内科

茶山 一彰 教授

ちゃやま・かずあき

1981年広島大学医学部卒。虎の門病院内科（医員、医長）、文部科学教官教授（広島大学医学部内科学第一講座）、広島大学病院副病院長、同大学副理事、同大学病院病院長、同大学理事・副学長、同大学学長特命補佐などを歴任。2000年より現職。日本消化器病学会専門医・指導医。日本肝臓学会肝臓専門医・指導医。など

■ ウイルス性肝炎の治療・研究に長年傾注

肝炎のほとんどは、B型・C型肝炎ウイルスによるウイルス性肝炎であるが、肝臓は「沈黙の臓器」といわれ、ウイルスに感染していてもなかなか症状として出ず、放置しておくと肝硬変や肝がんへ進行する場合がある。

ウイルス性肝炎治療の専門家である茶山教授は、抗ウイルス治療を積極的に行って国内外で高い評価を受けており、日本肝臓学会織田賞（2012年）や日本消化器病学会学術賞（2019年、左写真）を受賞している。肝炎の重症化・激症化にも積極的に取り組み、慢性肝炎に対する新規治療薬の開発試験にも積極的である。

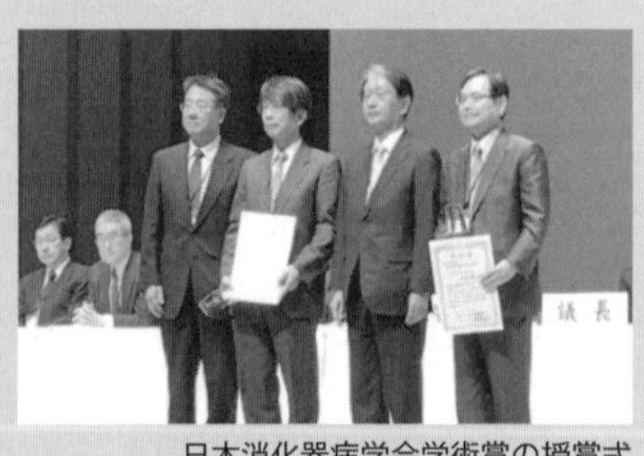

日本消化器病学会学術賞の授賞式
（左から２人目）

■ C型肝炎の画期的な治療薬「インターフェロンフリー」

C型肝炎ウイルスは、国内での肝がんの原因として最も多く、全体の50%を占める。ウイルスを排除しないままでいると慢性肝炎になり、それが、肝硬変や肝がんへ進行する恐れもある。

C型肝炎ウイルスの従来の治療は、体の免疫力(めんえきりょく)を高めてウイルスに打ち勝つ「インターフェロン」薬を使用してきた。その後、研究が進み、2014年には「インターフェロンフリー」という画期的な治療法が登場した。この薬は副作用が格段に少なく、治療期間も慢性肝炎で８週間、肝硬変で12週間と短いことが特徴で、現在では改良型も出ており、95%以上の効果がある。

「肝がんで亡くなる患者さんをできるだけゼロにしたいと願って、ウイルス性肝炎の研究を続けてきました。C型肝炎になっても、薬の副作用を恐れて治療しない患者さんもいましたが、現在は、副作用も少なく治るようになりました。飲み薬でC型肝炎ウイルスが排除できるようになったのは、画期的なことです」と同教授は話す。

C型肝炎は治癒する疾患だが、治癒しても、ウイルス感染がなかった患者よりは肝がんになる確率が高いなど、ウイルスが消えても肝がんになる場合があるため、同院では定期的なフォローアップを行っている。

■ B型肝炎の治験や臨床研究に尽力

B型肝炎は、慢性の場合にはウイルスを完全に排除することは難しいため、インターフェロンや「核酸(かくさん)アナログ製剤」を使って、ウイルスの増殖を抑えている。

インターフェロンは、ウイルスに対する抵抗力を高めウイルスの増殖を抑える。核酸アナログは、薬を服用している間はウイルス量が低下し、肝炎は炎症が軽くなる。現在、核酸アナログは数種類あるが、耐性ウイルスができても効能するものもある。「薬を中止すると肝炎は再発するので、自己判断で中止してはいけません」と、同教授は自己判断の危険性を指摘する。

同院では、B型肝炎に関する新しい抗ウイルス性薬の治験を行っており、また、既存の薬の組み合わせを変えるなどの臨床研究も行っている。

■ 理研との共同研究で新しいB型肝炎の治療に期待

同教授は、理化学研究所(理研)との共同研究で、肝臓に感染したB型肝炎ウイルス(HBV)のゲノム(遺伝子情報)解析を行い、ウイルスによる発がんについての一端を解明した。

HBVは肝臓がんの主要な原因であり、全世界で約3億5千万人以上が感染し、年間に約88万人がHBVが起因する疾患で亡くなっていると推定されている。そのうち、国内では約130～150万人(約100人に1人)の感染が推定されている。

HBVに感染すると、肝細胞のヒトゲノム(人間の遺伝子情報型)にHBVゲノムの組み込み(ウイルスのDNA配列がヒトゲノムの配列に入り込む現象)が起こり、それが、肝臓がんの発生に関与すると考えられている。

B型肝炎が持続すると、慢性肝炎から肝硬変、肝臓がん(肝細胞がん)に進行する恐れがある。治療では、前述のインターフェロンや核酸アナログ製剤が使われているが、長期間の投与や、副作用・耐性などの問題があり、また、C型肝炎ウイルスほどの治療効果がなく治療法が限られているため、多くの患者がHBVの感染から、慢性肝炎や肝臓がんなどで苦しんでいる。

こうした中、共同研究で得られた研究結果は、今後、B型肝炎から発生する肝臓がんの新しい治療法や予防法、および、ミトコンドリアに照準を絞った新しいウイルス治療薬の開発につながると期待されている。

■ 新しい分子標的薬の登場でがん生存率や転移が改善

同院では、早期から高度進行肝がんまで、すべての段階の肝がんに対応している。内科治療としては、「ラジオ派焼灼術」（下写真、皮膚の表面に特殊な電極針を刺し、ラジオ派という高周波で発生させた熱でがんを焼く）、「冠動脈塞栓術」（がんに栄養を運んでいる血管を人工的に塞いで、がんを”兵糧攻め“にする）、「動注化学療法」（カテーテルから抗がん薬を冠動脈に直接注入する）などがある。

同院では、がんで活性化している分子に作用する分子標的薬「ソラフェニブ」を使った治療に力を入れている。がん細胞は、成長や増殖に必要な酵素や、酵素を補給するための血管を新しく作り出したり、増殖するときに特定のシグナルを出したりする。

ソラフェニブは、血管新生阻害作用（血管を作る物質を抑える）とシグナル伝達阻害作用（シグナルを抑える）があり、肝がんの増殖を抑える。１回２錠ずつ、朝夕２回のみの飲み薬で患者の負担が少ないため、多くの人に喜ばれている。現在は、ソラフェニブ以外にも新しい分子標的薬が登場している。2017年には、ソラフェニブが効かなくなったセカンドライン（二番目）として「レゴラフェニブ」が登場し、2018年からは「レンバチニブ」が、さらに、2019年からは「ラムシルマブ」も使用できるようになった。

同教授は、「肝がんについては、さまざまなな薬でコントロールできるようになっており、10年以上生存したケースや完治した場合もあります。転移したがんでも改善するので、積極的に治療を受けてほしいですね」と話している。

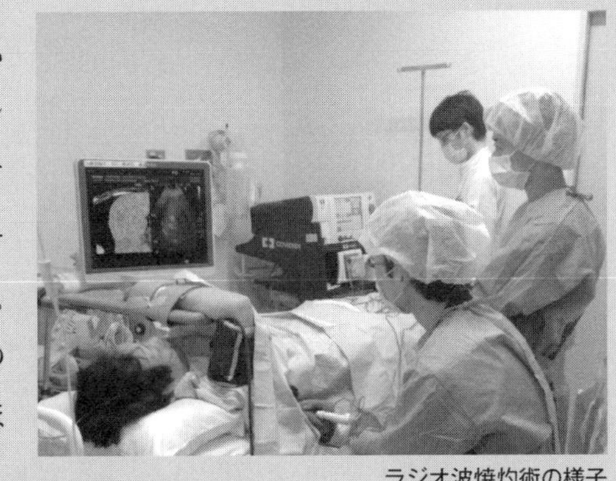

ラジオ波焼灼術の様子

広島の名医

最新治療のトップランナー

スポーツを基盤とした夢のある社会の実現へ
――広島大学病院スポーツ医科学センター

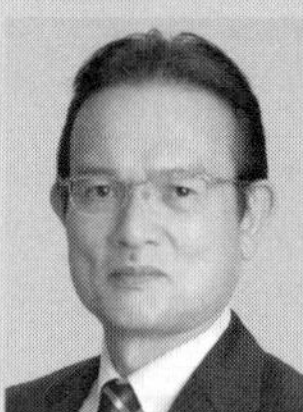

広島大学病院　整形外科・スポーツ医科学センター
安達 伸生 教授・センター長

あだち・のぶお
1988年広島大学医学部卒。JA広島総合病院、松山日赤病院、島根医科大学病院、米国ピッツバーグ大学（留学）などを経て、2016年より現職。日本整形学会専門医。日本整形外科学会認定スポーツ医。日本関節鏡・膝・スポーツ整形外科学会（JOSKAS）理事長・関節鏡技術認定医（膝）。サンフレッチェ広島チームドクター。広島東洋カープチームドクター。専門分野は膝関節外科、再生医療。

■ スポーツを行うすべての人々のために

広島県は地方の中規模都市だが、県内の整形外科診療は全国的に見てもトップレベルにある。同科では、整形外科全般にわたる充実した診療体制が整備されているが、中でも得意としているのが、「膝（ひざ）関節外科」「スポーツ医学」の分野である。

膝関節外科では、一生涯、人工関節を使うことなく自分の足で健康的に歩いて生活できるよう、再生医療に向けて日々研究し、先駆的な治療を行っている。また、昨今のスポーツへの関心の高まりに対応し、スポーツ障害に限らずスポーツ医学として診療体制を充実させている。

スポーツは整形外科の中では大きな分野である一方、スポーツの世界、特に高いパフォーマンスを追求するトップアスリートの世界では、医学だけでなく心理学、栄養学、コーチング、バイオメカニクス、リハビリテーション（以下、リハビリ）など幅広く、さまざまな領域からの総合的なサポートが必要とされる。そうしたニーズに応え、プロ・アマを問わず、各領域の専門知識を融合した高いレベルの関わりができる施設として、2013年９月に開設されたのが「広島大学病院スポーツ医科学センター」(以下、センター)である。

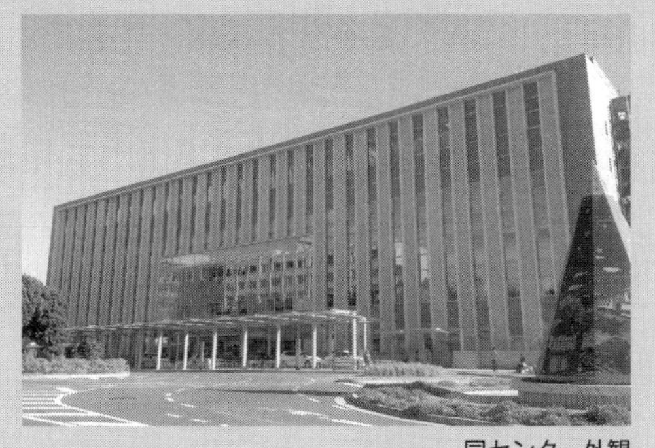
同センター外観

センター設立の目的は、「スポーツに関連する施設や団体、地方自治体と協力して、スポーツを行うすべての人々に対して、スポーツ医科学のさまざまな観点から総合的なサポートを行うこと」。そのために、①メディカルサポート（メディカルチェックや、治療後のスポーツ復帰へ向けたリハビリ、リコンディショニング指導など)、②フィジカルサポート（フィジカルチェックや、スポーツ外傷・障害予防のためのトレーニングなど)、③サポートの基盤となる研究、などの事業に取り組んでいる。

■ 県内のスポーツチームをサポート

広島県は、土地柄として昔からスポーツが盛んである。広島東洋カープ、サンフレッチェ広島、JTサンダース、広島ドラゴンフライズをはじめとした、プロや企業のスポーツチームが多数あり、人々の関心も高い。

大学病院が数多くあるため、チームサポートが各病院に分散する大都市と違い、広島県にあるのは広島大学病院のみ。そのため、必然的に同科にはさまざまなチームが集まり、多くの症例が集約される。同科は、これらのチームと緊密に連携し、選手のメディカルチェックや外傷の治療、リハビリなど多角的に関与し、サポートしている。

特に、カープやサンフレッチェの試合では、チームドクターとして同院整形外科医が帯同している。サンフレッチェの月１回のメディカルミーティングにも、ドクターとして参加している。両チームと普段からきめ細やかに連携し、選手各々とも関わっていることで、緊密なサポート体制が構築されている。センター開設には、このような背景もあったのである。

■ レベルの高い治療を提供できる理由とは

センターには多くの最新機器が整備されているが、単にそうした機器を設置しているだけでなく、さまざまな専門家が知識を出し合って、専門的な関わりを行う場となっている。センター開設後は、カープに入団した新人の体力測定を毎年行うなど、チーム力の向上にも貢献している。

また、アスリートのトータルサポートを行うことで、アスリートの競技力向上や外傷・障害予防への貢献をめざすだけでなく、トップアスリートに対応可能な技術を子どもから高齢者、障がい者にまで展開できる。高齢者や障がい者でスポーツをする人が増えている現在では、むしろ、そういった人々が行うスポーツこそ、専門的知識を融合させたサポートが必要と考えられる。

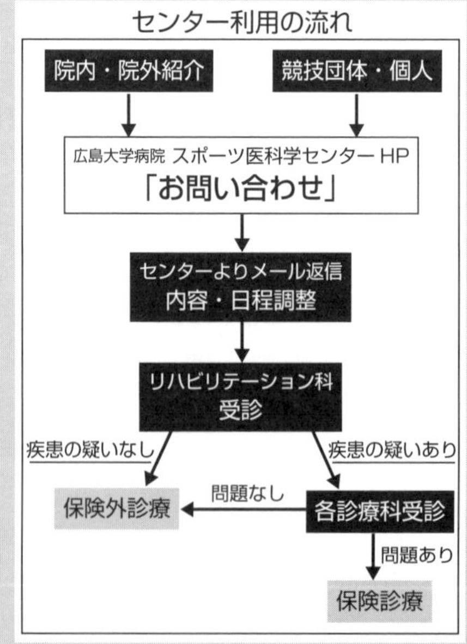

病院内にこのようなスポーツ医科学センターがある施設は、中四国のみならず、全国的にもそれほど多くは見られない。

「プロ選手の治療法は、一般の方々と異なるわけではありません。体の中で起こる反応は誰しも変わりはなく、プロ選手だから早く治るわけでもありません。しかし、彼らはもともと身体能力が高く、『高いパフォーマンスレベルで早期に競技復帰をめざす』というモチベーションが高く、さらに、周りにはサポートしてくれるトレーナーが大勢付いています。そのため、私たちも彼らの要求に応えるべく、一般の方にはできないような思い切った治療法を取り入れたり、リハビリの早期開始ができます。そして、その治療が成功すれば、要因を検討し、そのデータを基に治療法やリハビリを改善・改良することで、一般の方々の治療にも応用できます。こうして、スポーツ選手に対する医学的サポートが、一般の診療技術の向上にもつながっています。そういった意味で、高いレベルのアスリートに関与することは私たちにとって非常に大切なことであり、今後も、プロスポーツには積極的に関与していきたいと考えています。レベルの高い診断・治療を提供できるのが大学病院です。敷居が高いと敬遠せず、気軽に受診してほしいです」と、センター長でもある安達教授は話す。

■ 高齢者から障がい者まで地域貢献に尽力

同大学は、2020年の東京オリンピック・パラリンピックに向けて、日本障がい者スポーツ協会日本パラリンピック委員会から「医・科学情報サポート事業フィットネスチェック実施協力機関」として認定されている。

センターを訪れるのはトップアスリートが主で、各種競技団体からの依頼も多いが、センターと同科は緊密に連携しているため、センターでのトップアスリートへの対応から得られる情報やデータ、技術は、同科を受診する一般の人にも生かされている。高齢者の膝関節の手術後に、歩行がどれだけ良くなっているか、歩行や運動パフォーマンスの解析を行ったり、障がい者のスポーツへの復帰の支援などにも力を入れている。

トップアスリートに対応可能な技術を、高齢者やジュニア、障がい者にも広めることで地域全体へ貢献し、広島県および中四国のスポーツ医科学分野の発展と、スポーツを基盤とした夢のある社会の実現をめざしている。

広島の名医

最新治療のトップランナー

血管再生医療の最前線
——末梢動脈疾患の患者を救うために

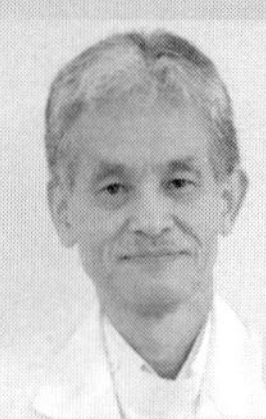

広島大学病院　未来医療センター
東 幸仁 センター長

ひがし・ゆきひと。1988年広島大学医学部卒。福島生協病院などを経て、2012年より現職。広島大学原爆放射線医科学研究所ゲノム障害医学研究センター教授兼任。医学博士。日本循環器学会循環器専門医。日本高血圧学会高血圧専門医。専門分野は血管再生医学、血管機能、高血圧、循環器内科一般。

■ 最重症患者に有効な再生治療「自家骨骨髄細胞移植」

足や手の動脈（末梢動脈）が狭くなったり詰まったりして、血液の流れが悪くなることで発症する病気を末梢動脈疾患という。閉塞性動脈硬化症（糖尿病や高脂血症、高血圧などの生活習慣病により動脈硬化が進む）や、バージャー〈ビュルガー〉病(閉塞性血栓血管炎。20 ～ 40歳の比較的若い男性に多く、原因不明だが喫煙と関係があるといわれる難病）も、この末梢動脈疾患に含まれる。

末梢動脈疾患は、重症になると指先が壊死することがある。そうなると、感染症などの危険性があるため、壊死した指だけでなく、太腿やふくらはぎから切断しなければならない場合も生じる。国内の末梢動脈疾患の患者は、閉塞性動脈硬化症が約600万人、バージャー病が約１万人と推測されており、毎年、全国で約１万人、県内では約250 ～ 300人が内科的・外科的治療ともに奏功せず、足を切断されているとみられている。

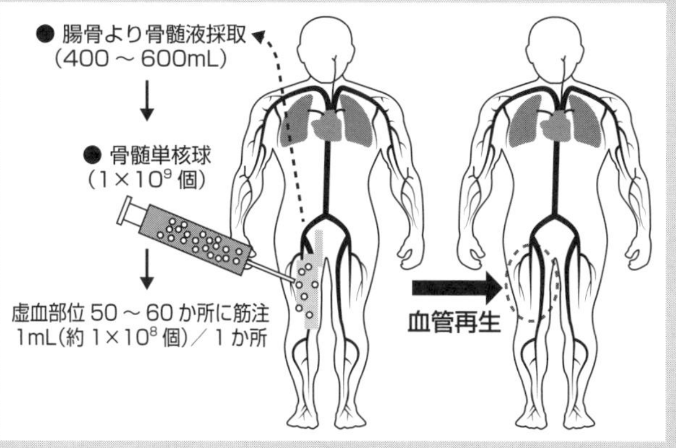

自家骨骨髄細胞移植による血管再生治療
（閉塞性動脈硬化症ビュルガー病）

そんな中、同センターは、血管再生治療（2008年に先進医療として保険診療認可された末梢動脈疾患に対する治療）を行う部門として機能。末梢血管外来（同院循環器内科、毎週木曜）を訪れている末梢動脈疾患の患者は約20人で、新患は毎週２〜３人程度増加している。

東センター長は、同センターで血管再生療法（末梢動脈疾患の患者を対象にした新しい治療。以下、再生療法）として自家骨骨髄細胞移植（以下、細胞移植）を行っており、他に治療法がない最重症患者に対する最終的で有効な治療法として、同院でも実施している。

■ 草分け的存在として中四国全域から患者が来院

再生療法は、足の切断という最悪の結果を招く末梢動脈疾患を改善する先進医療として、厚生労働省から認証されて保険も適用される。

現在、末梢血管の再生医療に関してはいくつかの治療戦略があるが、自家骨骨髄細胞を用いた細胞治療は、非常に単純で明解な治療法。患者本人の骨盤から骨髄液を500 〜 700ml程度採取し、血管の基になる骨髄細胞（単核球）を分離して、これを患部周辺の筋肉に注射する。2000年から臨床応用が開始され、同院では、2002年４月に中四国地方で初めてこの治療を開始した。以来、17年間で104例と圧倒的な症例数を手がけている。

細胞移植は、重症以下の症状の治癒、進行予防などにも効果が期待できる治療だが、厚生労働省が「薬物療法やカテーテル法による血管拡張術など、従来からのあらゆる治療を行っても症状が改善しない患者のみに行うものとする」と定めているため、現状では、将来的に足の切断が予測されるような最重症の患者のみにしか適用されない。なお、この治療は、2014年11月に再生医療新法（再生医療等安全性確保法）が施行され、細胞培養（ばいよう）加工施設（CPC）を備えた施設のみで実施することが許可されている（2020年１月10日現在では、バージャー病に限り、これまでの治療で足や手の切断が避けられない人に限定して保険適用あり）。

全国では６大学、中四国で実施しているのは同院のみで、同センター長はこの治療に早期から取り組んできた草分け的な存在。症例数も多く、同院には鳥取、島根、山口など中四国全域から患者が来院している。

■ 細胞移植による血管再生の治療効果

自家骨骨髄細胞を用いた再生療法は、その有効性・安全性が確認されている。

同センター長は、細胞移植による重症末梢動脈疾患の患者の長期予後を報告しており、その特徴として、術後数日といった早期から痛みが軽減されたり消えたりしている。また、患部周辺に新しく血管ができ、足には温かさが戻り、痺（しび）れや痛みも軽減し、生活の質（QOL）の改善に大きく貢献している。４週間程度で患部周辺に新たな血管が新生し、動脈硬化の症状が緩和されたことで、壊死した足の切断を回避することが可能になった例もある。

一方、再生療法が適応しないケースも３〜４割程度あり、その場合は残念ながら切断となる。再生療法が完全適応する症例は平均６〜７割程度で、４年間の救肢率は慢性閉塞性動脈硬化症患者で48％、バージャー病患者で95％程度。

ちなみに、再生療法の手術費用は27万円だが、高額医療が適用されるため実費は６万円程度で、入院期間は２週間だが、足に潰瘍(かいよう)がある場合はその治療を含めて約１か月程度かかる。

■ 新しい再生治療が進行中「低周波超音波治療器」

同院では、末梢動脈疾患で末梢血管の血流が悪化した足に超音波を当てることで血管を作る細胞を増やし、それによって症状を改善するメカニズムを解明している。

血流を悪くしたマウスの足に、14日間（１日20分）低周波の超音波(ちょうおんぱ)を当てると、血流量が倍増し毛細血管も健康な足とほぼ同数に増加する。その後、人間の幹細胞に超音波を当てる実験を行い、特殊なタンパク質が働いて、血管の基となる血管内皮(ないひ)細胞の増殖因子が分泌(ぶんぴつ)されることを確認した。

同センター長は、日本再生医療学会総会で発表したこの仕組みを使って、体内で血管内皮前駆(ぜんく)細胞を増やす治療法を考案し、医療用品開発メーカーのシグマックス社と共同で低周波超音波発生装置を開発（特許が成立）。臨床使用のための低周波超音波治療器（下写真、足に装具を巻いて超音波を当てる）を開発し、末梢動脈疾患を対象とした臨床研究を実施した結果、臨床症状の改善や血管の新生が認められた。現在は臨床試験を終了し、医療器としての薬事申請中で製品化に向けて準備を進めている。

この治療は、末梢動脈疾患の軽症から重症まで応用でき、薬物療法や骨髄細胞の移植手術などの治療で効果が得られない患者にも有効な治療が望める、新たな再生療法として期待されている。

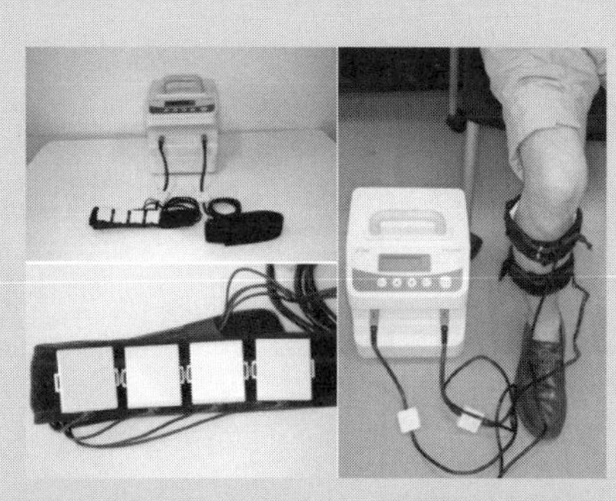

低周波超音波治療器

広島の名医

最新治療のトップランナー

ハートチームで重症例に挑む！
——ステントグラフト・TAVI

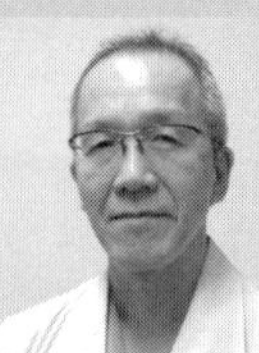

広島市民病院　心臓・大血管低侵襲治療部
柚木 継二 主任部長

ゆのき・けいじ。1990年岡山大学医学部卒。1999年より広島市民病院。医学博士。ステントグラフト実施医（腹部・胸部）。2014年より現職。心臓血管外科部長を兼務。

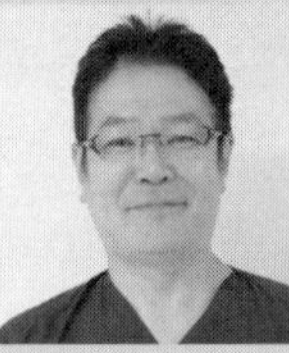

西岡 健司 部長

にしおか・けんじ。1996年鳥取大学医学部卒。循環器専門医、経カテーテル的大動脈弁置換術（TAVR）指導医など。循環器内科部長、救命救急センター主任部長を兼務。

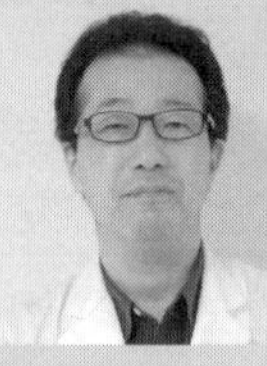

佐伯 宗弘 部長

さいき・むねひろ。1998年鳥取大学医学部卒。心臓血管外科専門医、脈管専門医、血管内治療医、ステントグラフト指導医（腹部・胸部）など。心臓血管外科部長を兼務

■ 高度な治療を安全・確実に行うハイブリッド手術室

近年、外科領域において、「超低侵襲治療（Minimally Invasive Surgery）」というコンセプトがスタンダードとして受け入れられてきている。そんな中、同院に2015年４月、独立行政法人化に伴う事業としてハイブリッド手術室が完成した。

これは、手術室に最先端のカテーテル検査室の機能を持たせたもので、近年の心臓血管領域での治療法の進歩に合わせ、内科や外科の垣根を超えて両者が力を合わせて、より高度な治療を安全・確実に行うための治療室である。手術室と血管造影室のハイブリッド（異なった要素を高レベルで集約）であり、治療における内科・外科のハイブリッド治療を行うための手術室といえる。

ここでは、術式・医療器具の開発に伴い、これまでは手術適用を見合わせていた症例でも手術を実施することが可能となり、医療者側では「さまざまなリスクの低減」、患者側では「術後回復の大幅な向上」が期待されることとなった。

従来の大動脈瘤（りゅう）ステントグラフト治療は、ハイブリッド手術室でより正確・安全に実施可能となり、1200症例を超えて、これまでなら施行困難な上行大動脈へのステントグラフトも可能となった。また、重症大動脈弁狭窄（べんきょうさくしょう）症の患者を対象に経カテーテル的大動脈弁留置術（べんりゅうちじゅつ）（以下、TAVI）がスタートし、2019年８月末時点で220症例を超えた。

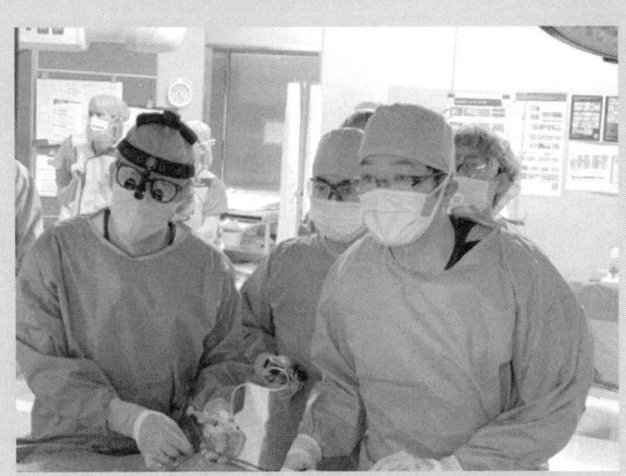
ハートチームによるTAVI治療の様子

■ ハートチームでTAVI治療を実現

TAVIの開始に合わせて生まれたのが、ハートチームである。同院では、各部署の枠組みを超えた心臓・大血管低侵襲治療部として発足し、心臓血管外科・循環器内科・麻酔科・放射線科・看護部・臨床工学士・リハビリなどのスタッフが、有機的に連携したチーム医療が動き始めた。ハートチームが十分に機能して力を発揮することで、新規のハイブリッド手術室を用いる医療だけでなく、従来の手術患者から、さらに手術困難と考えられていた重症の患者に対しても、より安全で高度な医療を提供することが可能となり、同院全体の医療レベルの向上にも大きく寄与している。

ハイブリッド手術室開設当初は、主に大動脈ステントグラフト治療が行われていたが、2016年秋からTAVIが開始された。TAVIは、経皮的に心臓弁を留置する治療法で、石灰化により硬化した自己弁に対してバルーンカテーテルを用いて大動脈弁形成術を行い、弁を広げた後、その内側に生体弁を経カテーテル的に留置する。経大腿（だいたい）アプローチと経心尖（しんせん）アプローチの二つの方法があり、患者の状態により最適なアプローチが選択される。

これまでは、開胸→人工心肺を使用→心臓を止めて大動脈弁を生体弁に置換する外科的大動脈弁置換術が唯一の治療だったが、TAVIであれば低侵襲に弁置換が可能で、手術の困難な患者も治療が可能になった。2013年に保険適用となって以降、治療を受ける患者が飛躍的に増加し、予後も非常に良好。220症例（2019年8月末時点）は県内では最多で、年間50例以上連続してTAVI治療を提供している施設は「TAVI専門施設」として認定され、広島県では同院が唯一認定されている。

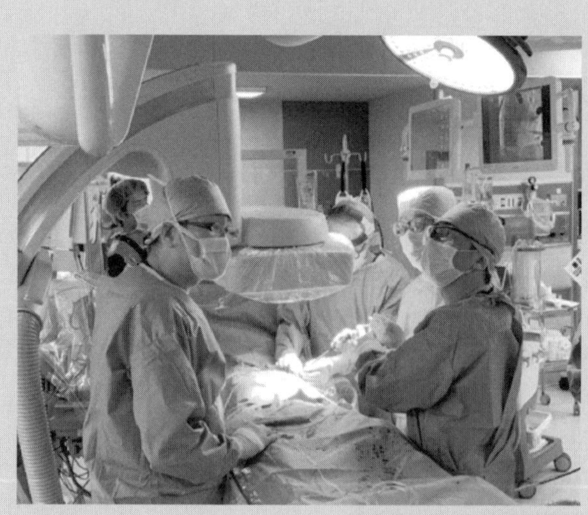

県内唯一の TAVI 専門施設

ステントグラフト治療数は国内有数

腹部および胸部大動脈瘤に対する低侵襲治療として、同院でステントグラフト治療を導入して12年が経過し、2019年８月までの累計は、胸部481例、腹部734例、計1215例と、国内でも有数の症例数となっている(下図)。

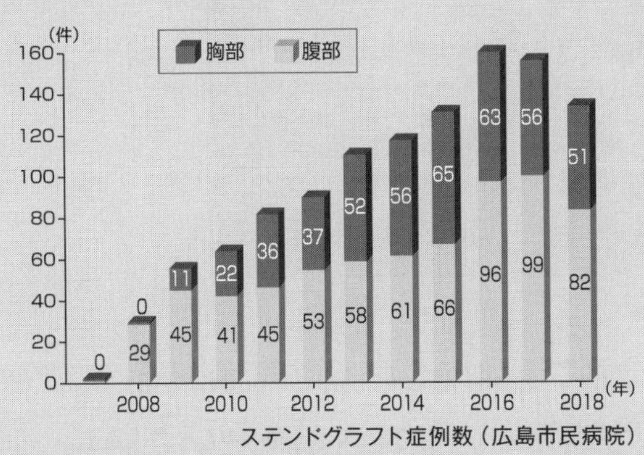

ステンドグラフト症例数（広島市民病院）

胸を大きく切開し、人工心肺装置を用いて心臓を停止させた状態で行う人工血管置換術は、高齢や全身状態不良の患者には危険だが、同院では積極的に、頸部(けいぶ)血管バイパス法などさまざまな工夫を組み合わせ、通常は適応外である上行大動脈からステントグラフト留置（胸を大きく切らず心臓も停止させない)を行っている。

近年では、患者への負担が大きい胸腹部大動脈瘤手術に対する新たな治療方法として､ステントグラフトを組み合わせたハイブリッド手術(外科手術とカテーテル手術の利点を組み合わせた手術方法）に取り組んでおり、良好な成績を得ている。

しかし、ステントグラフト治療を行った患者の中には、ステントのずれや血液の漏(も)れ(エンドリーク)などの合併症が後々に発生する場合もあり、術後もステントグラフト専門外来で定期的にCT検査を行い、異常が見られた場合には速やかに対応を行う必要がある。このような術後合併症を減らすために、患者の全身状態や年齢を考慮して低侵襲という言葉に踊らされないよう、「ステントグラフト手術か、外科手術か」をしっかりと適応を決めて治療にあたっている。

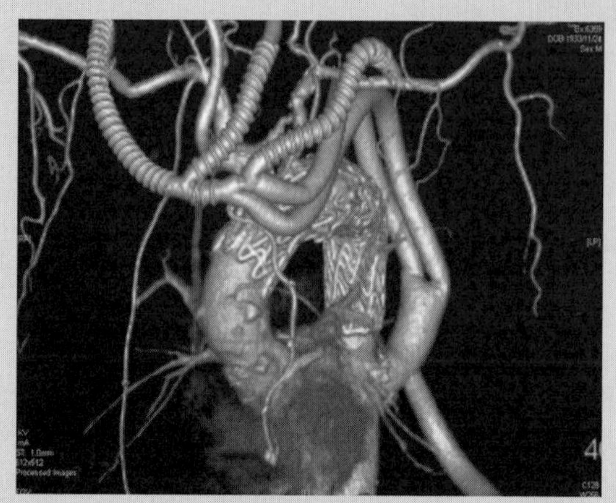
バイパスを工夫したステントグラフト治療

同院では、今後も職種の垣根をなくしたハート&バスキュラーチームとして、ハイリスクな患者に対して低侵襲治療を行っていく。

■「一人でも多くの患者さんを救いたい」—ハートチーム看護師たち

ハートチームで患者の治療を行うのは、決して専門医だけではなく、さまざまなスタッフの連携や協力によるチーム医療で成り立っている。ここでは、医師たちと共に患者に寄り添う看護師スタッフの声を届けたい。

「今も定期的に術中急変に対するシミュレーションを実施し、さらに、日々の実践の中で困難を感じた事例の経験をスタッフ全員で共有できるよう努めるなど、安全で質の高い医療が継続して提供できるよう体制を整えています。今後も、スタッフ教育の徹底とたゆまぬ研さんを続け、質の高い看護の提供を実現し、選ばれる病院になっていきたいです」(伊藤奈美さん：手術部看護師)

「TAVI治療が開始され、患者さんの平均年齢は上昇し、他の併存疾患を抱えながら入院される患者さんも多いです。そのような患者さんを支えるべく、私たち病棟看護師は、ハートチームの一員として多職種で行われる術前カンファレンスに参加し、患者さんの抱えるリスクを全員で共有しています。さらに、術後早期から退院支援にも取り組んでいます」（山崎綾乃さん：病棟看護師）

このように同院では、ハートチームが一丸となって、一人でも多くの患者を救うために取り組んでいる。

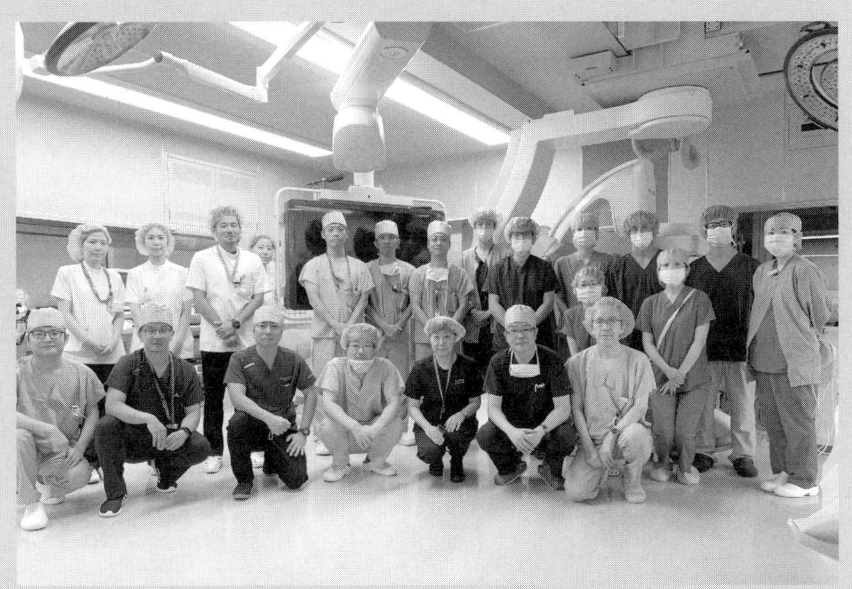

「チーム一丸となって患者さんを支えていきます」（ハイブリッド手術室にて）

広島の名医　最新治療のトップランナー

世界初！ 次世代スマート手術室「SCOT」
——悪性脳腫瘍手術に威力を発揮

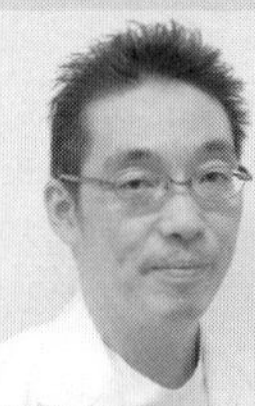

広島大学病院　脳神経外科
山崎 文之 診療准教授

やまさき・ふみゆき
1993年広島大学医学部卒。医学博士。M. D. アンダーソン癌センター博士研究員、広島大学病院講師などを経て、2018年より現職。脳神経外科専門医・指導医。脳卒中専門医・指導医。がん治療認定医。日本小児神経外科学会認定医。専門は脳腫瘍、小児脳腫瘍の手術と集学的治療、神経画像診断。

■ 情報統合による効率的な手術で患者の負担を大幅に軽減

2016年4月、同院に、世界初の情報統合型のスマート手術室「SCOT／Smart Cyber Operating Theater」のベーシックモデルが導入された。その後、SCOTのスタンダードモデルが信州大学に、ハイパーモデルが東京女子医科大学に導入されている。

SCOTは、IoT（モノ〈物〉がインターネットにつながる仕組みや技術）を活用して、手術の進行状況や患者の術中データを統合・表示し、手術の精度と安全性を向上させるシステム。従来の手術室は、独立したさまざまな医療機器が乱雑に置かれ、システムも複雑で、それらを使いこなすスタッフの負荷や、スタッフ間の情報共有などに課題があった。また、各機器の情報が異なる時系列データで保存されるため、情報の比較やデータの再利用も非効率的であった。

これらの問題を解決したのが、SCOTである。SCOTは、基本の手術機器や術中画像診断機器、患者生体信号機器などを選定し、術中MRIを中心とした情報統合が可能な形にパッケージ化している。0.4Tドーナツ型オープンMRIは、覚醒下（術中に麻酔から覚ます）手術にも対応でき、切除する範囲の情報や進行状況を確認しながら手術が可能。腫瘍の取り残しの有無を画像情報で確認でき、手術が迅速化されて患者の負担も軽減される。

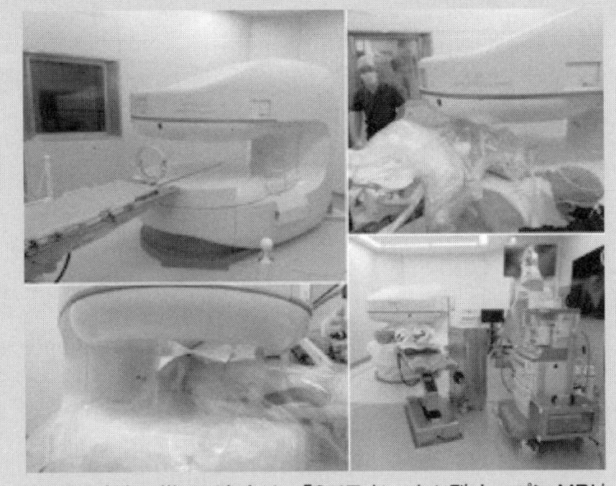

SCOT 室内の様子／左上は、「0.4T ドーナツ型オープン MRI」

さらに、SCOTは手術室全体をネットワーク化し、リアルタイムで各機器からの情報や術野画像、患者の生体情報、手術ナビゲーション情報などを収集し、オペリンク（手術にリンクした情報）で統合できる点が大きなアドバンテージ。時間同期された情報は、壁面に備え付けられた大きな4Kモニターにすべて表示され、進行状況や術中情報を統合して「見える化」することで、スタッフ全員が情報を共有できる。時間同期・統合されたデータは、検証と今後の手術計画に役立てられる。

■ 腫瘍の最大限の摘出と機能温存を両立

現在では、SCOTは脳腫瘍の摘出術に加え、難治性てんかんに対する病巣切除、整形外科の骨腫瘍に対する切除術など、対象領域を広げて活用されている。その中でも、SCOTの威力が最も発揮されるのが、脳腫瘍の中でも特に難しいとされる成人の低悪性度の神経膠腫（グリオーマ）の手術である。

山崎准教授は、脳腫瘍・小児脳腫瘍の手術を専門としており、同院で行われたほとんどすべてのグリオーマの摘出術を統括しており、SCOTを使って、これまでに32例の脳腫瘍摘出術を行っている(2019年12月現在)。

グリオーマは代表的な悪性脳腫瘍で、腫瘍の悪性度は硬さや手触り、色調の変化から、熟練者はほぼ判断できる。しかし、境界が不明瞭で正常脳の中に腫瘍が混在するグリオーマでは、切除によって脳機能を喪失する可能性がある。切除率が高いほど生命予後は延長するが、切除の結果として社会生活や日常生活に影響する場合があるため、患者の希望を含めて切除範囲を慎重に決定する。また、腫瘍によっては手術以外の治療で制御できる場合もあり、同准教授は病気の可能性を見極め、患者の気持ちと生活を全人的に考慮した上で、正確な診断によるサポートを心がけている。

■ 最小限の開頭で患者の負担が少ない手術をめざす

脳腫瘍の摘出術は、全国的には腫瘍を取り囲んで大きく開頭することが多いが、同准教授は必要最小限の侵襲(しんしゅう)(体へのダメージ)を心がけている。

グリオーマは、腫瘍細胞が脳に染み込むように広がるため、手術で取り切れないことが多い。そのため、脳全体を大きく開けて脳の各部位の働きを確かめ（脳機能マッピング）、切除可能な範囲を切除する方法が国内では主流。しかし、同准教授は脳機能マッピングが必要なグリオーマでも、最小限の開頭による低侵襲手術をめざしている。海外の最新報告でも、熟練した術者であれば、グリオーマの手術で必要な部分だけ小さく開けて腫瘍を摘出した場合も、成績は変わらないとされている。

SCOTは、切除範囲の決定に非常に有用で、同准教授が専門の覚醒下手術を含めた脳機能マッピングとの併用で、腫瘍の最大限の摘出と機能温存の両立が可能となり得る。

小さい開頭の利点は、「創部(そうぶ)〈傷口〉が小さく、見た目が違うこと」「出血量が少なく、体のダメージが小さいこと」「手術時間が短縮されること」「術後の創部痛が軽く、創部トラブルのリスクが低減されること」「回復が早く、入院期間が短縮可能なこと」などである。

一方、脳機能マッピングを必要としない脳腫瘍の手術においても、同准教授は必要最小限の侵襲による摘出術を心がけている。同准教授が最小限の侵襲による手術で済ませられるのは、精確（精密で確かなこと）な診断力によるところが大きい。

疾患により、必要とされる手術計画は大きく異なることもあるが、術前に精確に腫瘍を鑑別診断できれば、最適な手術を計画することが可能となり、不要な手術侵襲を低減できる。同院の脳腫瘍手術患者の平均入院日数は、全国平均より8日短い(2018年度)。

■ 国内で数少ない小児脳腫瘍の専門医

同准教授は、小児の脳腫瘍（以下、小児脳腫瘍）を専門とする脳神経外科のトップランナー。特に、小児の場合は不要な侵襲を避け、必要最小限の開頭での切除を考えているが、残念ながらSCOTは、頭部の固定ピンのサイズや手術中の患者の体位制限などの関係で、小児脳腫瘍手術には向かない。

小児脳腫瘍は診断が難しいため、生死のぎりぎりで来院することが多い。また、小児脳腫瘍は悪性・良性を含めて種類が多い上に、治療や手術、さらに術後管理や化学療法が難しい病気である。しかし、小児脳腫瘍を診る専門医はほとんどいないため、同院には中四国全域から患者が集まり、他の小児がんに比べて圧倒的に小児脳腫瘍が多いことも特徴。

同准教授は、小児脳腫瘍の手術や放射線治療、抗がん剤治療、分子標的療法に精通しており、最善と考えられる治療方針を提示するように心がけている。さらに、小児脳腫瘍の長期治療成績、後遺症や晩期障害（治療後、5年以上経過して起こる障害）とその対策にも見識が深く、小児脳腫瘍経験者のQOL（生活の質）の向上と治療開発を大切にしている。

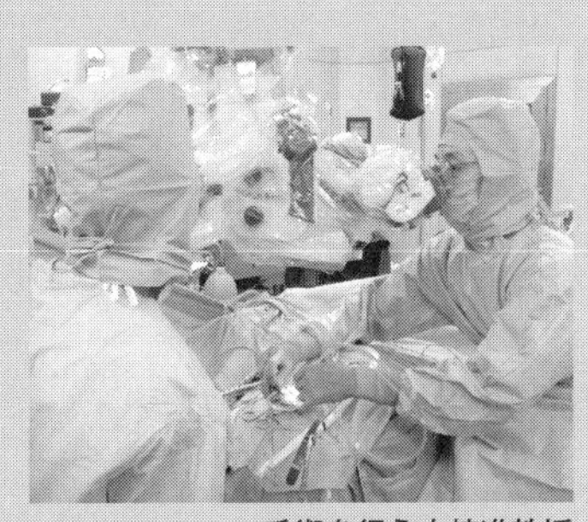
手術を行う山崎准教授

広島の名医　最新治療のトップランナー

いつまでも安全に食べてもらうために
―「摂食・嚥下・口腔ケア」をチーム医療でサポート

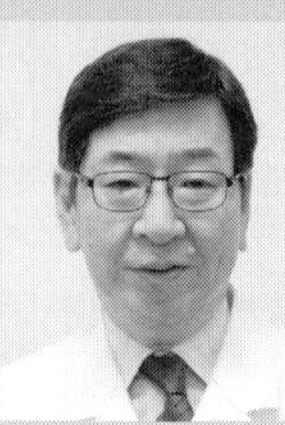

広島市立広島市民病院　耳鼻咽喉科・頭頸部外科
井口 郁雄 上席主任部長・頭頸部外科部長
いのくち・いくお
獨協医科大学卒。岡山大学耳鼻科講師などを経て2018年より現職。医学博士。耳鼻科学会専門医・指導医・代議員、頭頸部がん専門医・指導医、日本嚥下医学会評議員など。

■ さまざまな職種によるチーム医療で嚥下障害に注力

現在、超高齢社会を迎え、嚥下(えんげ)障害(食べ物をうまく飲み込めない)が大きな問題になってきている。嚥下障害が起こると、十分な栄養が摂取できなくなり、さらには全身の機能低下(サルコペニア、低栄養など)へ進んで要介護状態へつながる可能性がある。

同院では、高齢の誤嚥性(ごえんせい)肺炎患者だけでなく、脳血管障害（脳梗塞(のうこうそく)、脳出血など)や神経疾患(パーキンソン病など)、筋(きん)疾患(重症筋無力症(むりょくしょう)など)、心臓や食道の手術後や頭頸部(とうけいぶ)がんの患者など、嚥下障害を引き起こす可能性のある疾患を持つ多くの患者を治療している。

こうした嚥下障害に対して適切に対処するために、病院全体で取り組む問題として考えようと立ち上げたのが、「摂食・嚥下・口腔ケア部会」である。井口上席主任部長を部会長に20人の多職種で構成され、同院内では、それぞれの頭文字を取った「SEK部会」という呼称でさまざまな取り組みを行っている。「誰にでも分かりやすくみんなでレベルアップ」をモットーに、チーム医療として取り組んでおり、また、耳鼻咽喉科・脳神経外科・脳神経内科・歯科の４つの診療科が部会で専門性を発揮していることも、大きな特徴である。

■ 嚥下内視鏡検査や「なんでも相談」で患者を支える

嚥下障害に対して早期に評価を行い適切な対応を行うことは、肺炎の予防、栄養状態の改善などの直接的な効果だけではなく、医療者や患者・家族の負担の軽減、回復期病院でのリハビリテーションにつなげることができるメリットがある。

同院では、嚥下障害の種類や程度の診断能力に優れ、ベッドサイドなどいつでもどこでも簡便に非侵襲(しんしゅう)的（負担が少ない）に繰り返し行うことができる、嚥下内視鏡（VE）検査を嚥下障害の評価の基本としている。

VE検査は、ビデオに記録が可能で、嚥下カンファレンスなど必要なときにいつでも繰り返し情報が共有できることも大きな利点で、同検査を750 ～ 800件程度（年間）、耳鼻科医（７人）・言語聴覚士（５人）・担当看護師の三者が協同して実施し、食事形態の判断や、食事の際の姿勢の調整、嚥下訓練の適応などの方針を決定している。「嚥下内視鏡検査での嚥下評価なくして、安全な経口摂取なし」が、同院では基本となっている。

また、「嚥下についていつでも気軽に相談できる体制を作ってほしい」という現場看護師からの要望に応え、言語聴覚士や摂食・嚥下障害看護認定看護師が、毎日当番制で「SEKなんでも相談」と名付けられたPHSを携帯。病棟などからの問い合わせに

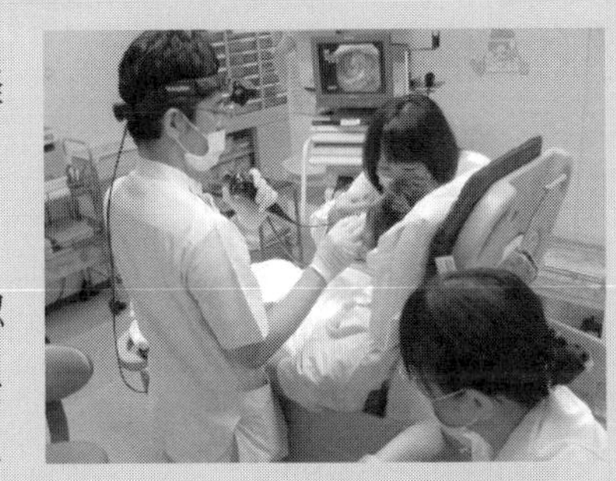

嚥下内視鏡（VE）検査／
耳鼻咽喉科医師・言語聴覚士・看護師で行う

タイムリー（即座）に対応し、状況によっては、緊急のVE検査を耳鼻科医に依頼することもある。この体制を支えている一人の藤田百合子さん（主任看護師）は、「患者さんの食べることを支えてあげたくて、この認定看護師の資格を取得しました」と話す。

さらに、月に一度部会員が病棟を訪問して、安全で実践的な介入を行う。1人の患者を全員で多角的に評価する嚥下ラウンドも実施している。

■ 国内最先端の施設に近づくためレベルアップを図る

同院では、専門職でなくても効果的な指導・教育が分かりやすくできるようになるため、スタッフへの知識・技術の習得の啓発にも力を入れている。嚥下障害では、国内で最先端の浜松市リハビリテーション病院を参考にして院内の認定制度（下図）を2014年度からスタート。年8回、各職種が講義と実習を行い、すべてを受講した職員は認定試験の受験が可能で、合格すると院長名の認定証が交付される。2019度までの5年間で計92人のスタッフが認定され、院内20の病棟すべてに認定職員が勤務する体制となった。

SEK 部会認定職員養成講座

	内容	担当
1	摂食・嚥下に関わる基礎知識 ○摂食・嚥下の解剖生理とメカニズム　○摂食・嚥下障害の病態と原因　○中枢性疾患と嚥下障害	脳神経外科
2	嚥下機能と薬剤 ○粉砕・錠剤の服用方法　○簡易懸濁法　○嚥下に影響を及ぼす薬剤	薬剤師
3	摂食・嚥下障害患者の看護 ○摂食・嚥下障害のスクリーニング　○摂食・嚥下障害患者の看護　○リスク管理	摂食・嚥下障害 認定看護師
4	嚥下評価と外科的治療 ○経口摂取の前に考えること　○VE・VF の実際　○嚥下障害の外科的治療	耳鼻咽喉科
5	嚥下リハビリの実際 ○関節訓練・直接訓練の原理と方法　○関節訓練の適応と具体的方法　○段階的接触訓練の進め方 ○直接訓練の具体的方法	言語聴覚士
6	嚥下食と栄養 ○嚥下食の特徴と内容、作り方　○患者・家族の指導のポイント　○市販の嚥下食、栄養補助食品の利用方法 ○栄養状態の評価と必要摂取量　○みて！味わおう！	管理栄養士
7	障がいのある方に対する摂食動作の工夫 ○食事動作の評価　○自助具の紹介　○指導のテクニックとポイント	作業療法士
8	摂食・嚥下障害患者の口腔ケア ○誤嚥させない口腔ケアテクニック　○問題のある口腔ケアテクニック　○気管挿管患者の口腔ケアテクニック ○やってみよう口腔ケアテクニック	歯科衛生士 摂食・嚥下障害 認定看護師

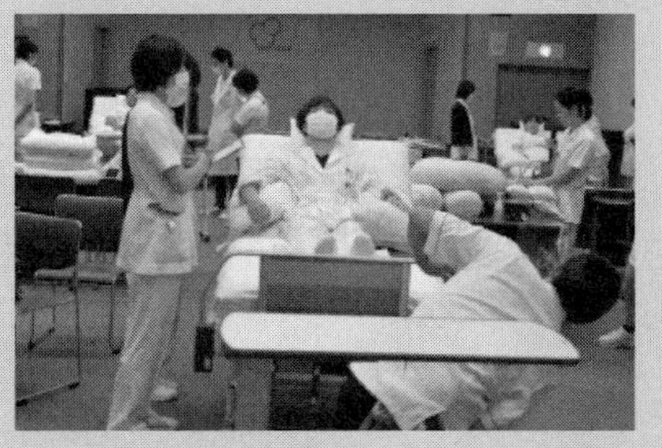
参加体験型のポジショニング研修会

嚥下障害の患者は、同院を退院後も後方病院や自宅・地域での維持継続が重要なため、これらの研修会を連携施設にも開放している。部会員の樽本久美子さん(看護師長)は、「院外から参加した医療スタッフと知識を共有し、研修会を通じて顔の見える連携を構築していることも特徴です」と話す。さらに、「せっかく得た知識と技術を役立てる場面がない」「レベルを保つことが難しい」といった要望に応え、認定職員のスキルアップ研修も行っている。

また、食事の際の正しい姿勢は安全に食べるためには欠かせないため、病棟ごとに少人数を対象にした個別のポジショニング（姿勢）研修会（上写真）を開催。各病棟にSEK部会員が出向く実践型研修会（参加者は患者役・医療者役・指導者役の三者を体験）で、ポジショニングの知識の見直しと正しい技術の習得に役立ち、全20病棟での実施を目標としている。

「職員のレベルが上がれば、患者さんのためになります」と部会員の立山真由美さん（耳鼻科病棟看護師長）は話す。こうした思いをSEK部会の全スタッフが共有して、病院全体のレベルアップをめざして日々取り組んでいる。

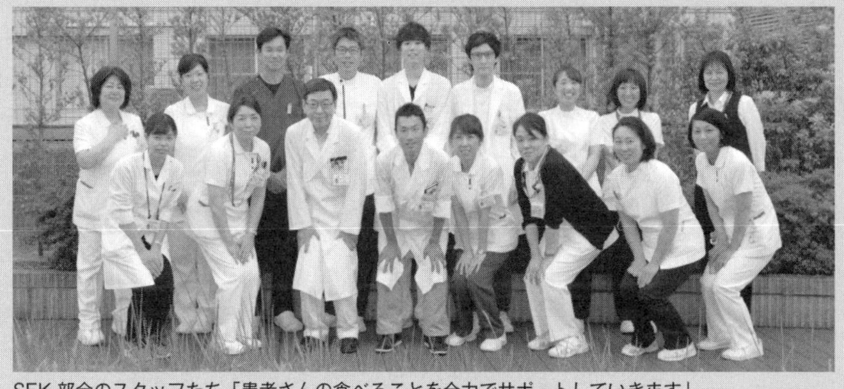
SEK 部会のスタッフたち「患者さんの食べることを全力でサポートしていきます」

脳神経内科

名医がやさしく解説

脳神経内科治療の最前線と広島県の診療体制

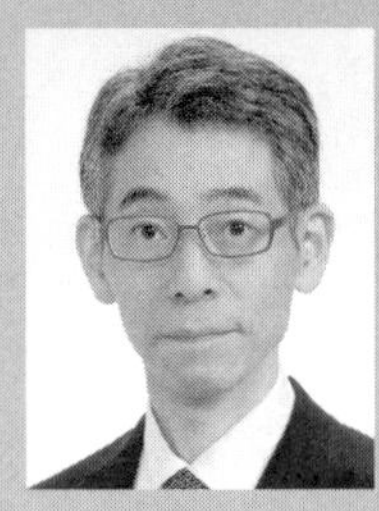

広島大学病院　脳神経内科
丸山 博文 教授

まるやま・ひろふみ
1990年広島大学医学部卒。1998年広島大学病院第三内科助手、2013年同大学脳神経内科学准教授を経て、2017年より現職。研究分野は神経変性疾患、認知症、分子遺伝学、遺伝カウンセリング等。医学博士。

現在、国内には脳卒中患者が約 300 万人、認知症患者が約 500 万人いると推計され、65 歳以上の 10 数人に1人、85 歳以上では2人に1人が認知症といわれる。脳神経内科領域の病気の傾向と最新治療、広島県の診療体制について、広島大学病院脳神経内科の丸山博文教授に伺った。

高齢化に伴い、脳卒中・認知症・てんかんが増加

脳神経内科は、脳・脊髄・末梢神経・筋肉などの病気を内科的に治療します。その対象疾患は多岐にわたっており、中でも高齢化とともに増えている病気の代表が、脳卒中（脳梗塞、脳出血、クモ膜下出血）と認知症です。

広島県は、脳神経内科領域の病気の件数は全国の平均レベルで、他県に比べて突出して多い病気もなく、国内の縮図といえます。多いのは脳卒中、認知症、てんかんで、神経難病も高齢化とともに増加傾向にあります。

脳卒中の最大の危険因子は、動脈硬化の進行です。動脈硬化には、高血圧・糖尿病・不整脈・タバコ・アルコール・コレステロール・塩分・脂肪・運動不足・肥満などが関係し、これらに気を付けて生活すれば予防できる可能性があります。血管を健全に保っていれば、脳卒中や認知症を４割減らせるという報告もあります。

脳卒中予防

脳卒中予防 10 カ条
1. 手始めに　高血圧から　治しましょう
2. 糖尿病　放っておいたら　悔い残る
3. 不整脈　見つかり次第　すぐ受診
4. 予防には　たばこを止める　意志を持て
5. アルコール　控えめは薬　過ぎれば毒
6. 高すぎる　コレステロールも　見逃すな
7. お食事の　塩分・脂肪　控えめに
8. 体力に　合った運動　続けよう
9. 万病の　引き金になる　太りすぎ
10. 脳卒中　起きたらすぐに　病院へ

日本脳卒中協会より引用

認知症については、半数以上がアルツハイマー型で、２割が脳血管性認知症といわれますが、アルツハイマー型認知症に血管障害の要素が入っている人も少なくないため、やはり血管を健全に保つことが重要になります。また、頭部外傷(頭のけが)も認知症やてんかんにつながることが少なくなく、特に高齢者は、転倒などで頭のけがをしないように気を付けることも大切です。

てんかんは小児科の病気のイメージが強いと思いますが、実は高齢者にも多い病気です。てんかん患者は全国に約100万人いるとされ、高齢者では100～120人に1人といわれています。高齢者の場合、脳血管障害に伴う後遺症としてのてんかんや明らかな原因が不明なてんかんも多く、意識がボーッとするなどはっきりした症状が少ないため、気づきにくいことがあります。そのため認知症と誤診されることも多いのですが、脳波検査をすればてんかんの波が現れるので分かります。

パーキンソン病も高齢化とともに増えています。現在、さまざまな新しい治療法が登場しています。お腹（なか）に小さな穴（胃瘻（いろう））を空け、専用ポンプを使って、小腸内に治療薬を持続的に投与するという新しい治療法は、薬の副作用の強い進行期パーキンソン病の患者さんに対して効果が期待されています。県内では広島大学病院、広島市民病院、済生会広島病院、中国労災病院で実施可能で、患者さんが日常生活を支障なく送れるようになるなど、注目を集めています。

県内の充実した診療体制

脳神経内科の病気で大切なのが、正確な診断です。広島大学病院の重要な役割は、診断を付け治療方針を立てることです。基本的な病気の診断は地域の拠点病院でできますが、診断の難しい症例や高齢者で複数の病気を合併しているような場合は、広島大学病院で正確な診断を付けて治療方針を決定します。その後の治療や検査は地域の拠点病院で行ったり、さらに病状が落ち着けば、開業医にバトンタッチしてコントロールしていきます。

脳神経内科の県内の拠点病院としては、広島市民病院、県立広島病院、広島赤十字・原爆病院、安佐市民病院（以上、広島市）、東広島医療センター（東広島市）、広島西医療センター（大竹市）、呉医療センター、中国労災病院（以上、呉市）などがあります。脳神経内科医のいる脳卒中対応病院としては、翠清会梶川病院（広島市）や脳神経センター大田記念病院（福山市）が、神経難病入院病院としてはビハーラ花の里病院（三次市）などもあります。リハビリテーション病院としては、広島県高次脳機能センター（東広島市）、広島市立リハビリテーション病院（広島市）があります。

てんかん治療や難病対策が進化

てんかんは現在、県内で１次（開業医）、２次（拠点病院）、３次（広島大学病院）という医療機関の棲み分けのシステム構築が進められています。広島大学病院にはてんかんセンターがあり、薬でコントロールができなかったり、外科的手術が必要とされたりする患者さんが、２次医療機関から紹介されてきます。

広島大学病院には、広島県と広島市の委託で難病対策センターが設置されており、難病に関する相談を受けています。センター独自の取り組みとして、在宅人工呼吸器装着患者の災害時対応システム（災害時行動パンフレット）を作るなど、全国的にみても進んだ活動を展開しています。また、院内に遺伝子診療部もあり、神経難病の遺伝にかかわる相談やカウンセリングに対応可能な体制も整っています。

認知症に関しては、広島県で「ひろしまオレンジパスポート（広島県認知症地域連携パス）」（広島県認知症疾患医療センター発行、県内９か所で配布）を作成し、全国に先がけて県内全域で導入されました。

脳神経内科は、要介護者の原因疾患の多く（脳血管疾患、認知症など）を扱っている診療科ですが、歴史も浅く、県内に専門の開業医の数が少ないのが課題です。脳卒中を疑った場合には、可能な限り早く専門の病院を受診することが重要なので、日頃から何かあればすぐに専門医のいる総合病院へ紹介してもらえる、かかりつけ医を持つことも心がけておいてください。

広島市立広島市民病院　脳神経内科

山脇 健盛 上席主任部長（兼）リハビリテーション科部長

広島市中区基町 7-33
TEL 082-221-2291

【スタッフ】野村栄一・杉本太路・内藤裕之

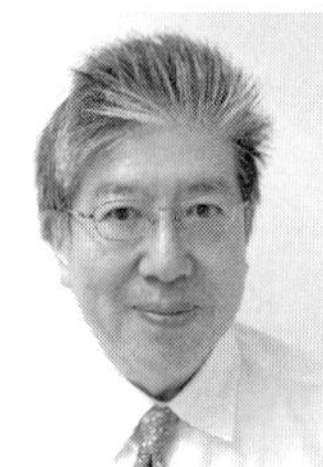

やまわき・たけもり
1980年慶應義塾大学医学部卒。国立循環器病センター、名古屋市立大学神経内科准教授、広島大学脳神経内科准教授などを経て、2013年より現職。日本内科学会総合内科専門医・指導医、日本神経学会専門医・指導医、日本頭痛学会理事・専門医・指導医、日本認知症学会専門医・指導医など。

実績・成績 初診／約600人（山脇）、1300人（科）
山脇／パーキンソン病診療実績約1000人（現在治療中300人）、頭痛診療実績約3000人（現在治療中100人）、神経免疫疾患診療実績約500人（現在治療中 多発性硬化症・重症筋無力症 各100人）、認知症診療実績約1000人（現在治療中100人）

（以上、2018年）

治療

豊富な経験を生かし、きめ細かく薬を調整。進行期には補助療法も

パーキンソン病は、脳の異常のために、体の動きに障害が現れる病気で、高齢者に多くみられる。パーキンソン病とよく似た症状が現れる病気を総称して「パーキンソン症候群」という。パーキンソン病と、パーキンソン病以外のパーキンソン症候群では原因が異なり、治療法も変わるため、鑑別は非常に重要となる。

パーキンソン病の治療は、基本的には薬物療法になる。薬には副作用も少なくないため、治療は副作用との闘いとなる。山脇主任部長は、薬

の知識と豊富な経験に加え、最新の情報をフル動員して、患者一人ひとりの状態や症状を見ながら薬の調整を細かく行う。訴えを聞くことを特に大事にし、問診には時間をかける。パーキンソン病の薬は、新薬がどんどん発売されており、これらをいち早く取り入れるとともに、新薬の治験も積極的に行っている。

薬を長期間服用していると、副作用として薬がすぐに切れたり、手足が勝手に動くなどの症状が出ることがある。そうした症例に対しては、デバイス（機器）補助療法が行われる。

その一つが脳深部刺激療法（DBS）という手術で、これまで100例以上に実施した実績を持ち、たかの橋中央病院や倉敷平成病院と連携して行っている。DBS手術後は、刺激調整と薬剤調整を同じ所で行うことが理想的で、同院はそれが可能な全国でも数少ない施設の一つである。もう一つのデバイス補助療法は、2016年から国内でも行われるようになったゲル状の薬を胃瘻（いろう）から持続的に注入する治療法で、2017年に広島県で初めて同院で行われ、これまで7人に行われて良好な結果を得ている。

同主任部長は、そのほかにも頭痛、神経免疫疾患の診療実績も豊富。頭痛では日本頭痛学会理事として国内の頭痛診療をリードする立場で、神経免疫疾患ではその患者数は中四国地方でも有数である。

山脇主任部長からのアドバイス

パーキンソン病や神経免疫疾患は、新しい薬がどんどん現れ、機器を使った治療もできるようになり、治療は確実に進歩しています。症状に合わせた薬の調整が非常に重要で、経験豊富な脳神経内科専門医に相談してください。

外来診療日

初診／水・金曜（午前）
再診／月曜（午前・午後）、火曜（午前）、水・金曜（午後）
※ 2020 年 4 月より広島逓信病院内科赴任予定、診療日は要確認

呉医療センター・中国がんセンター　脳神経内科

鳥居 剛 科長

呉市青山町 3-1
TEL 0823-22-3111

【スタッフ】倉重毅志・杉浦智仁

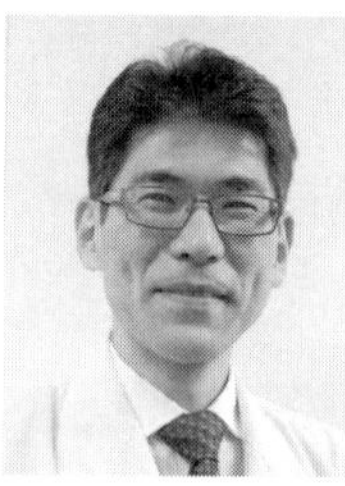

とりい・つよし
1993年広島大学医学部卒。倉敷中央病院、広島大学病院などを経て、2006年呉医療センター。2011年より現職。日本内科学会認定総合内科専門医・指導医。日本神経学会専門医・指導医。日本頭痛学会専門医・指導医。日本認知症学会専門医・認定医。日本プライマリケア・連合学会認定医・指導医。広島大学医学部臨床教授。

実績・成績　片頭痛／46例、群発頭痛／2例、その他の頭痛／101例
髄膜炎／49例、クモ膜下出血／2例　（以上、科、2018年度）

治療

県下で数少ない頭痛専門医による症状の把握と対策に定評

頭痛は、大別すると「一次性頭痛」「二次性頭痛」の二つのタイプに分けられる。

一次性頭痛とは、片頭痛(へんずつう)や緊張型頭痛、群発頭痛(ぐんぱつ)など生命に異常をきたさない頭痛で、二次性頭痛は、突然起こった頭痛や生涯で感じたことのない頭痛、意識が悪くなったり言葉や運動麻痺(まひ)などが同時に起こったりする頭痛をいい、くも膜下出血(まっか)や脳腫瘍(のうしゅよう)、髄膜炎(ずいまくえん)など、生命に関わる可能性が高いとされる。これらの頭痛が起こった場合には、自分で判断することなく少しでも早く専門医を受診し、CTやMRI検査による診断や、場合によっては外科的手術などの治療を適切に行うことが重要である。

片頭痛（頭の片方がズキズキ脈打つように痛む）は、一次性頭痛の代表格で、光や音に敏感になり、酷（ひど）いときは吐き気を伴うこともある。頭痛発作を繰り返し、動くと悪化するため痛む間は「じっとしていたい」と訴えるのが特徴。また、緊張型頭痛は最も多い頭痛のタイプで、症状は、後頭部中心の鈍痛（どんつう）が主体で発作として感じることはない。

片頭痛・緊張型頭痛ともに男性より女性の方が多く、特に片頭痛は圧倒的に女性に多い。その理由として、女性ホルモンの影響や遺伝的な要因、ストレスや痛みそのものに対しての反応の違いなどが考えられる。月経の前・最中・直後など、それらの時期に関連して片頭痛が起こるが、これは、女性ホルモンの一つであるエストロゲンの変動が脳内のセロトニンの変動に影響し、痛みに過敏になることで頭痛を起こしやすくすると考えられている。

同科では、一次性頭痛の場合「家族の病歴」「痛みが起こった日時」「どのような痛みか」「光・音・匂いなどが気になったか」「薬の服用状況」などを、頭痛ダイアリーに記録してもらう。頭痛経過を把握し、正確な診断のもと患者に合った適切な治療や生活指導を行う。

頭痛ダイアリーは、医師に治療のために患者の情報を伝えるだけでなく、患者自身がどんなときに、どのような頭痛で悩まされるかがわかるため有用。また、薬物乱用頭痛といって鎮痛薬（ちんつうやく）に頼りすぎて頭痛を慢性化させていることがあるため、市販の鎮痛薬を月に10日以上飲み続ける人は注意が必要である。自己判断で痛み止めを続けることは避け、専門医を受診してほしいという。

鳥居科長からのアドバイス

頭痛の原因はさまざまで、他の病気が引き起こしている頭痛もあります。市販薬が効かず、長期に渡って頭痛にお悩みの方は、一度、CTやMRIなどで精密検査を受け、専門医を受診することをお勧めします。

外来診療日

月～金曜（午前）　※予約制、要紹介状

広島市立安佐市民病院　脳神経内科

越智 一秀 部長

広島市安佐北区可部南 2-1-1
TEL 082-815-5211

【スタッフ】山下拓史・竹下 潤・野中 恵・兼好健太

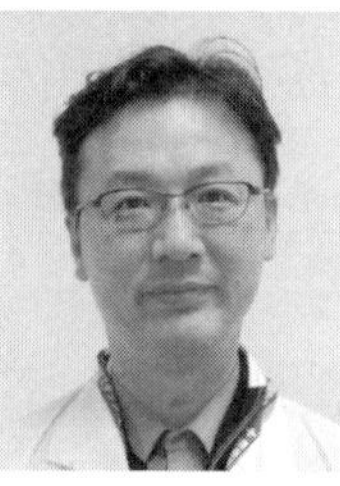

おち・かずひで
1996年広島大学医学部卒。東広島医療センター、呉医療センター、広島大学病院などを経て、2018年より現職。日本内科学会内科認定医。日本内科学会総合内科専門医。日本神経学会神経専門医。

実績・成績 多発性硬化症／約60人、視神経脊髄炎／約20人、慢性炎症性脱髄性多発ニューロパチー／約20人、ギラン・バレー症候群／約10人、重症筋無力症／約30人、その他神経免疫疾患／約20人
（以上、年間、広島大学病院・神経免疫専門外来含む）

治療

的確な診断と早期治療で患者の QOL 向上をめざす

免疫性神経疾患とは、免疫システムの異常により脳組織や神経筋組織に障害をきたす病気をいう。疾患により異常となるシステムが異なるため、正しく診断し、適切な治療を選択することをめざしている。

多発性硬化症（中枢神経に多発性の炎症が生じる）の急性期にはステロイドパルス療法や血液浄化療法を行う。再発予防と進行抑制には、以前はインターフェロンβ自己注射による治療のみだったが、近年は、グラチラマー酢酸塩やフィンゴリモド、フマル酸ジメチル、ナタリズマブな

ど多くの薬が登場し、選択肢が広がっている。

重症筋無力症(免疫異常が原因でさまざまな筋力が低下)は、血液検査で抗アセチルコリン受容体抗体や抗MuSK抗体がわかるようになり、診断が以前より容易になった。治療は、血液浄化療法や胸腺摘出術、免疫抑制療法などがある。

ギラン・バレー症候群や慢性炎症性脱髄性多発ニューロパチー（主に痺れや手足の筋力低下を生じる）なども、免疫グロブリン大量療法などの免疫療法によって病勢のコントロールをめざす。好酸球性多発血管炎性肉芽腫症(血管炎により神経障害を生じる)に対しては、疾患特異的な抗体療法としてメポリズマブなどによる治療も行う。

視神経脊髄炎(視神経と脊髄に炎症が生じる)では、再発予防を目的として、ステロイドをはじめとする免疫抑制剤の内服を組み合わせるが、最近、抗体療法としてエクリズマブが治療薬として保険適用に追加され、良好なデータが得られている。

同科では、詳細な臨床情報に加えて、血液検査や髄液検査、CT、MRI、電気生理学的検査、神経筋超音波検査を組み合わせて診断を行っている。また、皮膚筋炎などの免疫異常に伴う筋炎に対して、筋生検による診断も行っている。特に力を入れているのが神経筋超音波検査で、末梢神経を圧迫している構造がないか、神経の腫れや炎症がないかを丁寧に調べている。

越智部長からのアドバイス

免疫性神経疾患は、早期発見・治療が何よりも大切です。早期に適切な治療を受けることで、正常に日常生活を送ることも可能です。眼鏡でも矯正できない視力低下、物が二重に見える、手足の痺れなどの症状がある方は、早めに専門医に相談してください。

外来診療日

木・金曜（各午前）　※紹介状必須

翠清会梶川病院 脳神経内科

今村 栄次 部長

広島市中区東千田町 1-1-23
TEL 082-249-6411

【スタッフ】松島勇人・原 直之・竹下 潤・田坂沙季

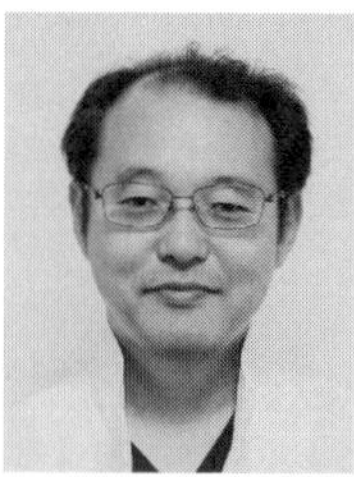

いまむら・えいじ
2003年広島大学医学部卒。翠清会梶川病院、広島大学病院、県立広島病院等を経て2008年より翠清会梶川病院脳神経内科勤務。2013年より現職。脳神経内科専門医・指導医。日本脳卒中学会専門医。内科認定医。総合内科専門医。広島大学医学部臨床教授。

実績・成績 脳梗塞+TIA症例593例、t-PA実施症例24例、急性期再開通療法8例、頸部エコー454例、経食道心エコー78例、下肢エコー99例など（以上、病院、2018年）。

治療

チームプレーと機器類を駆使し、素早く的確に診断・治療

脳卒中の中でも特に多い脳梗塞（のうこうそく）の診断・治療・再発防止に力を入れ、院内で協力して取り組んでいる。脳梗塞が疑われる患者は、搬送の連絡を受けた時点で準備を始め、到着後すぐにCT検査を実施。脳出血がないことを確認し、t-PA（血栓溶解療法）の適応があれば到着から30分以内の開始を目指す。

t-PA治療は「脳梗塞発症後４時間半以内に投与」という条件をはじめ、厳しい適応のルールや、脳出血のリスクもあり、実際には脳梗塞になった人の20～30人に１人しか行えない。ルールを確実に守り、MRIや各

種エコーなどの機器類を駆使して脳梗塞の病型分類を行い、急性期再開通療法（t-PA治療、脳血管内治療）、抗血栓療法、脳保護薬の投与など、患者にとって最善の治療を提供できるよう努めている。

CT検査でt-PA治療の可能性を判断したら、全館放送により待機していたスタッフがただちに集まる。複数の医師・看護師・臨床検査技師・薬剤師らがそれぞれの役割をスピーディーに遂行する。息の合ったチームプレーの結果、多くの場合、到着後20～30分程度でt-PA治療を開始することができている。さらに、t-PAの投与中に、あるいはt-PAが適応とならない症例も、MRI検査を実施し、脳血管内治療の準備を進める。MRIで閉塞（へいそく）血管を確認し、本人の症状や画像を判断して脳血管内治療を行うかどうかを決定する。

脳血管内治療は脳神経外科医や今村部長が実施し、手術翌朝のカンファレンスで脳神経外科医・脳神経内科医全員が症例を共有する。

脳卒中は治療がうまくいっても何らかの後遺症が残る場合も多く、多職種で協力し、リハビリも含めた最適な医療を提供できるようにしている。さらに、脳梗塞は再発も多いため、入院後すぐに再発防止のための方針をたてる。かかりつけ医との連携も密にし、退院時には最適な情報を提供するようにしている。

今村部長からのアドバイス

脳卒中は、発症から時間とともにできる治療が少なくなります。「もしや」と思ったら、躊躇せず専門の病院に相談してください。また、日頃の生活習慣病の管理が脳卒中の一番の予防につながります。

外来診療日

月・火曜（午前）、水・木・金曜（午後）

国立病院機構広島西医療センター　脳神経内科

渡辺 千種 診療部長

大竹市玖波 4-1-1
TEL 0827-57-7151

【スタッフ】牧野恭子・檜垣雅裕・黒田 龍・山本優美子

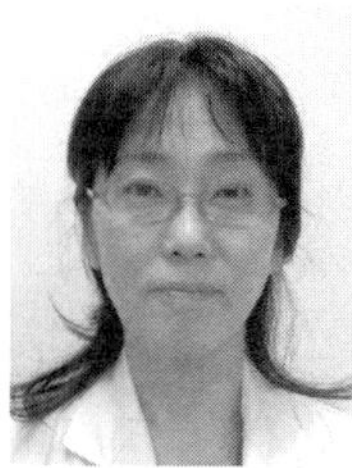

わたなべ・ちぐさ
1985年山口大学医学部卒。国立精神・神経センター武蔵病院神経内科、広島大学医学部第三内科助手、国立療養所原病院などを経て、2008年より現職。広島大学医学部臨床教授。日本脳神経学会指導医。日本脳神経病理学会評議員など。

実績・成績 外来患者数（概算）：筋萎縮性側索硬化症（ALS）／220人、パーキンソン病・類縁疾患／2000人、脊髄小脳変性症／400人
（以上、科、2018年度）

治療

神経変性疾患の豊かな臨床経験に基づいた的確な診療

渡辺診療部長は脳神経内科医として、運動機能が障害される変性疾患(筋萎縮性側索硬化症〈ALS〉、パーキンソン病、脊髄小脳変性症など)や筋疾患(筋ジストロフィーなど)を専門に診療。ALSについては、特に力を入れて診療していきたい病気の一つだという。

ALSは10万人に２～５人発症する疾患。運動神経が変性していく難病で、確立された治療法はまだない。認知症の症状を伴うこともあり、診断も容易ではないが、症状が速く進行する疾患のため、患者にとって早期診断の意味は大きい。

診断としては、まず問診、診察、神経学的所見を行う。所見では筋力低下、呼吸不全、嚥下障害(えんげしょうがい)、構音障害が進行しているかがポイント。このときに、ほかの病気がないかをチェックし、次に電気生理学的検査を実施。そして、末梢(まっしょう)神経伝導検査で似た病気との鑑別を行い、針筋電図(しんきんでんず)で筋肉の電気活動を記録する。最近では、針筋電図と併せて筋肉のエコーやCTを活用し、病変の性質や筋萎縮の分布などを診る。さらに、運動誘発電位の検査(MEP)を組み合わせて総合的に判断している。

現在、ALSは薬剤で進行を遅らせる治療法しかないが、同診療部長は必要があれば入院を受け入れたり、できるだけ患者や家族に寄り添って、初期から進行期まで丁寧に診療を行っている。

パーキンソン病や脊髄小脳変性症の運動障害に対しては、薬物療法に加え、磁気刺激装置を使った連続経頭蓋(けいずがい)磁気刺激治療を行っており、一定の効果を出している。

同院は、筋ジストロフィー患者を専門的に診療している数少ない施設で、筋ジストロフィー患者を受け入れる入院病棟を持つ。筋ジストロフィー患者に対する医療や看護に豊富な実績・経験があり、遠くは県外からも患者が訪れている。

渡辺診療部長からのアドバイス

ALSやパーキンソン病などは、リハビリも含めて持続的・包括的診療が必要です。さまざまな人や機関と連携を取って、協力していくことが大切です。

外来診療日

火・水・金曜(午前・午後) ※要予約

三次神経内科クリニック花の里

伊藤 聖 院長

三次市十日市東 4-3-10
TEL 0824-63-0330

【スタッフ】医師3人、看護師6人、事務3人、リハビリスタッフ7人、放射線技師2人、臨床心理士1人

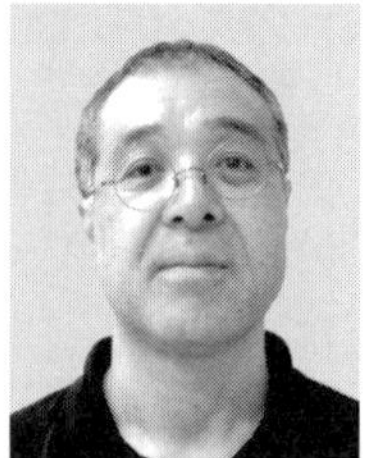

いとう・ひじり
1990年長崎大学医学部卒。長崎大学附属病院第一内科、春回会長崎北病院神経内科、長崎大学大学院医学研究科（医学博士）、カナダ留学などを経て、1998年ビハーラ花の里病院着任。2009年より現職。日本認知症学会専門医・指導医など。

実績・成績 外来患者総数／12300人（うち認知症関連／2798件）
CT251件、MRI1774件、エコー88件、理学療法2807件、作業療法1332件、言語聴覚療法139件
認知症専門医相談件数／電話:138件、面接:353件（以上、2017年度）

治療

認知症を加齢症状の一つとして患者を支援

伊藤院長は大学時代から認知症に関わっており、「認知症を治す薬や治療法は今のところないが、"どう対応していくか"、"患者のQOLをどう上げていくか"が、現在の治療の中心になっている」と話す。

認知症の中でアルツハイマー病は３分の１、それ以外のパーキンソン病などの他疾患からの認知症が３分の２だが、そこに脳神経内科が関わることで認知症以外の症状を見逃さず、今後の人生を見通して対応できるメリットがある。

同院は広島県認知症疾患医療センターに指定（2013年）。近年、高齢期ではない人も認知症になることが分かってきており、50 ～ 60歳代の比較的若い人が、症状が軽い段階から「物忘れ外来」を受診するようになってきている。精神科の敷居は一般的にやや高いものの、神経内科クリニックは抵抗感が少ないため受診が増加している理由の一つ。

認知症の診断法は、最初に本人・家族などに問診。検査の点数よりも生活についての聞き取りを重視しており、人間関係が良好かどうかを調べる。次に認知症があれば、CT・MRI・血液検査・理学検査などで原因を調べ、投薬・手術などで治せるものは治療し、周囲との調整を行っている。その後、基本的には通院(予約制)で患者・家族ともに定期的に面接を行い、暮らしが破綻する前に手を打つようにしている。

「認知症は特殊な病気ではなく、どなたでも年を取れば物忘れもします。現在は、まだ病気に対する偏見があり、認知症と告げられたら激高する患者さんがおられます。認知症になっても人間として駄目になるわけではなく、何もできなくなるわけではありません。そのことを若い頃から知っておくことも大切で、まず考え方をいかに持っていくかが重要になってきます。患者さんの生きがいや人生の目標に向けて、医師はそのお手伝いができればいいと思っています」

伊藤院長からのアドバイス

認知症は加齢症状の一つです。病気という認識がなくなれば、偏見もなくなります。認知症になっても安心して暮らせる社会であれば、ほかの人にとっても暮らしやすいはずです。ポジティブに、できることに目を向けてほしいです。

外来診療日

月～金曜（午前・午後）、土曜（午前、予約診療）
※月曜（隔週）・水曜は織田医師

広島大学病院　脳神経内科

大下 智彦 講師

広島市南区霞 1-2-3
TEL：082- 257-5555

【スタッフ】

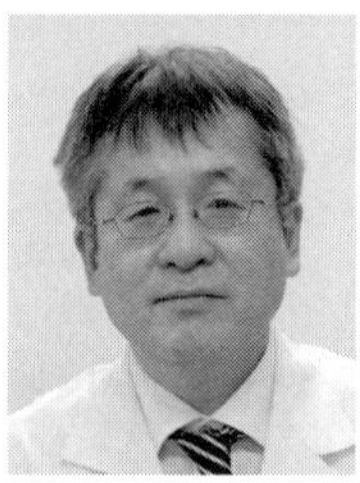

おおした・ともひこ
1994年広島大学医学部卒。翠清会梶川病院、安佐市民病院などを経て、2018年より現職。日本認知症学会専門医。日本神経学会指導医・専門医。日本内科学会総合専門医。日本脳卒中学会専門医。難病対策センターひろしま事務局長。広島県難病協議会委員。広島市難病協議会委員。

実績・成績　神経疾患外来患者／約150人（うち新患約20人、月）

治療

経過を見極めて慎重・確実な診断を心がける

大下講師は、認知症の疑いのある患者の診断について、問診や認知症スクリーニング検査、画像検査などから推定。初診では、基本的に家族も一緒に来院してもらい、原則、患者本人と家族から別々に話を聞き、各々が相手には話しにくいことを聞き出し、また、歩行の様子を見るなど身体診察も必ず行っている。これら２つで、大体の診断の予測が付くことが多いという。

また、正常圧水頭症（すいとうしょう）や慢性硬膜下血腫（こうまくかけっしゅ）、ホルモン異常、ビタミン欠乏症など治療可能な認知機能低下の疑いがある場合、必要に応じて画像検査や血液検査を行う。

一方、頭部画像検査や、長谷川式知能スケールなどの認知症スクリーニング検査に依存し過ぎないように心がけている。また、認知症と間違えられやすい加齢による健忘（けんぼう）（物忘れ）や、他疾患の治療のために使用している薬剤の影響、うつ状態などを認知症と過剰診断することを防ぐため、初診で診断せずに１～３か月程度の経過観察を行うことも珍しくない。

認知症のうち、最も割合の多いアルツハイマー型認知症の発症は、高齢になるほど多くなる。治療薬について最近10年で種類が増加し、現在では２系統４剤がある。PETを利用した早期診断や、抗体による治療の研究開発も進みつつあるが、現在の認知症の薬は症状緩和薬であり、根本治療薬ではない。治療への介入は可能な限り早期が望ましいが、同講師はそうした薬の特徴も踏まえ、診断の確実性を大切にし、まず経過を見極めることを重視している。

患者は、かかりつけ医からの紹介による来院がほとんどで、薬が適用となれば副作用なども確認しながら診断・治療方針を決定。認知症は息の長い病気のため、治療方針の決定後はかかりつけ医と連携し、生活習慣病などの合併症も併せて治療を行っていく。

アルツハイマー型認知症や脳血管性認知症は、生活習慣病の影響が大きい。「認知症の予防には、生活習慣病の予防と管理、運動習慣、趣味などを通した活動性を高めることが効果的です。同じことをやり続けるよりも、いろんなことにチャレンジすること。単調な生活は、認知症の大敵です」

大下講師からのアドバイス

認知症は病気であり、早期発見・早期介入が大切です。もし認知症と診断されたら、本人・家族だけで抱え込まず、地域や介護保険サービスを含め、皆で見ていく体制をつくることが大切です。

外来診療日

初診／水曜（午前）　再診／火（午前）・金曜（午後）

脳神経外科

名医がやさしく解説

脳神経外科診療の急速な発展と最新動向

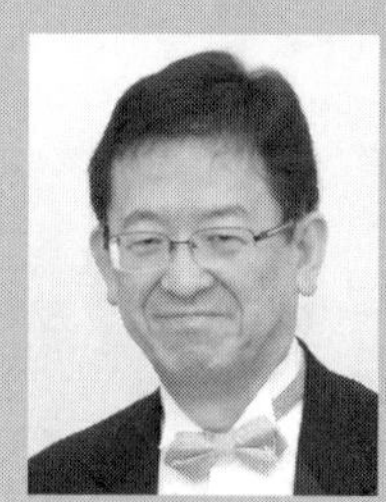

広島大学病院　脳神経外科
栗栖 薫 科長・教授
くりす・かおる
1981年広島大学医学部卒。1995年より現職。専門は脳神経外科学、脳腫瘍の病態と治療、中枢神経系の画像診断、中枢神経系の細胞療法など。脳神経外科専門医・指導医、脳卒中専門医、救急科専門医。医学博士。
※2020年4月より中国労災病院赴任予定、診療日は要確認

脳神経外科とは「脳や神経の高度な外科手術を行うところ」という認識が一般的ではないだろうか。しかし実際には、脳神経外科医は手術だけをしているわけではなく、救急診断から薬物療法を含む非手術的治療まで手がけている。脳神経外科という診療科について、広島大学病院脳神経外科の栗栖薫教授に話を伺った。

初期診断から高度な外科的治療まで

欧米など諸外国では、脳神経外科は業務縦割り制で脳神経外科医は外科手術に専念できますが、日本の脳神経外科医は、総合的・専門的な知識と診療技術を持って、神経系統の病気を診断開始から治療終了までを

担当します。そのため国内では、脳神経外科は一般外科、内科、小児科などとともに基本的診療領域に属し、「基本領域診療科」として認定されている19診療科の一つです。

基本的診療領域は、医療を建物で例えると、直接、社会と接する１階部分に相当します。脳神経外科と同じような高度専門外科である心臓血管外科は、２階建ての１階に一般外科があり、その２階に位置しています。欧米型の脳神経外科も２階になります。ところが、国内の脳神経外科は、１階部分とその上に高度専門外科的な２階部分も併せ持っているのです。基盤部分においては脳神経疾患の総合診療医であり、２階部分においては高度な外科的治療医でもあるということになります。

外科医の目と技を持った「神経系総合医」

脳・脊髄・末梢神経系の疾患を主に外科的に治療する脳神経外科は、比較的若い診療科でありながら、現在では飛躍的に進歩してきています。その結果、脳腫瘍、頭部外傷、脳血管障害（脳卒中）、血管内手術、てんかん、脊椎・脊髄などの多くの専門分野が分化し、発展してきました。

医療の現場では、脳神経外科医は「外科医の目と技を持った神経系総合医」として、脳・神経系の疾患の初期段階から診断・治療の役割を担っています。意識障害などの神経疾患が疑われる患者さんが搬入されてくると、本当に神経系の異常が原因かどうかの確認が必要です。実際には、意識障害の原因となる疾患はさまざまなものがありますが、脳・神経疾患は緊急を要するものであり、脳神経外科医は神経系救急患者の適切なトリアージ（処置）ができるように訓練を十分受けています。そこで適切な検査を行い、外科治療が必要と診断されれば、速やかに患者さんを手術室へ搬送し、手術を行います。

脳神経外科は、神経系に対する外科手術に限定されるものではなく、脳・脊髄に生じるさまざまな疾患の予防から、急性期治療、慢性期治療まですべてに対応する診療科です。脳・神経の高度で専門的な治療はもとより、一般的な救急対応、MRI、CT、血管撮影などの画像診断、神経疾患に対する非外科的治療、術前術後管理、長期患者管理まで多岐にわたり、神経系の病気を一貫して担当していることが「神経系の総合医」といわれるゆえんです。

悪性脳腫瘍の化学療法や免疫療法、ガンマナイフやサイバーナイフなどの定位放射線治療、神経リハビリテーションなどは脳神経外科医が力を発揮する分野で、頭痛やてんかん、痛みなどの薬物療法や理学療法、さらに脳ドックといった予防医学も脳神経外科が広く担当しています。

脳神経外科手術の現在

1970年頃から顕微鏡下(けんびきょうか)手術が普及し、現在では多くの手術が顕微鏡下で行われています。それとともに、手術法や手術器具、術中ナビゲーションなど関連する技術や機器が進歩し、さらに、CTやMRI、PET、SPECT、MEG、超音波などの診断機器の発展、定位脳手術、内視鏡手術や血管内治療、定位放射線治療といった多くの新しい治療手段の開発によって、以前は治療不可能とされた病態も可能となり、脳神経外科手術は飛躍的に進歩して、より安全で確実に行われるようになっています。

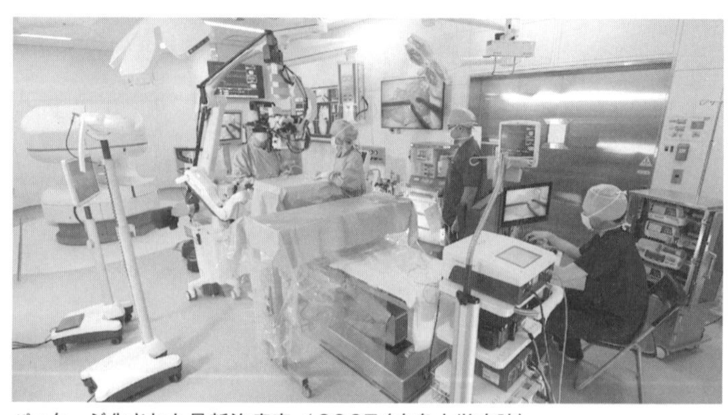

パッケージ化された最新治療室／SCOT（広島大学病院）

サブスペシャルティーと専門医制度が確立

現在、医療は多くの専門分野で成り立っており、脳神経外科診療では脳神経内科、循環器内科、放射線科など他の診療科とともにチーム医療を行うことが常識です。さらに、看護師をはじめ技師や薬剤師など、多くの他職種との連携も不可欠です。

また、脳神経外科診療が飛躍的に進歩して年々高度化している現在では、脳腫瘍や脳卒中、小児奇形など、すべての疾患の診断・治療を一人の医師が手がけるには無理があり、専門分野の細分化が進んでいます。細分化された脳神経外科のサブスペシャルティー領域として、「脳血管障害」「脳腫瘍」「神経外傷」「脊椎・脊髄」「機能神経外科」「小児神経外科」の6領域が認められています。

これらはそれぞれ学会があり、日本脳神経外科学会の関連サブスペシャルティー学会として認知されています。これに脳神経血管内治療学会が加わって、日本脳神経外科学会を中心とした体系が出来上がっています。さらに、横断的な内容を扱う学会（頭蓋底(ずがいてい)外科学会・神経内視鏡学会・脳神経外科救急学会・脳神経CI学会など）は、学際的（研究などがいくつかの学問分野にまたがること）領域として認知されています。これが、国内の脳神経外科の全体像です。

日本脳神経外科学会では、医療の質を担保するため「専門医制度」を早期に発足させています。専門研修で所定の要件をクリアして試験に合格すると、「脳神経外科専門医」に認定され、その後、サブスペシャルティー領域に特化した専門医をめざすこともできます。

県立広島病院　脳神経外科・脳血管内治療科

富永 篤 主任部長
岐浦 禎展 部長

広島市南区宇品神田 1-5-54
TEL　082-254-1818

【スタッフ】竹下真一郎・籬 拓郎・迫口哲彦・近藤 浩・前田雄洋・竹石雄介

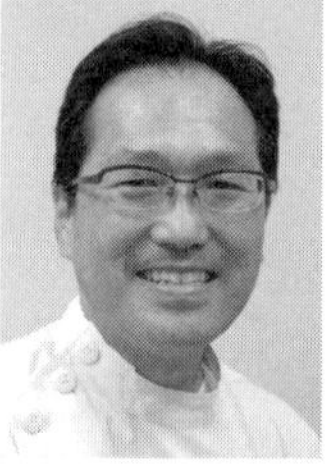

とみなが・あつし
1988年広島大学医学部卒。双三中央病院、尾道総合病院、広島大学病院（脳神経外科准教授）などを経て、2015年より現職。日本脳神経外科専門医。日本脳卒中学会専門医。日本神経内視鏡学会技術認定医。日本内分泌学会専門医。日本間脳下垂体腫瘍学会監事。

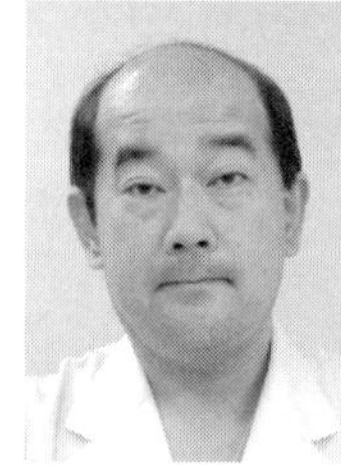

きうら・よしひろ
1993年広島大学医学部卒。市立三次中央病院、広島大学病院などを経て、2015年より現職。日本脳神経外科学会専門医・指導医。日本脳神経血管内治療学会専門医・指導医。日本脳卒中学会専門医。日本頭痛学会専門医・指導医。

実績・成績　手術総数／約500例（うち、脳腫瘍総数100例、血管障害総数192例）未破裂動脈瘤36例（開頭手術20例、血管内手術16例）、破裂脳動脈瘤30例（開頭手術18例、血管内手術12例）、血栓回収術23例、頸動脈ステント留置術28例、その他の血管障害75例　（以上、富永・岐浦、2018年）

治療

脳腫瘍・脳動脈瘤の治療を中心に最先端治療を実施

同科では、脳腫瘍や脳動脈瘤の治療を中心に最先端治療を行っている。良性脳腫瘍の治療は摘出が基本で、いかに低侵襲で多く腫瘍を取れるかが重要である。未破裂動脈瘤手術では、合併症を防ぐことが求められる。最新の手術機器を備えており、難治例にも術前の3D画像や術中ナビゲーション、神経内視鏡、術中モニタリング、術中蛍光画像などを組み合わせ、手術の精度と安全性を高めて安全で確実な治療をめざす。

富永主任部長は小児から成人まで脳神経外科全般を手がけ、動脈瘤開頭手術や脳腫瘍手術を中心に行う。特に、下垂体腫瘍の経鼻内視鏡手術は1000例以上と国内屈指の治療経験を持つ。

この手術を安全・確実にできる医師は限られているが、脳出血や脳室内腫瘍、水頭症の治療にも内視鏡を用いて治療を行っている。

岐浦部長の専門は、脳卒中や脳動脈瘤、脳梗塞に対する脳血管内治療。同部長は、着任するまでの15年間で100 ～ 150件（年間）の脳血管内治療を行ってきた。代表的な脳血管内治療は、脳動脈瘤に対するコイル塞栓術と頸部頸動脈狭窄症に対する頸動脈ステント留置術で、最近では脳梗塞(急性期)に対して血栓回収術を積極的に行っている。また、治療困難な大型の脳動脈瘤に対するflow diverter stent留置術など、最先端の脳血管内治療も施行している。

脳血管内治療は低侵襲で術後の回復も早く、全身合併症で手術リスクが高い症例も治療可能なことや、直達術で到達困難な部位も容易に到達が可能なことなどの利点がある。その一方で、虚血性合併症の可能性や長期的なフォローアップが必須なことなど注意すべき点もあるため、各々の症例で確実性・安全性を見極め、開頭手術や血管内治療、内科的治療の選択を行い、より高いレベルでの治療を行っている。

富永主任部長・岐浦部長からのアドバイス

脳腫瘍や脳血管障害は早期発見・治療が大切です。当院では、開頭手術・脳血管内治療いずれも施行可能で、患者さんそれぞれの病態に合った最適な治療を提供いたします。

外来診療日

富永／火・水・木曜（午前）、セカンドオピニオン外来（木曜午後）、
下垂体・脳腫瘍外来（火曜午後）
岐浦／月・火・木曜（午前）、血管内治療外来（火曜午後）

広島市立広島市民病院
脳神経外科・脳血管内治療科

廣常 信之 主任部長

広島市中区基町 7-33
TEL 082-221-2291

【スタッフ】西野繁樹・村岡賢一郎・田邉智之・大熊 佑（うち２人が血管内治療指導医）

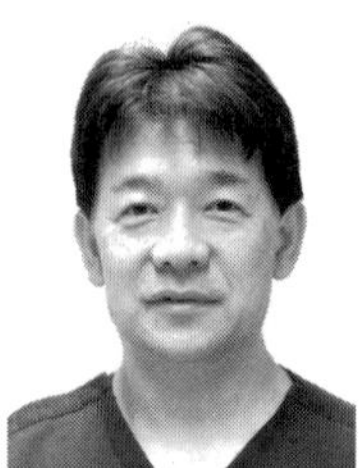

ひろつね・のぶゆき
1990年岡山大学医学部卒。2010年より現職。医学博士。日本脳神経外科学会評議員・専門医・指導医、日本脳卒中学会専門医、日本脳神経血管内治療学会専門医・指導医、臨床研修指導医養成講習会修了。

実績・成績 脳動脈瘤／117件、脳虚血血行再建／106件、手術成功率／98.8%（以上、科、2018年）。
廣常主任部長／脳血管内治療実績205例（2018年、広島市民病院の実績は165例）

治療

豊富な経験をバックボーンに、患者と真摯に向き合う

廣常主任部長は脳血管内治療（カテーテル治療）を手がけて約30年。日本の血管内治療の創世記からこの治療に携わっており、歴史を踏まえた経験と豊かなキャリアが大きな強みである。

同院で行われる脳動脈瘤（のうどうみゃくりゅう）の血管内治療はレベルが高く、合併症も極めて少なく、成績はより良くなっている。未破裂動脈瘤に対する血管内治療によるコイル塞栓術（そくせんじゅつ）は周到な準備をした上で臨み、成功率も高く、再

発もほとんどない。急性期の破裂例に対しても昼夜を問わず対応し、血管内治療か開頭手術か、病態に応じて適切な治療方法を選択し、常に最善の治療を目指す。血管内治療の世界では次々に新しいデバイスが開発されているが、同主任部長は新型に固執することなく、経験に基づき患者にとって最適な判断をするように心がけている。

近年増えている急性期の脳梗塞（のうこうそく）に対する血管内治療も好成績。同院には、脳神経血管内治療学会専門医・指導医に加え、10人を超える優秀なスタッフがそろっており、365日24時間、緊急の治療に対応できる体制ができている。脳梗塞の場合、血管内治療を可能とするためには早いタイミングでの救急搬送が不可欠となる。広島市では地域単位で治療が受けられるための救急体制づくりに取り組んでいるが、同院は、近い将来、広島市の包括的脳卒中センターの拠点としての役割を担うことになるだろう。

急性期脳血行再建のステント留置術（りゅうちじゅつ）、頸動脈狭窄症（けいどうみゃくきょうさくしょう）に対して行われる頸動脈ステント留置術も、同院ではほぼ問題なく成功している。

圧倒的多数の症例を手がけてきた中で最も大事にしているのは、「一人ひとりの患者さんの人生を重く受け止め、慎重に、一例一例を大事にという思い」（同主任部長）。その思いこそが同科の信念であり、それが今につながっている。

廣常主任部長からのアドバイス

35歳までに一度、それ以降も適宜、頭部と頸部のMRI・MRAの検査をお勧めします。また、些細なことでも気になる症状があれば、遠慮せずに受診してください。患者さんにやさしい治療も可能です。

外来診療日

初診／水曜（午前）、再診／金曜（午前・午後）　※金曜午後は予約診療

広島市立広島市民病院　脳神経外科・脳血管内治療科

西野 繁樹 部長・救命救急センター長

広島市中区基町 7-33
TEL　082-221-2291

【スタッフ】廣常信之・村岡賢一郎・木谷尚哉・佐藤 悠・家護谷泰仁・五月女裕太・松田勇輝

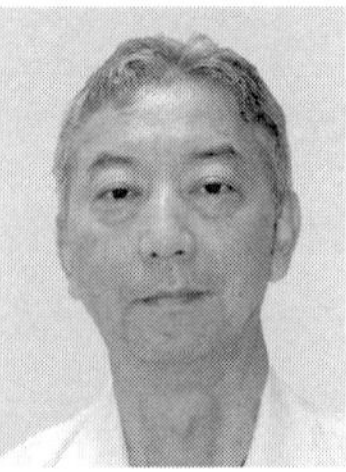

にしの・しげき
1985年岡山大学医学部卒、同脳神経外科入局。1993年広島市民病院着任。2017年より現職。日本脳神経外科学会専門医・指導医。日本脳卒中学会専門医。日本脳卒中外科学会技術指導医。日本神経内視鏡学会技術認定医。臨床研修指導医養成講習会修了。

実績・成績
脳神経外科手術（血管内治療含む）／453例
脳腫瘍／66例（うち西野24例）
脳動脈瘤／113例（うち開頭手術48例〈うち西野36例〉）
0歳児の水頭症、二分脊椎など／7例　（以上、2018年）

治療

新生児から高齢者まで幅広く脳外科疾患の手術を手がける

脳血管障害の治療が最も多く、その中でも顕微鏡（けんびきょう）を用いたマイクロサージェリーが西野部長の専門。脳動脈瘤（りゅう）手術（クリッピング術）、腫瘍（しゅよう）、機能外科（三叉（さんさ）神経痛、顔面けいれん等）、頭部外傷などの外科手術を行っている。同院には総合周産期母子医療センターがあり、新生児の受け入れ態勢が整備され新生児や小さな子どもの全身管理が可能なため、水頭症をはじめ先天奇形の新生児や、生後間もない子どもの頭部の治療なども手がけている。

腫瘍は切除・摘出するのが基本で、胃や肝臓などはある程度切除しても患者の生活そのものは大きくは変わらない。しかし脳腫瘍では、脳が人間の体で非常に重要な働きを担っているため、切除しても影響がない範囲が限られている特殊性がある。「症状が出るぎりぎりのラインで手術をするのは、ガードレールのない道の崖っぷちを歩くようなものです」。研究や勉強などで知識を得て、実際に症例の経験を積み重ねて一人で手術できるようになるまでには、10年近くかかる世界だという。

症例は一人ひとりで異なり、いわゆる教科書通りにはいかない手術も多いが、そこを補うものは「どれだけ経験を重ねてきたか」という経験値になる。

「腫瘍を取り切れないときに判断基準にしているのは、病気を見るより患者さんを見ることです。患者さんに"治療を受けて良かった"と笑顔で帰ってもらうことが理想です」。腫瘍の摘出率（成績）にこだわるより、患者の年齢や生活状況などを考慮して、合併症が出たり、患者の不自由を増やしたりしないような治療を心がけている。

同院には、外科手術とカテーテル治療を同時にできるハイブリッド手術室がある。主に、心臓弁膜症などの治療に使われるものだが、同部長は脳動脈瘤や脳血管奇形の手術中に血管撮影を行うために使っている。「そこまでするのか」と驚かれることもあるそうだが、これで命が救われた症例も多く経験したため「患者さんのためにできることはしたい」という思いを貫いている。

西野部長からのアドバイス

脳の疾患の場合、症状の出ている人と無症候で予防的な治療の人がいます。救急の場合は、正しく判断した医師に従って早く治療を受けていただきたいです。予防的治療の場合は、納得できるまで十分に話をして、納得できなければセカンドオピニオンも考えてください。

外来診療日

月（午前※初診）・木曜（午前・午後）

広島大学病院 脳神経外科

坂本 繁幸 講師
岡崎 貴仁 診療講師

広島市南区霞 1-2-3
TEL 082-257-5555

【スタッフ】大下純平・桑原政志

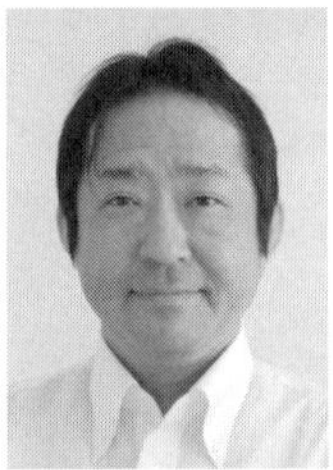

さかもと・しげゆき
1997年広島大学医学部卒。脳神経外科専門医・指導医。脳血管内治療専門医・指導医。脳卒中専門医。

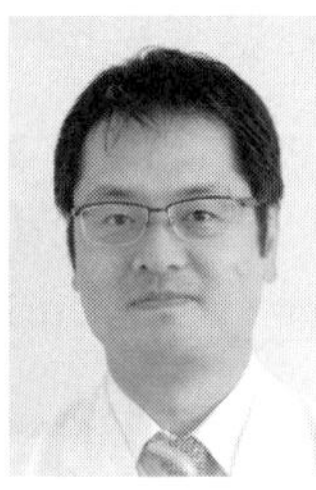

おかざき・たかひと
1998年広島大学医学部卒。脳神経外科専門医・指導医。日本脳卒中の外科学会技術指導医。脳血管内治療専門医・指導医。脳卒中専門医。

実績・成績 坂本：血管内治療総数（関連病院含む、2017年）／272件（脳動脈コイル塞栓術110件、頸動脈ステント留置術83件など）
岡崎：バイパス術／129件（もやもや病91件）、微小血管減圧術／79件（顔面けいれん42件、三叉神経痛35件、舌咽神経痛2件）、未破裂脳動脈瘤クリッピング術／96件、血管内治療総数（2010年4月以降）／219件（未破裂脳動脈瘤コイル塞栓術148件）など

治療

開頭手術・脳血管内治療いずれの治療にも精通

同院は日本脳神経血管内治療研修施設で、坂本講師は日本脳神経血管内治療学会指導医。研修医時代からいち早く脳血管内治療に携わり、以来約20年にわたり脳血管内治療を専門に取り組んでいる。

脳血管内治療の対象とする血管は頭蓋(ずがい)内血管と頭蓋外血管（頸部頸動(けいぶけいどう)

脈や鎖骨下動脈など)で、同講師が得意とするのは脳動脈瘤(破裂・未破裂)や頸動脈狭窄、シャント疾患。2015年より約3年半で、未破裂脳動脈瘤コイル塞栓術350件、頸動脈ステント留置術298件、硬膜動静脈瘻51件をそれぞれ手がけ、頸動脈狭窄に対する治療成績については国際学術誌に多数の報告を行っている。頸動脈ステント留置術が保険適用(2008年４月)になってからの総数は800件を超える。治療では豊富な経験を生かし、押し引きの必要性を十分に見極めて、できる限り合併症をなくすため安全に１回の手術で根治をめざしている。

岡崎診療講師は、日本脳卒中の外科学会技術指導医や日本脳神経血管内治療学会指導医の資格を持ち、開頭手術・脳血管内治療それぞれの治療の長所短所を提示した上で、患者にとってより良い治療法の提案提供を行っている。

脳動脈瘤治療の開頭手術では、精度の高い術中モニタリングで合併症低減に努めており、もやもや病に対しては、国立循環器病研究センターで積んだ経験を生かして安全で効果的な治療を提供（バイパス開存率98.4％)。また、三叉神経痛や顔面痙攣に対する微小血管減圧術も鍵穴手術を施行し、より低侵襲な治療を行っている。脳動静脈奇形に対しては、液体塞栓物質であるONYX実施資格を持ち、開頭手術と脳血管内治療の両方が可能なハイブリッド手術室で、より安全な治療に努めている。

坂本講師・岡崎診療講師からのアドバイス

外科医の技量や得意不得意により、開頭手術・脳血管内治療のどちらかに偏った治療を勧められることがありますが、当科ではより最適な治療方針を提示し、納得・安心して治療を受けていただけるよう、丁寧に説明しています。

外来診療日

坂本／火・金曜（午前)、岡崎／水曜（午前・午後）・金曜（午前）※予約制

荒木脳神経外科病院　脳神経外科

荒木 勇人 院長・脳神経外科部長

広島市西区庚午北 2-8-7
TEL 082-272-1114

【スタッフ】中原章徳・渋川正顕・野坂亮・太田雄一郎

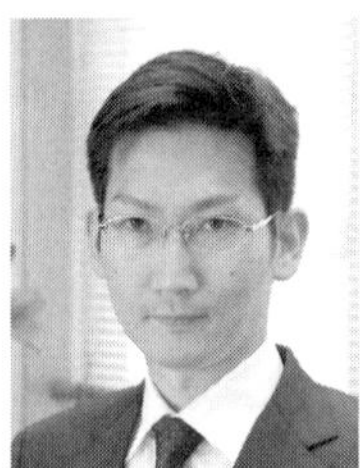

あらき・はやと
2001年山口大学医学部卒。広島大学脳神経外科教室入局。県立広島病院、マツダ病院などを経て、2017年より現職。脳神経外科専門医・指導医、脳血管内治療専門医、脳卒中専門医。

実績・成績 患者数（過去3年間）／脳卒中1665人、脳梗塞1199人、血栓回収療法115人

治療

24時間いつでも60分以内に脳梗塞の血管内治療を開始

同院は、「医療の原点は救急である」という診療方針の下、救急は断らないという姿勢を貫いて救急医療に対応。年間2000件を超える救急搬送を受け入れている。脳神経外科疾患全般を治療している中でも、脳卒中専門病院として特に脳卒中医療に力を入れている。

脳卒中専門の集中治療室・SCU（脳卒中ケアユニット）を備え、急性期脳梗塞（のうこうそく）に対する脳血管内治療専門医を中心とした医療チームが24時間365日対応。脳梗塞に対しては１分でも早い治療開始を心がけ、脳血管内治療の開始は来院後60分以内を目指す。

また、超急性期から急性期、回復期まで一つの医療機関で質の高い医療を提供しているのも同院の特長。治療の早期からNST(栄養サポート)チームによる栄養管理や365日行われる質・量ともに充実したリハビリテーション、多職種連携によるチーム医療で脳卒中患者をしっかりとサポート。その成果は早期回復と入院期間の短さ、褥瘡(床ずれ)発生率の低さなどに現れている。

脳梗塞は、2005年から血栓溶解療法（t-PA治療）が行われるようになり、さらに最近はカテーテル治療で血栓を直接回収する脳血管内治療(血栓回収療法）も行われるようになった。脳血管内治療は、学会の指針では発症後原則６時間以内とされているが、症例を選べば16時間、さらには24時間以内であっても有効であるという報告もあり、現在急速に進歩している治療法である。有効再開通率は一般的には８割程度だが、同院は約９割。時間により予後が大きく変わるため、一刻も早い治療開始が重要になる。

同院では患者受け入れ後、短ければ30分で脳血管内治療を開始している。それができるのは、荒木院長をはじめ脳血管内治療専門医が複数在籍しており、医師を中心に多職種のチームを構成、それぞれが自分の役割を認識して協働するチーム医療を構築して、フットワークの良い医療を実現しているからである。

荒木院長からのアドバイス

当院の強みはチーム医療です。超急性期から回復期まで、多職種が一丸となって患者さん中心の医療を目指しています。

外来診療日

月～土曜（午前・午後）

広島大学病院 脳神経外科

山崎 文之 診療准教授
木下 康之 診療講師

広島市南区霞 1-2-3
TEL 082-257-5555

【スタッフ】髙野元気・米澤 潮・田口 慧

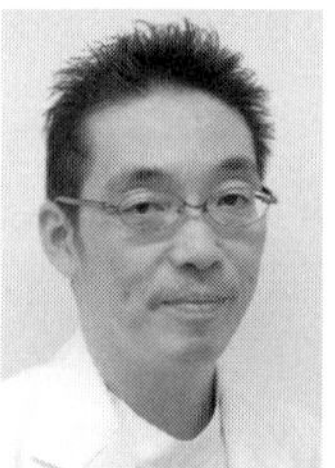

やまさき・ふみゆき
1993年広島大学医学部卒。医学博士。脳神経外科専門医・指導医。脳卒中専門医。がん治療認定医。日本小児神経外科学会認定医。

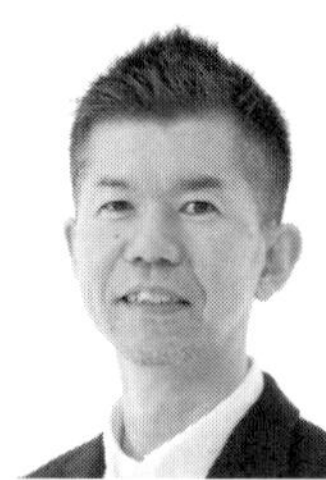

きのした・やすゆき
1999年広島大学医学部卒。医学博士。脳神経外科専門医・指導医。内分泌代謝科専門医。神経内視鏡学会技術認定医。

実績・成績 脳実質腫瘍（神経膠腫含む）63例、小児脳腫瘍14例（以上、山崎、2018年度）、間脳下垂体腫瘍47例（木下、2018年度）

治療

西日本の包括的治療センター（脳腫瘍・間脳下垂体腫瘍）

山崎診療准教授は、成人神経膠腫（せいじんしんけいこうしゅ）では生体情報画像（MRI、PET）、手術ナビゲーション、脳機能モニタリング、覚醒下手術、術中MRI（情報統合型手術室／SCOT）を駆使して、手術の後遺症を残さないよう最大限の腫瘍（しゅよう）摘出術を心がけている。

同科には中四国唯一の小児がん拠点病院として多くの患者が来院しており、同診療准教授は小児脳腫瘍とAYA（思春期・若年成人）世代の脳腫瘍に対して10年、20年後もより良い社会生活を送れるように、手術室や小児科、放射線治療科を含めて関連部門と協力し、手術や化学療法、分子標的療法、放射線療法などを行っている。また、膠芽腫(こうがしゅ)の平均生存期間は２年を超えており、髄芽腫(ずいがしゅ)の５年生存率は80％以上。新規薬剤・分子標的薬の治験も多く施行している。JCOG(日本臨床腫瘍研究グループ）から最新の治療情報を取り入れ、卓越した診断技術から最適な手術やQOL（生活の質）を重視した治療方針を選定できる、日本有数の医師である。

木下診療講師は、成長ホルモン産生腺腫(さんせいせんしゅ)（手足が肥大）やプロラクチノーマ（月経不順や不妊の原因になる）、非機能性腺腫（視野障害が生じる）など、脳腫瘍の中で３番目に多い下垂体腺腫(かすいたいせんしゅ)を中心に治療を行っている。手術は内視鏡を使った低侵襲(ていしんしゅう)な経鼻(けいび)手術（鼻の穴からの手術）を手がけ、内分泌学的な薬物治療も併せて行っている。

下垂体腺腫を含めて、ラトケ嚢胞(のうほう)や頭蓋咽頭腫(ずがいいんとうしゅ)など間脳下垂体腫瘍(かんのうかすいたいしゅよう)に対しては、西日本の拠点病院の一つとして県外の患者の手術も行っており、国内屈指の高い治癒率を誇る。さらに、非機能性下垂体腺腫における腫瘍偽被膜(ぎひまく)摘出の安全性、胚腫(はいしゅ)における下垂体後葉生検(かすいたいこうようせいけん)の手術法を世界に先駆けて報告し、神経内視鏡技術による最大限の腫瘍摘出と最小限の手術侵襲を追求。そのほか、水頭症や脳室内腫瘍に対しては、直径１cm程度の頭蓋骨の穴から神経内視鏡を使った手術も数多く行っている。

山崎診療准教授・木下診療講師からのアドバイス

成人・小児脳腫瘍、間脳下垂体腫瘍は、ただ単に手術すればよいという疾患ではありません。長期的な治療計画を立て、最適な治療を選択できるような専門知識を持つ医師のもとで治療を受けてください。

外来診療日

山崎／火・金曜（午前）、※初診は主に火曜午後、水曜午前
木下／火・水曜（午前）

広島大学病院　てんかんセンター・脳神経外科

飯田 幸治 てんかんセンター長・准教授

広島市南区霞 1-2-3
TEL 082-257-5555

【スタッフ】香川幸太・片桐匡弥・瀬山 剛・橋詰 顕（非常勤）・岡村朗健（非常勤）

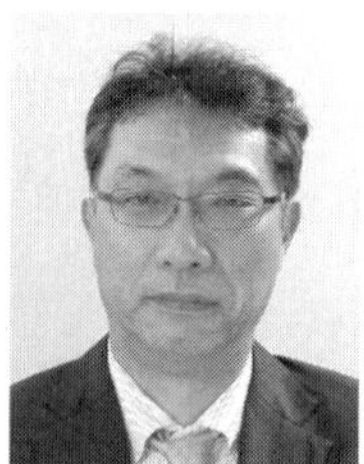

いいだ・こうじ
1990年広島大学医学部卒。モントリオール神経研究所、トロント小児病院に留学後、2005年広島大学病院、2014年より現職。医学博士。日本脳神経外科学会専門医・指導医、日本てんかん学会専門医・指導医、日本臨床神経生理学会脳波認定医など。

実績・成績 てんかん外科手術（迷走神経刺激療法を含む）／40〜50例（年）
発作が消失する確率／内側側頭葉てんかん約90%、側頭葉外てんかん約70%
ビデオ脳波モニタリング／100〜120例（年）　（以上、科）

治療

小児の難治性てんかんは早期の手術で発達も改善

てんかんはおよそ100人に1人の頻度でみられ、国内には約100万人の患者がいるといわれる、ありふれた慢性疾患である。てんかんの治療は、薬による治療が原則。近年、てんかんの外科手術は飛躍的に進んでいるが、いきなり手術することはなく、まずはかかりつけ医が適切な内服薬を使用し、発作のコントロールを行う。しかし、全体の２〜３割は薬をきちんと服用していても発作を止められない。

てんかんの薬は数多くあるが、薬物治療で発作の消失が見込めるのは

2、3剤の組み合わせまでで、それ以上はいくら薬を足しても効果は乏しい。1(～2)年以上薬を服用しても、症状が軽くならないてんかんを「薬剤抵抗性てんかん(難治性てんかん)」といい、手術を考える。

気をつけなければならないのは、てんかんではないが、初期治療の段階ではてんかんとの判別が難しい「心因性の非てんかん発作」。てんかんセンターでは、病態を把握し、発作が生じるてんかん焦点を見つけるためにMRI／CT、脳血流、脳磁計検査など各種の検査、さらにビデオ脳波モニタリングを行い、さまざまな視点から手術適応の評価をし、治療方針を決定する。

てんかんの外科治療としては、焦点切除術、大脳半球切除（あるいは離断）術、脳梁(のうりょう)離断術などの開頭手術のほか、2010年からは開頭を行わない外科的な補助治療法として迷走神経刺激療法も始まった。

小児の難治性てんかんは、早期の手術によって発達も改善される。脳は休むことで発達する。発達の過程にある小児の脳は、頻繁にてんかん発作が起こると、短期間でも発達の障害が起こる可能性がある。てんかん波が伝わる経路を遮断する脳梁離断術は即効性があり、特に転倒発作を止めるのに有効で、後遺症などの心配もまず起こらない。長く発作を放置すると、手術で発作を抑えても発達の障害を改善することは難しくなるため、小児の場合はできるだけ早い判断が必要である。

飯田准教授からのアドバイス

子どもさんの場合、てんかんの発作は脳の発達に支障をきたします。適切な薬を2、3剤、1年以上続けても効果がなければ早めに見極め、脳神経外科医に相談して、外科的な介入を考えてください。

外来診療日

火・金曜（午前）

広島大学病院 脳神経外科

武田 正明 診療講師（助教）
光原 崇文 助教

広島市南区霞 1-2-3
TEL 082-257-5555

【スタッフ】清水陽元（クリニカルスタッフ）・
森重水貴・國廣龍雄（以上モニタリングスタッフ）

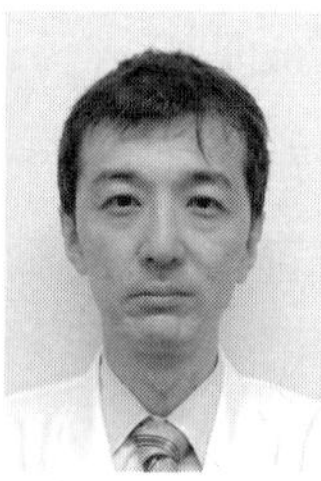

たけだ・まさあき
1998年滋賀医科大学卒。2013年より現職。日本脊髄外科学会指導医。

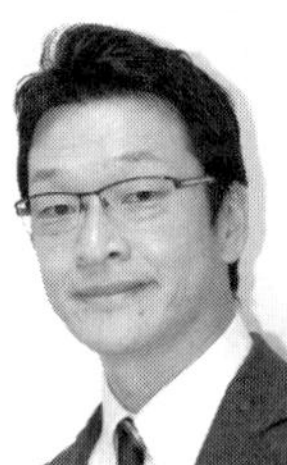

みつはら・たかふみ
2001年広島大学医学部卒。京都大学医学部助教などを経て2017年より現職。

実績・成績 髄膜腫や神経鞘腫などの頭蓋底腫瘍含む（良性）脳腫瘍摘出術／203件、脊椎・脊髄・末梢神経手術／458件（以上、科、6年間）
武田／手術95件（脊椎脊髄・末梢神経手術59件）、光原／手術93件（うち頭蓋底腫瘍23件、脊髄腫瘍4件など）（以上、2018年度）

治療

脳から脊椎・脊髄、末梢神経まで神経全般に対応

武田診療講師は日本脊髄外科学会の指導医であり、専門領域は脊椎（せきつい）・脊髄（せきずい）疾患と末梢（まっしょう）神経疾患。同科には脊椎・脊髄疾患の中でも大学病院ならではの珍しい疾患や、診断・治療の難しい患者が多く訪れる。また、周産期母子医療センターから紹介される頭蓋骨（ずがいこつ）や脊椎・脊髄の先天奇形の赤ちゃんや小児の手術症例が多いのも特徴的である。

末梢神経疾患は、手のしびれや痛みで一番多い病気として手根管症候群（しゅこんかんしょうこうぐん）が有名

であるが、下肢や臀部のしびれ、痛みなどにも対応している。神経ブロックや電気生理検査などを行い、さまざまな部位のしびれ・痛みに対する確実な診断と治療に努めている。一例として、手のしびれや麻痺を起こす、非常にまれで診断の難しい疾患として胸郭出口症候群がある。他院で診断がつかずに紹介で来院し、同診療講師によって初めて診断名が付き、手術になるケースも珍しくない。

光原助教の専門は、主に髄膜腫や神経鞘腫などの頭蓋底腫瘍を中心とした脳腫瘍である。38歳からJA尾道総合病院、広島市立安佐市民病院で脳神経外科部長を務め、2017年から現職に。脳神経外科専門医はもとより、脳卒中外科、脳血管内治療（カテーテル治療）、脊髄外科、再生医療など多くの認定医・専門医の資格を持つ、いわゆるハイブリッド脳神経外科医である。

頭蓋底部とは脳の底面にある頭蓋骨の底を指し、脳、血管、神経、眼球(眼窩)、内耳など重要で複雑な組織が密集している。頭蓋底腫瘍は、いかに手術で取り切れるか、結果がすべてである。大事な組織(正常構造物)に犠牲を払うことなく、目的を達成するためにどんな工夫をするか。同助教は、最大限の治療効果を得るために経験と持てる知識・技術を駆使し、あらゆる方向から攻略法を考えていく。

しかし、いくら舵取りが適切でも、医師だけで治療できるものではない。特に頭蓋底外科は脳神経外科領域の中でも最も手術難度の高い領域であり、多くのスタッフの技術を結集した総力戦が不可欠だ。チーム力の点でも、同科は例えば手術では必ず脳神経のモニタリング専属のスタッフ(臨床検査技師)が付くなど、熟練した医師とスタッフが揃ったチームで取り組む環境が整っているのが強みである。

武田診療講師・光原助教からのアドバイス

頸部痛、手足のしびれ・痛み、歩行障害などの症状は脊椎・脊髄疾患の可能性もあります。また、難しい脳・脊髄腫瘍と診断されたら環境の整ったセンターでの手術が安心です。当科は神経全般に対応できます。専門医へのご相談をお勧めします。

外来診療日

武田／水・金曜（午前）、光原／火・水曜（午前・午後）
※初診／武田（適宜調整）、光原（主に火曜）　※予約制

県立広島病院　脳神経外科・脳血管内治療科

竹下 真一郎 部長

広島市南区宇品神田 1-5-54
TEL 082-254-1818

【スタッフ】富永 篤・岐浦禎展・籬 拓郎・迫口哲彦・近藤 浩・前田雄洋・竹石雄介

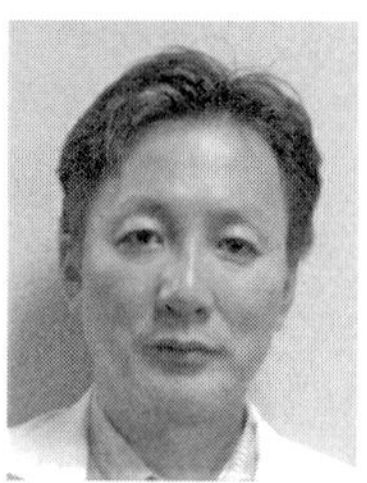

たけした・しんいちろう
1992年広島大学医学部卒。同大学大学院修了。広島大学医学部附属病院・県立広島病院（研修医）などを経て、2015年より現職。日本脳神経外科学会専門医・指導医。日本脳卒中学会専門医。

実績・成績　神経障害性疼痛／445例（うち、脳卒中後に生じる中枢性疼痛〈CPSP〉202例）、脳神経外科手術（難治性疼痛）／112例（以下、竹下、8年間）
※大阪大学の統括でCPSPの全国多施設共同研究（手術）に参加中。
新薬の治験も進行中

治療

脳卒中後の激痛に対する新たな治療の提供

脳卒中は、国内の死因の第３位にランクされる重篤な病気だが、社会の高齢化に伴って患者数は増加しており、予防や治療の重要性は急速に増している。また、脳卒中は介護理由の第２位でもあり、社会に及ぼす影響の大きさから後遺症のケアも喫緊の課題となっている。

脳卒中の後遺症としては片麻痺や言語障害が有名だが、約４割程度の症例で何らかの痛みを自覚することは案外知られていない。このうち、約４分の１は脳卒中後中枢性疼痛（CPSP）と呼ばれ、難治とされる神経障害性疼痛の中でも最重症の痛みとされる。「やけどのような」「刺されるような」「締め付けられるような」「ひどい痺れのような」などと表現されるCPSPで日常生活を障害される患者は、脳卒中の増加とともに増加傾向である。

CPSPには通常の鎮痛薬が無効なことが多く、治療には抗てんかん薬や神経障害性疼痛専用の薬を使う。効果が不十分な場合はオピオイド製剤が有効なことがあり、ペインクリニックではブロック注射などの除痛の専門的処置が行われている。内服薬で効果が生まれない場合は受診が必要。竹下部長の経験では、これらの治療の適切な組み合わせにより約４割の症例で痛みが半減している。

同科では、内服や注射で除痛が得られなかった症例を対象に、神経を刺激する治療を行っている。この治療は２段階の手術が必要で、１回目の手術で脳や脊髄に刺激電極を設置し、試験刺激で除痛が実感できたら２回目の手術で刺激装置全体を埋め込む。

この治療は、効果を試してから埋め込みを決定できる点でメリットがある。対象は神経障害性疼痛全般で、同部長の経験では約６割の症例で痛みが半減。CPSPでは効果が出にくいため、薬の併用などで丁寧に治療することが重要である。最近は、頭皮上からの磁気刺激や超選択的な神経破壊手術など、低侵襲な治療が臨床応用され始め注目されている。

竹下部長からのアドバイス

CPSPの外科治療は工学技術の進歩が反映されやすい分野です。小学生がプログラミングを学ぶ現代では、若い世代の参加で治療が革新することは確実です。先進治療は教育機関から発信され、情報社会にすぐ広がります。国民病の脳卒中では、予防から後遺症治療まで総合的な取り組みが重要です。専門医にご相談ください。

外来診療日

水・木曜（午後・機能神経外科外来）、金曜（午前）

たかの橋中央病院　ガンマナイフセンター

秋光 知英 副院長・診療部長

広島市中区国泰寺町 2-4-16
TEL 082-242-1515

【スタッフ】橋詰 顕・澤 浩司・中田隆臣・川端信之介・呉山幸利・行政恵理

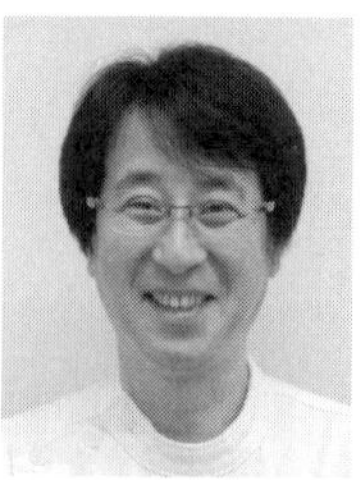

あきみつ・ともひで
1991年広島大学医学部卒。広島大学医学部附属病院、松江赤十字病院、国立療養所広島病院、日比野病院を経て、1999年同院ガンマナイフ診療部長着任。2013年より現職。

実績・成績 ガンマナイフ治療／328件（うち転移性脳腫瘍222件、良性腫瘍75件、その他の悪性脳腫瘍４件、脳動静脈奇形14件）
パーキンソン病に対する脳深部刺激術／８件
ニューロモデュレーション治療／12例　（以上、2018年）

治療

ガンマナイフ、ニューロモデュレーション治療に豊富な実績

同院は、県内初となるガンマナイフセンターを開設（2000年１月）。脳腫瘍（のうしゅよう）や脳動静脈奇形などの頭蓋内（ずがいない）病変に対して放射線の一つであるガンマ線を集中させ、脳の中の病巣を焼き縮めるように治療（ガンマナイフ治療）を行っている。機能的疾患である三叉神経痛（さんさしんけいつう）に対しても適応があり、脳深部の病巣や開頭手術の危険性が高い患者、高齢者でも治療可能なことが特徴。

2017年には自動化されたガンマナイフ治療装置「Icon（アイコン）」を導入し、マスク固定システムでの治療もスタート。これまでは制限の

あった大きな病変やリスクが高い部位の治療も、赤外線監視システムを使用して分割照射を行うことが可能になった。治療中に患者の好きな曲を流すなど心理面まで配慮している。

さらに、同院はニューロモデュレーションセンターを開設（2014年）。異常をきたした中枢神経系の機能に、微弱な電気刺激や薬剤を持続的に投与していく治療（ニューロモデュレーション治療）を行っている。

代表的な治療法として、脳深部（視床・淡蒼球・視床下核）に微小電極を埋め込んで、ペースメーカーに似た機械で電流を流して症状をコントロールする脳深部刺激療法（DBS）がある。体が動きにくい時間の運動症状を改善して症状の日内変動を減少させることができ、また、専用のプログラマーからオン・オフを切り替えたり刺激条件を変更できるので、薬剤の肩代わり効果を発揮してパーキンソン病薬の減量も可能となるため、薬剤誘発性の副作用も軽減できる。

ほかの治療法として、脊髄と脊椎の間にある硬膜外腔に電極を通して電気刺激を行うことで、痛みが脳に伝わりにくくする脊髄刺激療法（SCS）や、重度の痙縮に対してバクロフェンを脊髄腔内に直接的・継続的に投与するバクロフェン持続髄注療法（ITB）も行っている。どちらの治療法も、まずは慎重な問診と診察を行って、一人ひとりの症状に合わせた適切な治療を提供している。

秋光副院長からのアドバイス

QOLや社会的環境を考慮して手術時期を決めることが大切です。手術や治療に関しては、広島大学医学部（脳神経外科・放射線科）とともに慎重に検討を行っています。患者さんの不安な点を、最大限軽減できればと思っています。

外来診療日

月・木・土曜（午前）、火・水・金曜（午前・午後）　※要紹介状

循環器内科

広島市立広島市民病院　循環器内科

塩出 宣雄 主任部長

広島市中区基町 7-33
TEL 082-221-2291

【スタッフ】大塚雅也・正岡佳子・西岡健司・末成和義・中間泰晴・川瀬共治・臺 和興・大井邦臣・檜垣忠直・友森俊介など13人

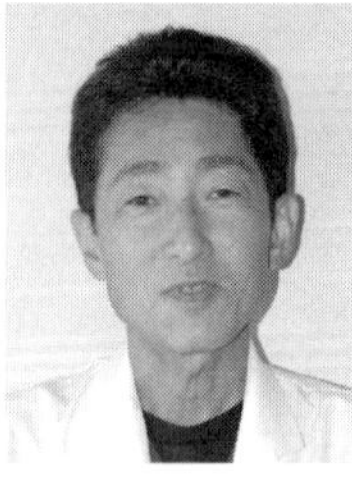

しおで・のぶお
1987年広島大学医学部卒。小倉記念病院、松江赤十字病院、土谷総合病院などを経て、2016年より現職。医学博士。日本循環器学会専門医。日本内科学会総合内科専門医。日本心血管インターベンション治療学会指導医。

実績・成績 冠動脈インターベンション(PCI)570例、急性心筋梗塞への治療150例、末梢血管内治療(EVT)86例、不整脈アブレーション362例、心房細動への治療261例、TAVI(経皮的大動脈弁置換術)70例(以上、科、2018年)

治療

テーラーメード医療をめざす最高水準の循環器医療

日本有数の循環器内科として、広島の循環器医療を支えている同科。患者一人ひとりの病態に応じたテーラーメード医療をめざし、1日200人以上の循環器外来診療と年間約3000人の入院患者を、循環器内科医師13人で管理し、最高水準の循環器医療の提供に努めている。

塩出主任部長は、冠動脈から末梢(まっしょう)血管インターベンションまで循環器全般を専門とし、国内外の学会でカテーテル治療のライブオペレーター経験もある第一人者。

虚血性(きょけつせい)心疾患に対するカテーテル治療は、かつてのように血管が狭くなっていたらすぐにカテーテルで広げるのではなく、一つひとつの病変が虚血を誘発するほどの狭窄かどうかを検査できちんと評価した上で、必要と判断されれば実施するのが主流となっている。狭窄があっても血流が十分保たれていることも多く、必ずしも治療する必要のない病変も多い。治療すると、再狭窄や血栓による病変の閉塞などの合併症が一定の頻度で生じるため、治療前より患者の状態が重篤化することもある。適切な内服治療で十分な病変に、あえてカテーテル治療はしなくていい。その判断をしっかりすることが大事であり、それによって患者の生命予後も改善される。

その結果、同科に限らず近年は冠動脈カテーテル治療件数が減少傾向にあるという。その背景には、ステントの治療成績が良くなったこと、良い内服薬(コレステロールを下げる薬など)の開発により心筋梗塞などの再発率が下がっていることなども挙げられる。

同科は、救急医療にも力を注いでおり、塩出主任部長も救命救急センターの医師を兼任。年間150例前後緊急搬送される急性冠症候群に対しては最新の治療戦略・戦術を駆使して治療にあたっている。また、ロータブレーター、冠動脈レーザー、ダイアモンドバックアテレクトミーをいち早く虚血性心疾患の治療に導入し、より複雑な病変にも対応可能。他の医療機関で治療が難しい症例の紹介も多い。

末梢動脈疾患も、冠状動脈の狭窄と同様にカテーテル治療が可能であり、脳血管以外の全身の血管のトラブルに対応している。

塩出主任部長からのアドバイス

最先端医療を提供することのみならず、適切な診断と治療を、苦痛や合併症なく迅速に患者さんに提供できるかどうかが、病院のレベルであり実力です。患者さんに最高の医療を提供できるよう努力いたします。

外来診療日

水・木曜(午前)

土谷総合病院 循環器内科

沖本 智和 部長

広島市中区中島町 3-30
TEL 082-243-9191

【スタッフ】為清博道・渡 雄一郎・三宅康子・山根健一・池上雄紀・小栗直人・岡本大輝・林 康彦

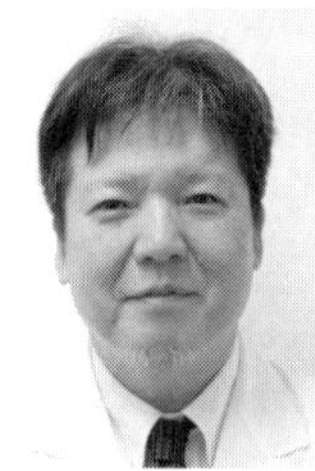

おきもと・ともかず
1993年日本大学医学部卒。広島大学大学院修了。2007年土谷総合病院着任。2016年より現職。日本内科学会総合内科専門医。日本循環器学会専門医。日本心血管インターベンション治療学会専門医。日本超音波医学会超音波専門医。経カテーテル的大動脈弁置換術認定指導医。

実績・成績 冠動脈治療1800例（沖本、通算）、冠動脈形成術490例、緊急冠動脈形成術104例、経カテーテル的大動脈弁植え込み術26例、心臓CT検査812例、心臓超音波検査8101例（以上、科、2018年）

治療
総合力で心臓だけでなく全身の血管病まで対応

同院では、救急医療および心臓病・末梢（まっしょう）血管などのカテーテル治療に重点を置き、常に合併症が少なく、安全で有効な治療の実践をめざしている。

心臓カテーテル治療・検査では、体への負担が少なく入院期間が短い手首からの治療を第一選択とし、沖本部長や為清部長を中心に９人の専門医が安全確実に実施。施設の特徴として人工透析の患者が多いこともあり、石灰化した硬い狭窄（きょうさく）病変を削るロータブレーターを使用する頻度が高い。診断面では、マルチスライスCTなどの最新機器を駆使し、低侵襲で高度な冠動脈の評価を実施。弁膜症や心不全の診断では、担当医師と専門資格を持った超音波検査士が検査を担当している。

同院では、夜間や休日を含めて循環器内科医・心臓血管外科医が院内に待機し、24時間体制で救急患者に対応。急性心筋梗塞や大動脈解離など、緊急のカテーテル治療や外科的治療にも迅速に対応できる体制を整えて地域医療に貢献している。また、県内で最初に大動脈弁狭窄症に対する低侵襲の経カテーテル的大動脈弁植え込み術（TAVI）を導入し、心臓血管外科・麻酔科と連携した「ハートチーム」として治療を行っている。

動脈硬化は全身病のため、心臓の治療を行うだけでなく足の閉塞性動脈硬化症や腎動脈の血管治療など、全身の血管治療に総合的にきちんと対応していることも同科の大きな特徴。専門資格を持った内科医・外科医の相互連携が緊密で、各々の症例に最適な治療を行い、幅広い分野にわたって細部まで高レベルの医療を提供している。

また、創傷ケアセンター（慢性創傷治療専門）では、佐藤部長（放射線科）や皮膚科医、透析担当医などを中心としたチームで治療を行っている。

沖本部長からのアドバイス

多くの心臓病が、体に負担の少ない方法で治療可能な時代になっています。心臓血管病のリスクは加齢とともに高くなりますので、「おかしいな」と思ったら早めの受診をお勧めします。

外来診療日

初診／木曜（午前）、再診／金曜（午前）、特殊外来／金曜（午後※紹介）

県立広島病院　脳心臓血管センター・循環器内科

上田 浩徳 センター長・主任部長

広島市南区宇品神田 1-5-54
TEL 082-254-1818

【スタッフ】三浦史晴・光波直也・山里 亮・卜部洋司・小田 望・政田賢治・松井翔吾
ほか3人

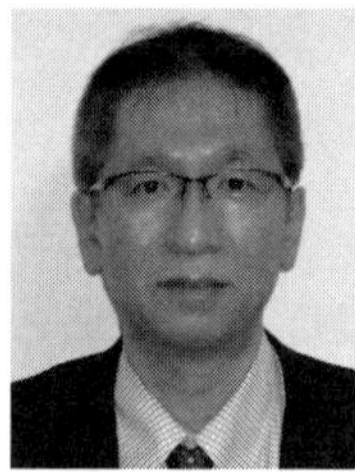

うえだ・ひろのり
1988年広島大学医学部卒。1997年広島大学大学院博士課程修了。土谷総合病院を経て、2014年より現職。2015年センター長兼務。日本内科学会総合内科専門医・指導医。日本循環器学会専門医。日本心臓病学会FJCC。日本心血管インターベンション治療学会専門医・指導医。

実績・成績 経皮的冠動脈形成術／437例、末梢血管カテーテル治療／47例、カテーテルアブレーション／319例、ペースメーカー・ICD・ CRTのデバイス治療／149例（以上、科、2018年）

治療
病態改善のための適切なカテーテル治療の実践

同院は、保険医療計画で定める政策的な医療を担当する県の基幹病院として、高度で専門的な医療を提供している。

循環器内科もその理念に基づき、虚血性心疾患（狭心症・心筋梗塞）に対するカテーテルを用いた経皮的冠動脈形成術は、労作性狭心症から心原性ショックを伴うような重症患者の救命に至るまで、幅広く、適応のある限り最先端の医療機器を使って積極的に実施。軽症から重症に至るまで対応できるのが強みである。さらに、ドクターヘリによる遠隔地（県内全域)からの患者搬送や、ドクターカーによる現地での患者対応など、救急部のスタッフと連携して迅速に対応している。

虚血性心疾患の治療には、薬物治療・カテーテル治療・外科的バイパス術があり、それぞれのメリットを考えた適切な治療の実践が重要。そのため、毎週、心臓血管外科のスタッフとカンファレンスを行い、正確な診断・治療適応・治療法を検討している。

治療は各分野の専門医師が行い、カテーテル治療は上田センター長を中心に光波、山里、卜部医師が担当。不整脈に関してはカテーテルアブレーション治療を三浦医師が、ペースメーカー治療を小田医師が、心臓超音波診断を政田医師がそれぞれ主に担当している。地域医療への貢献と、循環器系の病気のみ治療するのではなく内科医として患者を診る基本姿勢を忘れず、患者のための真の医療をめざしている。

同院では、2014年に全国に先駆けて、脳神経外科・脳神経内科・心臓血管外科・循環器内科の専門チームが集まって治療にあたる脳心臓血管センターを開設。全身の多血管病の対策や治療は単科だけでは対応が困難な場合があるため、複雑病変に対して合同会議を開催して治療方針の決定や最新の知識の共有を図り、合併症に対しても４科共同で即座に対応できる体制をとっている。

上田センター長からのアドバイス

虚血性心疾患の症状は胸痛だけでなく、肩・背中・上腹部の痛み、息切れの増加、脈の異常などさまざまです。症状からは判断が困難な場合があるため、適切な診断と治療を受けるためには専門医を受診してください。

外来診療日

初診／水曜（午前）　※要紹介状
再診／月曜

広島大学病院 循環器内科

中野 由紀子 准教授・不整脈グループチーフ

広島市南区霞 1-2-3
TEL 082-257-5555

【スタッフ】徳山丈仁・廣延直也・大久保陽策・岡村祥央・宮内俊介・池内佳裕

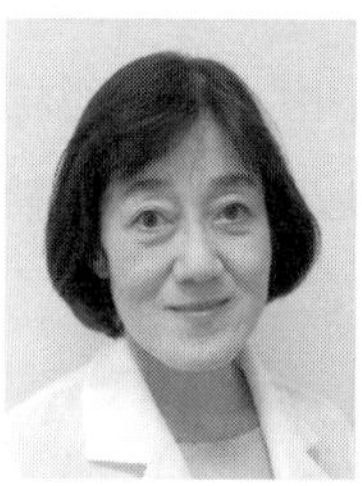

なかの・ゆきこ
1991年広島大学医学部卒。県立広島病院、安佐市民病院を経て、1999年広島大学病院着任。2017年より現職。医学博士。日本内科学会総合内科専門医・指導医。日本循環器学会循環器専門医。日本不整脈心電学会不整脈専門医。

実績・成績 カテーテルアブレーション数／約330例、
デバイス植え込み数／約100例（以上、科、年間）
（中野／アブレーション計1500件）

治療

先進機器を駆使した心房細動に対する最新診療

同院では、心房細動の早期発見に力を入れている。心房細動は加齢とともに増加する最も頻度の高い不整脈で、脳梗塞、心不全、認知症などの弊害を起こす。脳梗塞は、心臓の中に血流が滞って血栓ができ、それが脳に飛んで詰まって脳塞栓症を起こすのだが、心房細動の患者の約半数は症状がないので、早期発見するのが難しい。

同院では、脳梗塞発症前に心房細動を発見するために、携帯心電計や長時間心電計だけでなく、かかりつけ医と協力して、独自に開発したパッチ心拍計を患者に装着してもらうなど、さまざまな取り組みをしている。

また、遺伝子診断を用いて心房細動になりやすい人を発症前に予測したり、脳梗塞を一旦起こした人は再発しやすいので再発予防にも力を入れている。

近年、心房細動のカテーテル治療（心筋焼灼術（しんきんしょうしゃくじゅつ））は急速に進歩している。３Dマッピングシステムの精度が向上し、カテーテル先端の接触力（コンタクトフォース）や接触の方向、安定性や出力をリアルタイムにモニターしながらの焼灼が可能となった。その結果、カテーテル治療の成績は格段に向上し、合併症も減少、安全性も向上した。

また、風船を使ったバルーンテクノロジーも近年急速に進歩し、患者の負担の少ない、クライオ（凍結）バルーンやホットバルーン、レーザーバルーンなどさまざまな機器が登場し、患者にとって治療の選択肢が広がり、オーダーメードの治療が可能となってきた。

心臓突然死の予防への取り組みにも力を注いでいる。ブルガダ症候群は、元気な人が心室細動という不整脈を起こして突然死する代表的な病気であるが、現時点では突然死する人を早期発見するのが困難である。同院が中心となり、全国多施設で、突然死リスクの層別化モデルを作成・検証しており、将来的に自動解析ソフトでのリスクの判別を目指している。

中野准教授からのアドバイス

不整脈は、ストレスや寝不足、過労などで悪化していきます。治療は年々進歩して、大部分が根治できるようになりました。「おかしいな」と思ったら我慢せず、早めに専門医を受診しましょう。

外来診療日

火・水曜（午前・午後）

広島市立広島市民病院 循環器内科

末成 和義 部長・不整脈チーフ

広島市中区基町 7-33
TEL 082-221-2291

【スタッフ】友森俊介・檜垣忠直・臺 和興・中間泰晴

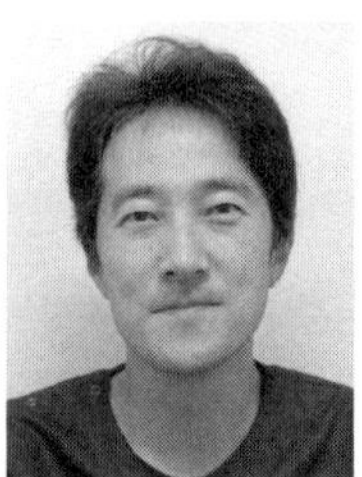

すえなり・かずよし
1999年岐阜大学医学部卒。松江赤十字病院（後期研修医）、広島大学大学院、Taipei Veterans General Hospital（不整脈リサーチフェロー）、広島大学循環器内科助教を経て、2016年より現職。医学博士。循環器専門医。不整脈専門医。不整脈学会評議員。

実績・成績 カテーテルアブレーション治療362例（うちクライオバルーンアブレーション治療154例）、ペースメーカー77例、植込み型除細動器（両心室ペーシング機能付き含め）12例、皮下植込み型除細動器（S-ICD）3例、リードレスペースメーカー9例（以上、科、2018年度）

治療

安全で低侵襲な不整脈・心房細動の最新治療

頻脈性不整脈の大半は、心臓電気生理学的検査で原因を見極め、高周波カテーテルアブレーション治療が有効な疾患となってきている。中でも、若年の発作性上室性頻拍は根治が可能で、アブレーション治療が第一の選択となっている。

年々患者数が増加傾向にある心房細動は、脳梗塞をはじめとした血栓塞栓症や急性・慢性心不全の原因となり、長期的にみると予後不良な疾患である。発作性心房細動に関しては発症メカニズムが解明されてきており、同院のアブレーション治療は86％の初回成功率（１年洞調律維持率)となっている。

同院では新しい治療法も積極的に取り入れており、バルーンアブレーション治療の症例数は県内トップクラス。これまで発作性心房細動にクライオバルーンアブレーション治療388例を行い、短い手技時間（平均２時間）で従来のアブレーション治療と同等の治療成績をあげている。また、従来のアブレーション治療も３次元マッピングシステムや技術の進歩によって、より安全で短時間での治療が可能となってきている。

持続性心房細動(長期持続性含む)のアブレーション治療は、発作性心房細動と比べて治療成績が下がるものの（１年洞調律維持率70％)、過去の治療データを参考にしながら、心房細動基質(しんぼうさいどうきしつ)や非肺静脈性(ひはいじょうみゃくせい)トリガーへの治療など患者に合った治療を行い、治療成績の向上をめざしている。

同院の特徴は、気管内への挿管(そうかん)を必要としない気道確保デバイス（インターサージカルi-gel)を使った深鎮静下(しんちんせいか)（静脈麻酔）でアブレーション治療を行うことで、患者の苦痛を最小限に軽減。このような治療技術の進歩に伴い、合併症の頻度が格段に減って安全な治療の提供が可能になってきている。末成部長は着任以来、863例のアブレーション治療を行い、脳梗塞・死亡ともに０％、心タンポナーデ１例（0.1％)、穿刺部(せんしぶ)血腫(けっしゅ)２例(0.2％)、横隔神経障害(おうかくしんけいしょうがい)(一過性）１例(0.1％)、胃・食道関連合併症０％の実績を誇る。

末成部長からのアドバイス

現在の医療技術で多くの不整脈疾患が治せるようになっています。症状があっても心電図検査で初めて診断されることが多いので、動悸を感じる際にはお近くのクリニックをすぐに受診するか、不整脈専門医に相談してください。

外来診療日

火曜（午前・午後)、木曜（午前）※初診

土谷総合病院 循環器内科

村岡 裕司 主任部長・不整脈センター長

広島市中区中島町 3-30
TEL 082-243-9191

【スタッフ】尾木 浩・三戸森児・藤原 舞

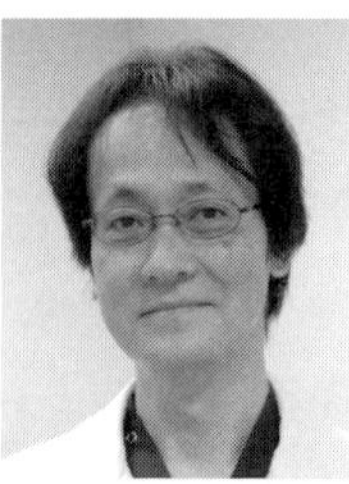

むらおか・ゆうじ
1989年広島大学医学部卒。広島大学病院、広島市民病院を経て2000年より土谷総合病院。日本内科学会総合内科専門医。日本循環器学会認定専門医。日本不整脈心電学会認定不整脈専門医。植込み型除細動器登録医。両心室ペースメーカー治療登録医。広島大学医学部臨床教授。

実績・成績 カテーテルアブレーション／約4500例、うち心房細動のアブレーション約2000例（以上、村岡、通算）。
カテーテルアブレーション／300～350例。うち心房細動のアブレーション約250例、ペースメーカー100～150例、植込み型除細動器および両心室ペースメーカー20～30例（以上、科、年間）。

治療

豊富な経験と優れたチーム力で不整脈治療に取り組む

不整脈の一つ、不規則で速い脈拍が発生する心房細動（しんぼうさいどう）は、心房の中で血流が滞り、血栓が生じ脳梗塞（のうこうそく）や肺塞栓（はいそくせん）などを引き起こすこともある注意が必要な病気で、高齢化とともに増えている。治療の基本は薬物療法だが、根治療法としてカテーテルアブレーション（心筋焼灼術（しんきんしょうしゃくじゅつ））が知られている。発作性心房細動の約８割にアブレーション治療が有効である。アブレーション治療は、従来の高周波アブレーションのほか、新しく開発された冷凍凝固アブレーションがあり、現時点では施設認定を受けた病院のみで施行できる。心臓の周りの神経に一時的に麻痺(まひ)を起こす可能性もあるが、より短時間に効率よく行えて、安全性も高く、かつ有効な治療法と考えられている。村岡部長は比較的早期から冷凍凝固アブレーションを取り入れ、2018年12月までの約3年間で350例以上実施している。

増加しつつある不整脈に対して、導線のないリードレスペースメーカー、完全皮下植込み型のICD（植込み型除細動器）など、最新の機器にも対応している。

同院では、「不整脈センター」として学会認定専門医４人、不整脈専門の臨床工学技士５人が専任でチームを構成。技士はアブレーション治療の機器の操作、定期的なペースメーカーの機械のチェックや設定変更、ICDの遠隔モニタリング（無線による病院と患者情報のやり取り）などを担当し、除細動器が作動したり、機械のトラブルにもいち早く対応する。また、臨床放射線技師も撮影方法を工夫して、できるだけ被曝が少なく済むように積極的に取り組んでいる。各スタッフの連携が非常によくとれ、チーム医療がしっかりと機能している。

同部長は、不整脈の治療専門に携わって25年以上。県内では最も経験豊富な医師であり、高いカテーテル操作技術を持ち、心内心電図の解析技術にも長けている。その経験が複雑な不整脈の治療に生かされている。

村岡主任部長からのアドバイス

不整脈は脳梗塞や心不全などの合併症を引き起こすことがあり、症状のあるなしにかかわらず、早く見つけ早く治すことが大切です。一方で、悪くない不整脈を気にすると生活の質が落ちます。専門医を受診すれば、不整脈のリスクの評価ができます。

外来診療日

初診／金曜（午前）、再診／木曜（午前）

広島大学病院 循環器内科

福田 幸弘 講師

広島市南区霞 1-2-3
TEL 082-257-5555

【スタッフ】宇都宮裕人・池永寛樹・須澤 仁・新田和宏・原田 侑・吉富勇輝

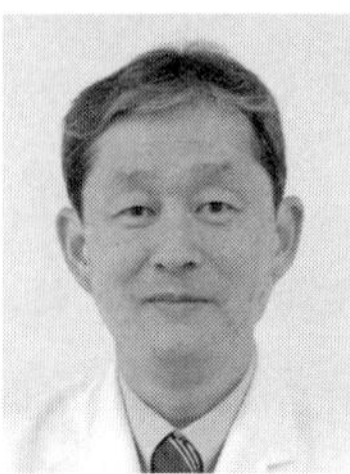

ふくだ・ゆきひろ
1992年広島大学医学部卒。兵庫県立姫路循環器病センター、三次中央病院、県立広島病院などを経て2014年より広島大学病院。医学博士。循環器専門医、総合内科専門医、心血管インターベンション治療学会施設代表医、経カテーテル大動脈弁留置術（TAVI）指導医。

実績・成績 TAVI／約65例（院内死亡率0%、30日死亡率0%、1年死亡率0%）
（科、2015年10月～2018年12月）

治療

重症の大動脈弁狭窄症に対し、体への負担が少ないTAVIを実施

大動脈弁狭窄症（だいどうみゃくべんきょうさくしょう）とは、心臓の中にある大動脈弁の開口部が狭窄する病気である。進行すると、息切れやむくみなどの心不全症状が出現する。

大動脈弁狭窄症は、高齢者に多い疾患なので、「年のせい」と見逃されていることが多い。これまでは狭窄した大動脈弁を、胸を切って人工弁に取り換える開胸手術が中心だったが、近年、開胸手術にリスクが高い患者に対して、胸を切らずに人工弁を留置する手術方法「TAVI（タビ：経カテーテル大動脈弁留置術）」が登場した。

最近の研究でTAVIの安全性が確認され、今後は、より低リスクの患者に適応が広がることが予想される。広島県では現在、同院を含め４施

設※で行っている新しい治療である。

同院では、多職種のメンバーが計5か所の病院で研修を受け、TAVIを導入。2015年10月に第1例を施行し、3年間で約100例を経験した(2018年12月現在)。全患者の術前にシミュレーションを行い、手術の安全性を高めている。患者の最高齢は94歳で、TAVI治療を受けた全員が元気に退院している。

心不全患者は多くの合併症を持っているため、全身を診ることで安全で有効な治療が可能となる。当院では広島大学病院心不全センター（センター長：木原康樹教授）を中心に、多くの優秀なコメディカルが協働して、さまざまな心不全患者に対してチーム医療を行っている。心臓弁膜症の患者も同センターで包括的に治療している。

福田講師は、県北の病院で開胸手術を受けることができなかった大動脈弁狭窄症例を経験し、TAVIの普及を切望していた。現在は、TAVIの治療効果をさらに高めるため、患者の自律神経機能に注目し、研究を続けている。日頃心がけているのは、「患者さんやご家族に十分な情報を提供し、自分の家族にも勧められる治療をすること」だという。

同院ではTAVIに続き、僧帽弁（そうぼうべん）閉鎖不全症に対するカテーテル治療(マイトラクリップ)が導入された。

※広島大学病院、広島市立広島市民病院、土谷総合病院、福山循環器病院

福田講師からのアドバイス

大動脈弁狭窄症などの心臓弁膜症は進行する病気です。治療のタイミングを逃さないようにしましょう。心臓に雑音があると言われたり、心不全では?と思われたら、専門医にご相談ください。

外来診療日

福田／火・水曜、宇都宮／月・金曜

三次地区医療センター 循環器科

安信 祐治 病院長

三次市十日市東 3-16-1
TEL 0824-62-1103

【スタッフ】高田玄紀・松井希乃

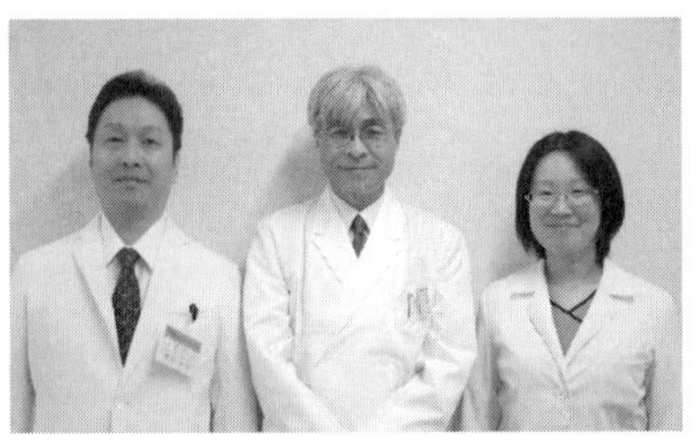

やすのぶ・ゆうじ
1989年愛媛大学医学部卒。北九州総合病院、広島市民病院、広島大学医学部附属病院、米国ハーバーUCLAメディカルセンター留学などを経て、2003年より現職。日本循環器学会専門医。日本内科学会総合内科専門医。日本心臓リハビリテーション学会認定医・評議員。日本医師会認定健康スポーツ医。三次地区医師会理事。（写真左より高田、安信、松井）

実績・成績 入院患者に対する心臓リハビリ／366人（2015年4月～2019年3月）

治療

備北地域における心臓リハビリテーションの拠点施設

超高齢社会を迎えている国内では、これから心不全患者の急激な増加(心不全パンデミック＝爆発的流行)が予想されている。循環器治療が進歩した現在では多くの命を救えるようになったが、後遺症として慢性心不全の状態で生活を送る患者はまだ多い。「心不全の定義」（日本循環器学会と日本心不全学会による記者発表・2017年）では「心臓が悪いために、息切れやむくみが起こり、だんだん悪くなり、生命を縮める病気」と説明されている。

心機能が低下すると、安静を好むようになって体力が低下。体力の低下は日常生活の質を低下させ､心不全増悪による再入院を助長するなど、負のスパイラルに陥る。それを断ち切って生活に潤いをもたらす治療法が、心臓リハビリテーション(以下、心臓リハビリ)である。

心臓リハビリを行うと、体力が向上して日常生活が楽になるだけでなく、狭心症や心不全の症状が軽くなったり、心筋梗塞(しんきんこうそく)の再発や突然死が減少するため死亡率の低下につながる。その結果、患者の寿命が延びるなど多面的な効果が期待できるため、心臓リハビリは標準的治療として提供される必要がある。

県内では、広島大学に心不全センター、県内の各二次医療圏に地域心不全いきいきセンターが配置され、リハビリを的確に提供できる医療体制が整備されてきた。そんな中、同センターは備北圏域の心臓いきいきセンターとして機能。心臓リハビリの実施体制を充実させ、多職種によるチーム医療の実践のほか、心臓病教室の開催や市民公開講座などを通じて市民への啓発も行っている。

同センターでは、測定可能な患者については呼気ガス分析を使った運動負荷検査を行い、有酸素レベルを決定して運動処方を実施。脳卒中後遺症や運動器疾患で検査ができない患者に対しては、有酸素運動よりも筋力トレーニングや日常生活動作訓練に重点を置いてリハビリを提供。心不全を理解する学習の場の提供や栄養指導など、多職種で包括的リハビリに取り組み、退院後の自己管理に役立ててもらっている。

安信病院長からのアドバイス

急性期、回復期、維持期のいずれの時期においても心臓リハビリテーションは有効で、再発予防や生命予後の改善が期待できるだけでなく、生活が楽になるといった直接的な効果が実感できます。

外来診療日

火・金曜（午前）　※専門外来のため、かかりつけ医の紹介状要

広島市立安佐市民病院　循環器内科

小田 登 部長　國田 英司 部長
香川 英介 部長

広島市安佐北区可部南 2-1-1
TEL 082-815-5211

【スタッフ】土手慶五・加藤雅也・永井道明・山根 彩など 12 人

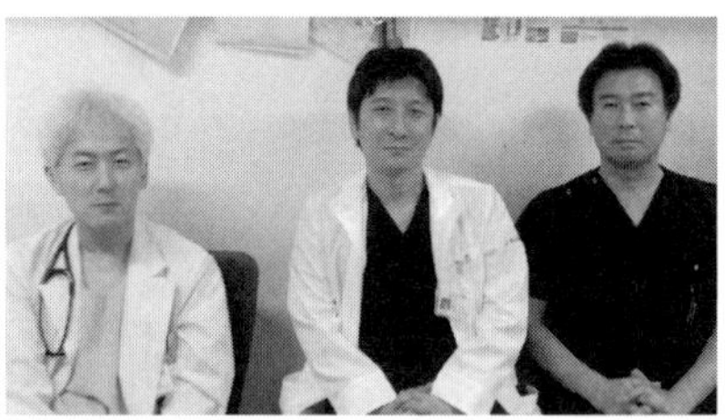

おだ・のぼる（右）
1999年愛媛大学医学部卒。

くにた・えいじ（中）
2002年久留米大学医学部卒。

かがわ・えいすけ（左）
2003年広島大学医学部卒。

実績・成績 急性心不全搬送／約350例、急性心筋梗塞／約130例
冠動脈カテーテル治療／約300例　（以上、科、年間）
県北での循環器救急患者受け入れは随一。

治療

広島北部から島根中西部まで広範に救急症例を受け入れる拠点病院

同院は過去約30年にわたり、広島市北部から広島県中北部、島根県中西部を含む広大な診療圏から救急症例を受け入れており、土手副院長や加藤内科主任部長を中心に、急性心筋梗塞(しんきんこうそく)などの循環器疾患救急患者の命を救ってきた。

しかし、急性心筋梗塞患者の命が救われて長生きできるようになったことから、その後に生じる心不全という疾病が爆発的に増加している。心不全は、心筋梗塞などの虚血性(きょけつせい)心疾患、不整脈(ふせいみゃく)、心臓弁膜症(べんまくしょう)や心筋疾患など多岐に及ぶ疾患から発症する病態であり、その治療法もそれぞれの病態に合わせて多種多様だ。さらに、心不全自体の治療に加えて、各種の原疾患への治療も並行して行う必要があり、その複雑性は高い。また、心不全は一度軽快しても、再度の悪化による再入院が必要となることも多く、その度に少しずつ悪化していく根治困難な病態である。

この心不全に対し、土手副院長・加藤主任部長の後継として、小田部長・國田部長・香川部長が得意分野を分担、協力して治療にあたっており、2013年より不整脈カテーテル治療も開始。現在、虚血性心疾患・末梢(まっしょう)血管疾患は國田部長・香川部長、心疾患・弁膜症は小田部長・國田部長、不整脈疾患は小田部長・香川部長が中心となり、それぞれの専門分野を生かした診療を行っている。心不全治療に関しては、原因の究明や治療法の選択に加え、運動療法(心臓リハビリテーション)にも力を入れ、退院後の生活調整まで行う。

土手副院長・小田部長は、介護領域の指揮者である介護支援専門員（ケアマネジャー）の資格を持ち、介護領域との連携を駆使し、医療のみならず患者の生活、介護にも重点を置く診療を展開。同院はさらに、認定看護師、薬剤師、理学療法士、医療相談員など、多職種との連携による患者サポート体制も確立している。

土手副院長・加藤主任部長の豊富な経験と、小田部長・國田部長・香川部長の若い力の融合が、いざというときの高度医療から安心の生活復帰援助まで、トータルに完全サポートされているのが同科の特徴。「安」佐市民病院の「心」疾患治療は、医療から生活まで「安心」の治療である。

小田部長・國田部長・香川部長からのアドバイス

高血圧や糖尿病、過去の心筋梗塞、心房細動など持病のある人が、飲みすぎや食べ過ぎ、働き過ぎ、風邪などをきっかけに発症するのが急性心不全です。体重計に毎日乗ることを習慣づけ、1週間で2kg以上体重が増えたら危険サインです！

外来診療日

小田／火・木曜、國田／金曜、香川／月曜

心臓血管外科

名医がやさしく解説

全般的に高い広島県の心臓血管外科のレベル

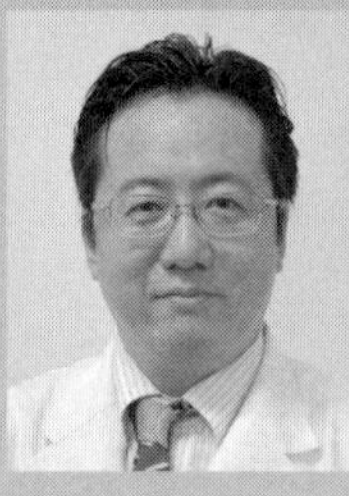

広島大学病院　心臓血管外科
髙橋 信也 教授
たかはし・しんや
1998年広島大学医学部卒。倉敷中央病院、トリノ大学等を経て、2005年より広島大学病院心臓血管外科、2019年同教授。心臓血管外科長。小児外科長。心臓血管外科専門医・指導医・修練指導者、外科専門医・指導医、循環器専門医、胸部・腹部大動脈ステントグラフト指導医など。

高齢化に伴い心臓病の患者が増えているが、広島県は、全国的にみても心臓血管外科施設の数が比較的多い。そのレベルや各病院の特徴などについて、広島大学病院心臓血管外科の髙橋信也教授に伺った。

県内の14施設が開心術を行う

人口約280万人の広島県には、開心術を行う施設が大小合わせて14あり、人口当たりの施設数は全国的にも多く、乱立の様相を見せています。しかし、広島県は東西に広い県で、各施設はそれぞれの地域事情を背景に存立しています。医療圏人口が150万人の広島市とその周辺には、以下の6施設が集中しています。

●広島市民病院

広島市中央に位置してER型救急を行っている同院は、患者数が最も多い。同病院では成人の心大血管手術のみならず、小児心臓手術も多く手がけていて、広島を代表する総合的な心臓血管外科施設です。特に胸部・腹部大動脈瘤のステントグラフト治療が進んでいます。

●土谷総合病院

市内中心部に位置する同院は、循環器疾患と透析に特化した病院で、少ない心臓血管外科医で急患手術を含む、数多くの手術を手掛けています。小児心臓手術も積極的に行っています。

●広島大学病院

同院では、教育や研究を行いながら、成人心臓血管外科手術に独創的で最先端の手術を実施しています。冠動脈バイパス術は体外循環非使用バイパス術を主に行い、僧帽弁手術(下記写真)は症例を選んで小開胸低侵襲手術も行っています。また、心房細動の外科では新概念の治療法を提唱施行して、良好な成績を残しています。また、内科と外科で構成するハートチームでの弁膜症治療、待機および急患での大動脈手術も積極的に行っています。

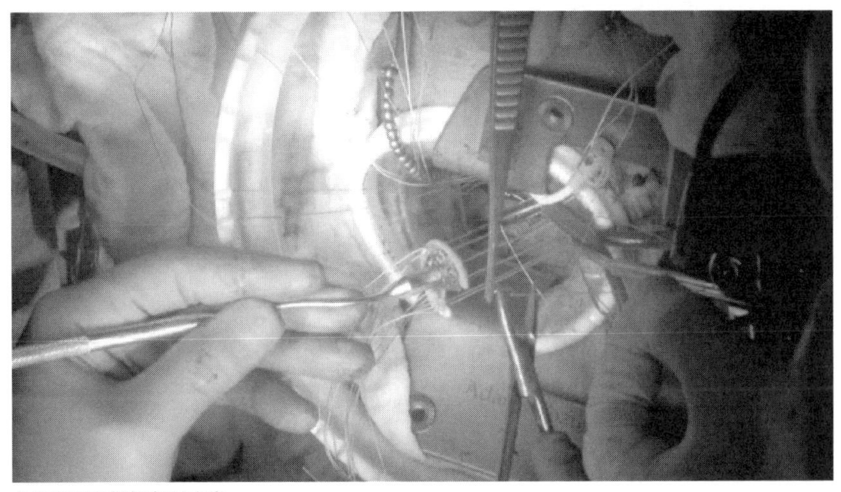

小切開での僧帽弁形成術

●**県立広島病院**

同院は、2011年に脳心臓血管センターを開設。高齢化に伴って増加しつつある脳、心臓など、血管系の病気に、脳と心臓の領域の外科医・内科医が連携・集中して取り組んでいます。

●**安佐市民病院**

同院は県北部の循環器救急を一手に担い、急性大動脈解離や急性心筋梗塞合併症の手術を数多く手がけています。急性大動脈解離や弓部大動脈瘤に対するオープンステント術を特に多く実施し、世界に発信しています。

●**JA広島総合病院**

同院は、心臓血管外科チームが2009年に一新された若いチームですが、手術経験を積み、安定した成績を残しています。特に、末梢動脈疾患の治療に強みを発揮しています。

なお、年間100例以上の開心術(体外循環非使用バイパス術を含む)を行っているのは、広島市民病院、土谷総合病院、広島大学病院、安佐市民病院の４施設です。

各地域の施設が水準を保ちながら機能

医療圏人口が30数万人の呉市には、３つの心臓血管外科施設があります。地理的には、旧呉市街地域にある**呉医療センター**と**呉共済病院**、郊外の広地域にある**中国労災病院**です。それぞれ成人心大血管手術に取り組んでおり、相応の手術成績をあげていますが、担当する医療圏人口が少なく、各施設ともに手術数が伸び悩んでいるのが現状です。今後は施設の集約化も必要となるかもしれません。

東広島地区と三原・尾道地区には、以下の２施設と興生総合病院（三原市)があります。

●東広島医療センター

同センターは、成人心大血管手術に取り組み、安定した成績をあげています。腹部大動脈瘤に対するステントグラフト治療を、この地域で唯一行っている施設でもあります。

●JA尾道総合病院

同院は、３人のスタッフで急患を含むすべての成人心大血管手術に対応し、年間50例近い開心術を行っています。

福山地区には、以下の２施設があります。

●福山循環器病院

同院は、新病院になって急患への対応も便利になり、５人の心臓血管外科スタッフで、2017年は150例の開心術を行いました。広島県東部で100例以上の開心術を行っている唯一の施設です。

●福山市民病院

同院は、ER型救急病院となって救急への対応が改善され、大動脈解離や急性冠症候群などの手術が増えており、今後は手術数の増加が予想されます。

広島県の心臓血管外科は、以上の14施設です。施設により手術数が大きく異なっていますが、症例数の少ない施設も日本の標準的な手術成績を達成しており、全般的に技術水準が高いといえます。岡山県や山口県のように３、４施設に全手術患者が集中する施設集約型構造ではなく、都市圏の大病院と地域医療にも貢献する中堅病院を網羅する、日本的施設配分であると考えます。

本書では、このうち患者が集中し、心臓血管外科専門医認定機構の基幹または関連施設でもある、７つの施設を紹介しています。

広島大学病院 心臓血管外科

髙橋 信也 教授
片山 桂次郎 診療講師

広島市南区霞 1-2-3
TEL 082-257-5555

【スタッフ】黒崎達也・髙崎泰一・山根吉貴・岡崎孝宣・清水春菜

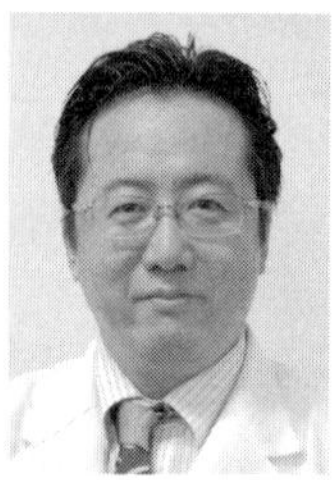

たかはし・しんや
1998年広島大学卒。倉敷中央病院、トリノ大学等を経て、2019年より現職。専門は虚血性心疾患、弁膜症。

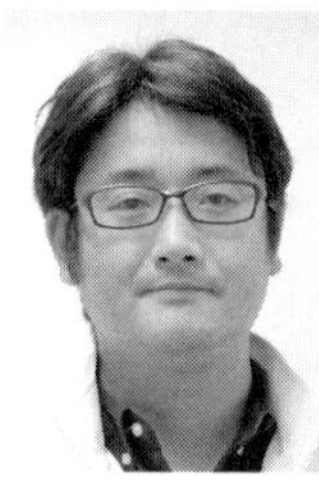

かたやま・けいじろう
2001年藤田保健衛生大学卒。心臓病センター榊原病院を経て、2016年より現職。専門は大動脈疾患。

実績・成績 心臓大血管手術総数／147例
（冠動脈バイパス12例、弁膜症およびその他の開心術47例、胸部大動脈瘤93例、腹部大動脈瘤および末梢血管167例）　（以上、科、2018年）

治療

難易度の高い症例にも対応する専門性の高い治療

同院は、病変が何か所もあったり重症度の高い患者が多く、カテーテルのチーム(循環器内科)と合同のカンファレンスを持ち、治療方針を決定している。

髙橋教授の専門は、主に虚血性心疾患(きょけつせいしんしっかん)と弁膜症(べんまくしょう)。外科的な手術の件数は減少傾向にあるが、冠動脈(かんどうみゃく)バイパス手術は、左右内胸動脈に右胃大網(だいもう)動脈(どうみゃく)を使用する全動脈グラフトバイパス術を行い、術後のバイパスグラフト開存率向上に努める。弁膜症治療は、末田前教授が考案した心房細動の左房メイズ手術を継承し、実施。心房細動は僧帽弁膜症に合併することが多く、僧帽弁閉鎖不全症では自己弁を温存した弁形成を行い、症例によっては小開胸での低侵襲手術を行っている。

2018年11月からは、胸腔鏡による心房細動手術も開始した。また、ペースメーカーなどの心臓植え込み装置(デバイス)のリード抜去は、県内で唯一、レーザーを使用したリード抜去術を実施。デバイス植え込み後に感染症などの合併症を起こした際の治療はリードの抜去になる。長期間植え込まれていたリードの抜去は容易ではなく、開心術が必要だったが、このシステムは開心術を必要とせず侵襲が少ない。

片山診療講師の専門は主に大動脈疾患で、代表は大動脈瘤と大動脈解離。同院では、再手術症例など高齢者で複雑なケースが多い。それを手術にするか、カテーテルを組み合わせるかなど、患者に最適の治療法を選択して実施している。特に多いのは胸部大動脈治療で、2018年は93例を行い、胸部だけで開胸手術が年間約50例、ステントグラフト留置術が約40例。約30例が急性A型大動脈解離である。それも他院から搬送されたり、島しょ部などからヘリで運ばれてくるような緊急性の高い症例が多いが、死亡率は4.3%と好成績(学会データは約10%)。

三次救急指定の同院は、多発外傷も多い。外傷性大動脈損傷のステントグラフト治療も行っており、ステントグラフトの関連死亡はゼロである。

高橋教授・片山診療講師からのアドバイス

大動脈疾患は、ステントグラフト治療と外科的手術のそれぞれの特性を生かした診療を行っています。以前は、高齢で手術困難だった人も治療できるようになってきています。お悩みの方は、専門医に相談してください。

外来診療日

高橋・片山／火曜（8：30～13：00)、木曜（8：30～12：00)

広島市立広島市民病院 心臓血管外科

久持 邦和 心臓血管外科主任部長
柚木 継二 心臓・大血管低侵襲治療部 主任部長、心臓血管外科部長

広島市中区基町 7-33
TEL 082-221-2291

【スタッフ】吉田英生・大島 祐・立石篤史・佐伯宗弘・吉田賢司・岸 良匡
（心臓血管外科専門医５人、ステントグラフト実施医３人）

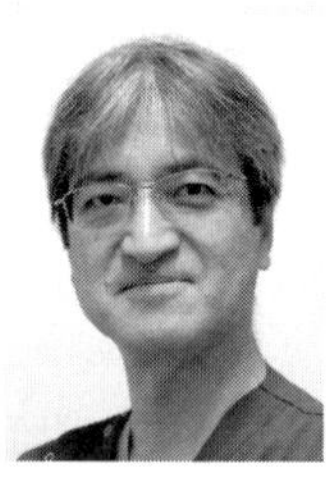

ひさもち・くにかず
1988年岡山大学医学部卒。2001年より広島市民病院。医学博士。心臓血管外科専門医、日本外科学会専門医、USMLE。

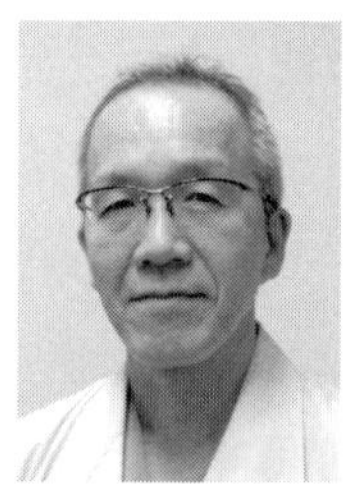

ゆのき・けいじ
1990年岡山大学医学部卒。1999年より広島市民病院。医学博士。ステントグラフト実施医（腹部・胸部）。

実績・成績 全手術総数／699例、心臓・大血管手術／528例、大血管手術／257例（うち胸部大動脈手術153例、胸腹部大動脈瘤人工血管置換術20例、腹部大動脈人工血管置換術22例）、胸部・腹部ステントグラフト留置術／133例、先天性心疾患手術／130例　　（以上、科、2018年）

治療

外科的なスキルをベースに最適な医療を選択・実践

新生児から90歳以上の超高齢者まで幅広い症例の手術を行っていることが特徴。

久持主任部長は、先天性心疾患手術を担当。小児の心房（しんぼう）・心室の中隔欠損症などから新生児の複雑心奇形まであらゆる疾患を扱い、県内外から患者が集まる。

小児先天性心臓外科分野で近年増えているのが成人期の再手術症例。小児期に手術を受ければ体格が大きくなるため、形成した部分や人工弁・人工血管のサ

イズが合わなくなる。また、人工弁の経年劣化もあり、中には何回も手術が必要な人もいる。しかし、こども病院単独でも、成人を主に取り扱う施設単独でも対応が難しい。新しく「成人先天性心疾患」というカテゴリーが認識されつつあり、小児期に心臓の手術を受けて成人した人に対する診療体制の確立が求められている。

同院の強みは、心臓外科の中に成人心臓のチーム、大血管・末梢血管のチームがあり、小児心臓外科と協力して診療にあたることができること。先天性心疾患の再手術を安全に行えるように技術と経験と知識を積み、患者にとってより最適な治療法を考え提案している。

柚木主任部長は、大血管（大動脈基部から弓部・下行・胸腹部大動脈）の外科手術のスペシャリスト。さらにステントグラフト治療（血管内治療）についても経験豊富で、胸部・腹部ステントグラフト留置術は1100例以上に達している。心臓・大血管低侵襲（ていしんしゅう）治療部では同主任部長を中心に、循環器内科・心臓血管外科を中心としたハートチームで、経カテーテル的大動脈弁留置術（TAVI）やステント治療を行っており、TAVIは200例を超えた。

大血管手術は非常に手のかかる難しい手術で、それを手がけられる外科医は多くない。同主任部長はその手術を積極的に実施し、かつ、症例によってはステントグラフト治療を導入することで、それぞれの患者に最適と思われる治療手段を考える。ベースに類（たぐ）いまれな外科手術スキルがあるからこそ、治療方法の選択の幅が広がるのである。そのレベルを落とさないようにチームで努力している。他院からの紹介患者も多く、同院は県内で行われる年間の大血管手術の約3分の1強を手がけている。

久持主任部長・柚木主任部長からのアドバイス

循環器内科・循環器小児科医師をはじめ、他科とも連携して最も良い治療法を検討していきます。場合によっては外科治療と内科治療を組み合わせて行うこともあります。安心してご相談ください。

外来診療日

久持／木曜（午前・午後）、柚木／月曜（午前・午後）

土谷総合病院 心臓血管外科

山田 和紀 主任部長
古川 智邦 部長

広島市中区中島町 3-30
TEL 082-243-9191

【スタッフ】望月慎吾・平岡俊文・呉 晟名

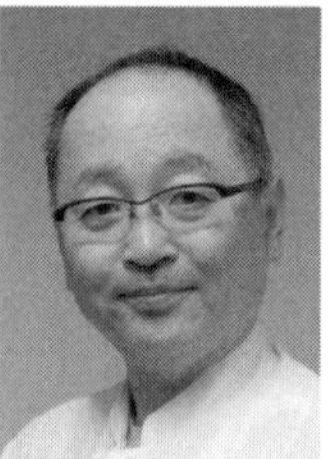

やまだ・かずのり
1988年広島大学医学部卒。パリ・マリーランヌラング病院（仏）などを経て、1999年より現職。専門は小児の先天性心疾患全般。

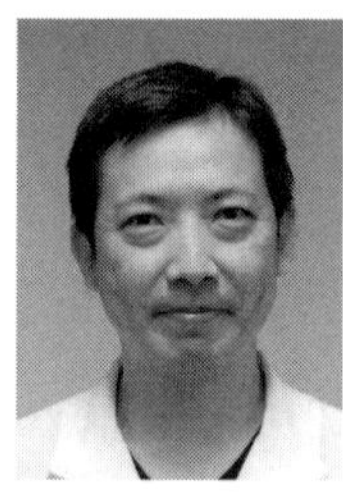

ふるかわ・ともくに
2002年広島大学医学部卒。ボルドー・オーレベック心臓病院（仏）などを経て、2013年より現職。専門は成人心臓、大動脈外科。

実績・成績 総手術数407例、心臓胸部大動脈手術数277例（うち小児先天性心疾患手術数65例）（以上、科、2018年）

治療

新生児から高齢者まで心臓と血管の手術に対応

同院は、新生児から高齢者まで幅広く心臓・血管の手術に対応している。心臓・胸部大血管手術総数は263例（2017年）にのぼり、数が非常に多い施設の一つ。心臓血管外科医と循環器内科医が必ず24時間常駐し、緊急症例にも速やかに対応している。

心臓弁膜症（しんぞうべんまくしょう）のうち僧帽弁閉鎖不全症（そうぼうべんへいさふぜんしょう）などに対しては、弁形成術を第一の選択としている。高齢化に伴って増加傾向の大動脈弁狭窄症に関しては、外科的手術や最新の治療法「TAVI」（経カテーテル的大動脈弁留置術）など、患者の状態に合わせて最適の治療法を選択。また、比較的若年の患者などで可能な症例には、小さな皮膚切開での小切開手術を行っている。

狭心症・心筋梗塞に対する冠動脈バイパス手術は、薬剤溶出性ステントの普及などカテーテル治療の発達により､以前に比べて症例数は減少。その一方で、増えているカテーテル治療でも対応できない重症例に対しては、多枝バイパスを駆使して完成度の高い手術をめざしている。大動脈疾患は、近年増加している解離性大動脈瘤にも24時間体制で対応。人工血管置換術・ステントグラフト内挿術の両方を駆使して、最善の治療を提供するよう心がけている。

小児の先天性心疾患については、正確丁寧かつ迅速にをモットーに、心室中隔欠損症や心房中隔欠損症、単心室疾患、複雑心奇形など、先天性心疾患全般の手術で高いクオリティーを維持。小児の手術では、医師の技量に加え、術後の管理まで麻酔科や看護師など全スタッフのスキルが不可欠だが、同科はチーム医療の強みで安定した成績をあげている。難易度の高いダブルスイッチ手術やロス手術なども施行しており、比較的単純な疾患については小切開手術を行っている

また、高齢化に伴って増加している閉塞性動脈硬化症などの末梢血管の治療も、皮膚科や放射線科と緊密に連携して対応している。

山田主任部長・古川部長からのアドバイス

心臓血管疾患の中には、かなり重症化するまで自覚症状が乏しいものもあります。気になることがあれば早めに受診しましょう。最適な治療をめざして、患者さんとともにスタッフ一同取り組みます。

外来診療日

山田／月・金曜（午後）、古川／水曜（午前）・木曜（午前・午後）

広島市立安佐市民病院　心臓血管外科

片山 暁 主任部長

広島市安佐北区可部南 2-1-1
TEL 082-815-5211

【スタッフ】荒川三和・橘 仁志・大下真代・奥迫 諒

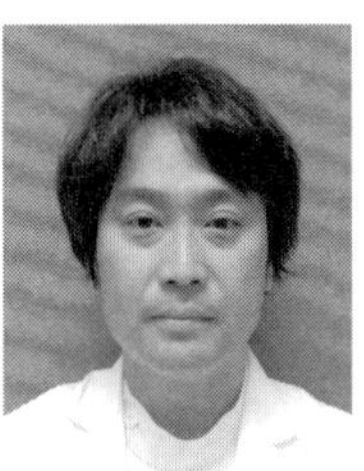

かたやま・あきら
1996年山梨医科大学医学部卒。広島大学第一外科入局。倉敷中央病院、仏ボルドー大学病院（留学）などを経て、2006年安佐市民病院着任。2016年より現職。広島大学臨床教授。日本外科学会外科専門医。心臓血管外科専門医・修練指導者。胸部大動脈瘤ステントグラフト指導医。医学博士。

実績・成績 胸部大動脈手術／60例、弁膜症手術／54例、冠動脈バイパス術／12例、その他手術／12例

（以上、科、2018年）

治療

県北部の拠点病院として最先端の医療を提供

同院は広島市の北部に位置し、広島県最北の心臓血管外科である特性から市北部はもちろん県北一帯、島根県からも患者が訪れる。手術の特徴としては、急性大動脈解離（かいり）の遠隔期も考慮した術式、自己心膜（しんまく）による大動脈再建術、小切開による弁膜症（べんまくしょう）手術などがあげられる。

急性大動脈解離に対する手術は、救命を第一の目的とした治療で手術リスクも高い手術だが、同院では死亡率５％以下と手術成績が安定しており、そのため、若年者にも発症する急性大動脈解離に対しては、10～20年後の再手術の予防も考慮した術式を実施している。

大動脈弁膜症の標準的な治療法は人工弁を使った弁置換術だが、新しい治療法として、まったく人工物を使用しない自己心膜による大動脈弁再建術がある。これは、心臓を取り巻く心膜を切使用して３枚の弁尖を作成して縫いつける方法である。まだ長期成績が出ていないという点はあるが、人工物の使用や抗凝固薬（ワーファリン）の服用の必要がなく、医療費を抑えられなどのメリットがある。

小切開による僧帽弁弁膜症手術も導入し、骨を切らず体への侵襲が少ないため、最短10日間の入院期間での加療が可能となっており、就労中の患者に喜ばれている。

同科では、高齢者・高リスクの患者も安全に手術が受けられる、低侵襲手術の導入を心がけており、心拍動下冠動脈バイパス術や大動脈ステントグラフトなどを早期から導入し好成績を残している。また、緊急手術や待機手術においても迅速な対応ができるよう、関係各科の協力のもと24時間体制で救急医療体制を整えており、紹介患者も、原則、紹介日から２週間以内に入院、手術、１か月以内に紹介医師に返せるように努めている。さらに、心臓リハビリテーションにも尽力しており、チームで積極的に取り組んでいる。

2022年春には、病院の移転建て替えが完了の予定で、新病院がスタートすれば設備・機能も拡充し、より充実した診断・治療が可能となることが期待される。

片山主任部長からのアドバイス

高齢社会が進み、手術が必要な病気が80歳を超えて見つかる方が増えています。ですが、現在はご高齢の方でも安全に手術を受けていただける時代です。「もう年だから」と諦めず、しっかり治療して元気に長生きをしましょう。

外来診療日

片山／月・金曜（午前、受付８：30～11：00）

JA広島総合病院 心臓血管外科

小林 平 主任部長（血管外科担当）

廿日市市地御前 1-3-3
TEL 0829-36-3111

【スタッフ】濱本正樹・小澤優道・原田拓光

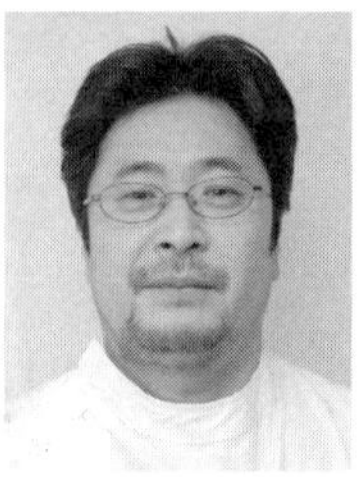

こばやし・たいら
1999年広島大学医学部卒。倉敷中央病院などを経て2009年よりJA広島総合病院。心臓血管外科専門医・修練指導者、外科専門医・指導医、脈管専門医、日本血管外科認定血管内治療医、腹部ステントグラフト指導医、下肢静脈瘤血管内焼灼実施医、浅大腿動脈ステントグラフト実施医。

実績・成績 外科的血行再建術（バイパス術、内膜摘除術）／88例、血管内治療／258例、浅大腿動脈ステントグラフト／21例、薬剤溶出性バルーン／59例
（以上、小林、2018年度）

治療

最も重度の段階である重症下肢虚血に対しチーム医療で対応

末梢動脈疾患（まっしょうどうみゃくしっかん）は、動脈硬化の進行により、足の血管が細くなったり閉塞（へいそく）したりする病気。生活習慣病の一つで、食生活の欧米化に伴って増え、症状のない人も含めると80歳代以上では10～20％ともいわれる。重症になると潰瘍（かいよう）が治らず、壊疽（えそ）になることもある。患者の数が多い割には治療する医師が圧倒的に不足し、治療していない患者も多くいる状況である。

これまで足の切断になることが多かった重症下肢虚血（じゅうしょうかしきょけつ）に対して、小林主任部長は外科的血行再建（自家静脈を使用した新しいバイパス術、動

脈内膜摘除術）および血管内治療を行い、多くの患者の足を助けてきた。県内でこうした治療を専門的に行っている医師はほかに3人[※]である。同院の外科的な血行再建術は、年間100例程度（2016年度の全国病院統計のDPC〈疾患名〉ランキング全国４位）。このうち、壊疽による切断を防ぐために静脈グラフトを使用して膝下（ひざした）の細い血管にバイパス術を行う下腿（かたい）バイパスは、2017年度は78例。全国でもトップクラスの外科的な血行再建を行える施設である。

また、同院の血管内治療は2017年より急増し、年間250例程度とこちらも中四国で有数。血管内治療はめざましい進歩を遂げており、同院ではステントグラフト治療、薬剤溶出性バルーンによる治療など、最新の治療を行っている。

最も重度の段階である下肢に潰瘍､壊疽を生じている重症下肢虚血は、血行再建を行うだけでは完治は難しく、チーム医療が不可欠。同院では心臓外科医、形成外科医、看護師、薬剤師、理学療法士、管理栄養士から成るチーム医療を積極的に行い、週に一度のカンファレンスに加え、フットケア回診を行っている。治療方針の確認と再発防止に向けたチーム医療を行い、その成果として毎年95％以上の患者が足の大切断を回避できている。

また、同院は2019年１月より全国的にも珍しい末梢動脈疾患患者のみを対象とした「血管リハビリテーション外来」を開設している。

※広島赤十字・原爆病院の大峰高広医師、土谷総合病院の望月慎吾医師、佐藤友保医師

小林主任部長からのアドバイス

糖尿病、脂質異常、高血圧などの既往症のある方は、高率に足の血管が細くなります。歩くと足が痛いときは、かかりつけ医に「足の血流が悪くないか」と相談し、必ず循環器系の専門医にかかってください。

外来診療日

火・金曜（午前）

県立広島病院　脳心臓血管センター・心臓血管外科

三井 法真 主任部長
岡田 健志 部長

広島市南区宇品神田 1-5-54
TEL　082-254-1818

【スタッフ】倉岡正嗣

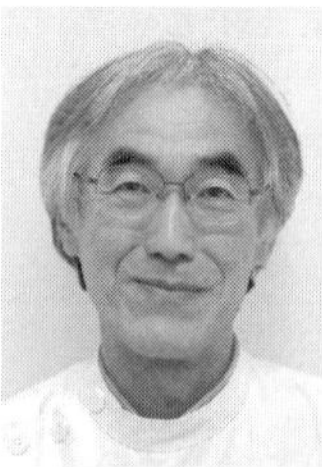

みつい・のりまさ
1985年広島大学医学部卒。広島大学、フランス・オーレベック循環器病院、土谷総合病院などを経て、1999年より県立広島病院。2011年より現職。

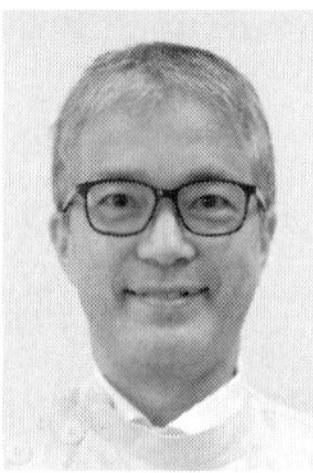

おかだ・けんじ
1989年広島大学医学部卒。国立循環器病センター、モナコ心臓センター、広島大学病院心臓血管外科講師などを経て、2010年より現職。

実績・成績 冠動脈バイパス手術／139例、弁膜症やその他の開心術／138例
大動脈手術（胸部）／87例、大動脈手術（腹部）／121例、末梢血管疾患／227例　（以上、科、最近5年間）

治療

患者一人ひとりを総合的に判断して適合する治療法を選択

同科の手術対象は、虚血性心疾患（狭心症、心筋梗塞など）や弁膜症（大動脈弁、僧帽弁など）、大動脈瘤（胸部、腹部）、末梢血管（末梢動脈疾患、下肢静脈瘤）などで、それぞれ最先端の治療法を取り入れている。

冠動脈バイパス手術では、可能な限り心臓を止めないオフポンプ手術を選択。オフポンプ手術は心臓が動いている状態で手術するため、より高い技術が要求されるが、豊富な経験を持つ同科では「器械を使わずに済むなら使わない方針です」と話す。その結果、ほとんどの冠動脈バイパス手術でオ

フポンプ手術を行い、補助の器械を使う例は年間1例程度。

同院は2011年に脳心臓血管センターを開設。脳と心臓の領域の外科医・内科医が定期的に集まり、カンファレンスを実施。高齢者は動脈硬化を持っていることが多いため、心臓や頭、足の血管の状態を検査し、多方面から議論を行う。心臓手術の前には必ず脳のMRI検査を行っており、また、頸部エコー検査なども実施し、問題があれば脳神経外科医などと協議してアドバイスを受ける。そして、脳卒中(特に脳梗塞)を含めた全身の合併症を減らすために細心の注意を払い、可能な限り手術の危険性を下げるよう努めている。

大動脈瘤に関しては、人工血管置換術(外科手術)・ステントグラフト内挿術（カテーテルによる血管内治療）の両方を実施。また、足の末梢動脈疾患に関しても、外科手術・カテーテル治療をともに行っている。

カテーテル治療は患者への負担は少ないものの、長い目で見ると外科手術できちんと治した方が良い場合も多い。患者各々の体力や年齢、全身状態などを考慮した上で、無理をせずに適応をしっかりと見極めて、ベストの治療を選択するよう心がけている。末梢動脈疾患は、重症になると「重症虚血肢」と呼ばれて足を切断することにもなるため、足首や足の甲への外科的バイパス手術も積極的に行い、血管内治療(カテーテル治療)とも合わせて、患者にとって最適な治療を選択している。

同科は心臓リハビリテーションにも力を入れている。CPX（心肺運動負荷試験）検査で心臓機能を評価し、運動処方を行って、循環器病棟専属の理学療法士が手術直後から専任で心臓リハビリを実施している。

三井主任部長からのアドバイス

心臓の手術は､身の回りのことができている人なら年齢に関係なく可能です。術後も早期に歩き始めることで2～3週間で退院ができ、歩いて帰れます。大動脈や末梢血管の手術も年齢に関係なく可能ですから、ご相談ください。

外来診療日

火（午前・午後）・金曜（午後）

国立病院機構呉医療センター
中国がんセンター 心臓血管外科

今井 克彦 心臓センター部長・心臓血管外科科長
濱石 誠 心臓血管外科医長

呉市青山町 3-1
TEL 0823-22-3111

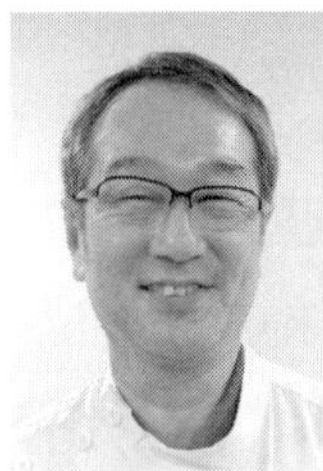

いまい・かつひこ
1991年広島大学医学部卒。2017年より現職。広島大学客員教授、杏林大学非常勤講師。日本不整脈心電学会理事。

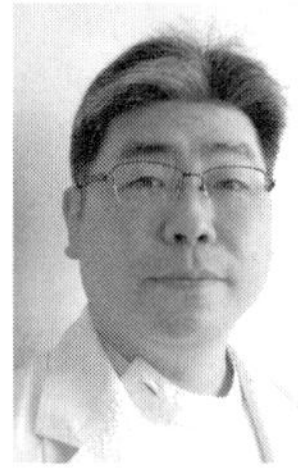

はまいし・まこと
1997年広島大学医学部卒。広島大学病院、広島市立安佐市民病院、三次中央病院、福山循環器病院、JA広島総合病院、県立広島病院での勤務を経て、2016年より現職。

実績・成績 開心術、大動脈ステントグラフト手術、腹部末梢血管手術などの心臓血管手術105件（科、2018年）※手術件数は年間110～150例程度で推移し、うち心臓大血管手術は60～80例程度。

治療

一人ひとりに合った治療を総合的に考える外科を目指す

同院は、2004年から「呉心臓センター」として循環器内科、心臓血管外科のスタッフが協力して、高齢者の割合が多い呉地域における心臓疾患へ対応してきた。

現在は内科、外科の垣根を超え、看護師、技師、薬剤師、リハビリスタッフなど多職種との協同でハートチームを形成。「チーム一丸となって“患者さんを元気にする”という共通目標を共有し、“患者一人ひとりに向き合い”、手術では手術手技に工夫を施し、手術後も治療に工夫を施した“テーラーメードの治療”を行うことで、通常の方法では合併症発生率や死亡率の上がる治療であってもそれを低減することができたり、治療成績向上につながったりしている」と濱石医長。「外科医も、切っていればよいという考え方ではなく、チーム全体での治療スキームを考えなくてはならない時代」と今井科長。両医師とも「心臓血管外科専門医・修練指導医」「循環器専門医」の資格を持つ（外科・内科の両刀使い）ほか、今井科長は「不整脈専門医」、濱石医長は「脈管専門医」でもある。

同院のハートチームは最近の取り組みとして、虚血性心疾患では、人工心肺を使用しない心臓を動かしたまま行う「心拍動下冠動脈バイパス術（OPCAB）」を基本手技としている。弁膜症では、自分自身の組織を活用する「弁形成術」や生体弁による「弁置換術」、大動脈疾患（胸部・腹部）では、感染性大動脈瘤や腹部内臓動脈血行再建を要する大動脈瘤などの「複雑な大動脈疾患に対する人工血管置換術」を行っている。また、他院から治療に難渋している重症患者の相談・依頼を受け、心臓・大血管手術治療を実施している。不整脈疾患では、ペースメーカーを代表とする「心臓植込み型電子デバイス（CIED）」の対応が挙げられる。特に、高齢者への負担が少ないとされるリードレスペースメーカーの植込み手術など、世界最先端の機器をいち早く導入できる環境にある。広島大学病院とも密接な連携ができており、スムーズに紹介できるのも同科の特長である。

今井科長・濱石医長からのアドバイス

ご自身の疾患を理解し、治療の目的を明確にして、望ましい治療を選択、継続することが必要です。循環器内科とも密接に連携して、患者さんと真摯に向き合い、患者さんが安心して受けられる最良の医療を提供できるよう日夜努力しています。

外来診療日

今井／木（要予約）・金曜（午前）、濱石／火曜（午前・午後）、木曜（午前）

心臓血管外科医（施設）の選び方

心臓や大血管の手術が必要だと言われたら

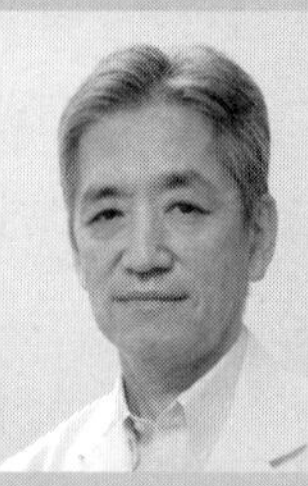

広島市立広島市民病院　心臓血管外科
吉田 英生 副院長

よしだ・ひでお
1979年岡山大学医学部卒。1995年メルボルン・オースチン病院などを経て、2003年より広島市立広島市民病院。2018年より現職。専門は弁膜症、虚血性心疾患、血管疾患。医学博士。心臓血管外科専門医・修練責任者、循環器専門医・地方会評議員、日本胸部外科学会評議員・指導医、日本外科学会専門医・指導医、日本心臓血管外科学会評議員・国際会員。
※2020年4月より川崎医科大学総合医療センター（岡山市）心臓血管外科特任教授

心臓血管外科手術の進歩は著しく、低侵襲（ていしんしゅう）で安全に治療する技術やシステムが確立されつつある。とはいえ、心臓や大血管の手術というと大変大きな手術で、恐いイメージもあるだろう。手術を受けるとき、どんな点に注意して施設を選び、どんな心構えが必要か、広島市立広島市民病院の吉田英生副院長に話を伺った。

心臓血管外科の現状と治療法選択の注意点

心臓血管外科は比較的新しい外科の分野で、日本では1936年に最初の手術（心臓外傷手術）が行われました。その後の進歩は急速で目覚ましく、他の分野と同様に低侵襲の方向にあります。心臓血管外科は専門性が高く、手術に長時間の集中力、とっさの判断力、複雑かつ細心の手技を要求されます。半面、拘束時間に対する報酬は十分でなく魅力的な職業とはいえず、心臓血管外科を志望する外科医は少ないのが現状です。

症例が多く、経験豊富な医師に手術をしてもらいたいと思うのは患者さんとしては当然ですが、特定の医療機関に集中し過ぎると、手術数には限界があるため、重症な患者さんの手術を行えない危険性もあります。逆に、症例数の少ない医療機関が、重症で緊急性の高い治療をせざるを得なくなる可能性も出てきます。

広島県内には心臓血管外科が14施設ありますが（下図）、一般的な手術の成績は施設間で差はないと思います。しかし、ステントグラフト内挿術や経カテーテル的大動脈弁留置術（だいどうみゃくべんりゅうちじゅつ）などの新しい手術は施設基準に適合した施設のみ可能ですから、事前の確認が必要です。

新生児や高齢者などのリスクの高い手術は心臓血管外科だけでなく、多くの診療科の協力が必要となり、治療法の選択に際しては循環器内科や循環器小児科との十分な検討が必要であり、チーム医療の力が問われます。手術に臨まれる場合には、その施設のホームページから情報（手術症例数、手術成績など）を集めることも重要と思われます。また相談のできるホームドクターは心強い存在となります。

広島県内の心臓血管外科（14施設）

広島市（6）	広島大学病院	県立広島病院	広島市民病院
	安佐市民病院	JA 広島総合病院	土谷総合病院
呉市（3）	呉医療センター	呉共済病院	中国労災病院
東広島市（1）	東広島医療センター		
三原市（1）	興生総合病院		
尾道市（1）	JA 尾道総合病院		
福山市（2）	福山市民病院	福山循環器病院	

疾患別の注意点

〈先天性心疾患〉

広島県では小児症例は２施設(広島市民病院、土谷総合病院)に集約されています。多くの場合、胎児診断が可能で、重症の先天性心疾患児は循環器小児科の充実した施設に搬送されます。

手術を受ける際には心エコーによる非侵襲的診断やカテーテル治療の可能な施設、小児症例の経験豊富な施設を選択すべきでしょう。年間100例以上の手術数が施設選択の一つの基準になると思います。複雑心奇形では多発奇形を合併する場合もあり、その際にはその疾患の長期予後などに関しても情報を集め、よく考えて手術を決断してください。

〈弁膜症〉

今まで手術適応とならなかった高齢者や、重症合併症のある大動脈弁狭窄症の治療として経カテーテル的大動脈弁留置術（TAVI、下写真）が登場し、患者さんの福音となっていますが、広島県内は４施設（広島大学病院、広島市民病院、土谷総合病院、福山循環器病院）に限られています。超高齢者や重症な合併症を伴っていない限り、単弁手術は多くの施設で良好な成績です。

弁形成術や自己弁温存手術は、経験症例数が多いほど成績が良いといわれています。心機能不良の症例や超高齢者の弁膜症手術の適応については慎重に考える必要があり、患者さんの活動性やご家族の状況などを考慮し、手術を決断されることを勧めます。

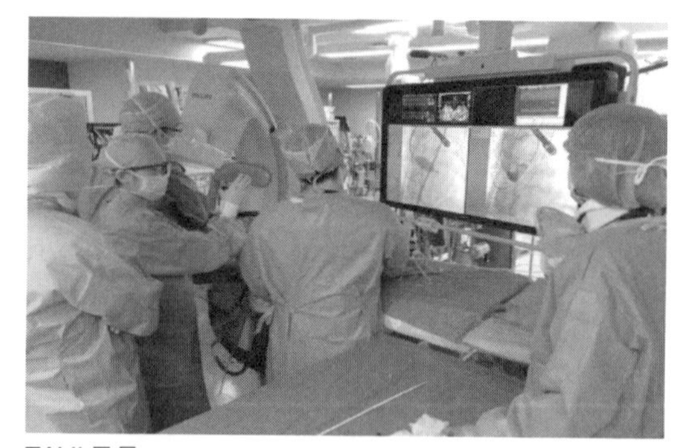

TAVI 風景

〈虚血性心疾患〉

薬物溶出性ステントの登場で、狭心症や心筋梗塞に対する経皮的冠動脈形成術やステント留置術の治療成績は向上しましたが、病態によっては冠動脈バイパス術の長期成績の方が優れています。外科医と内科医のカンファレンスが十分に行われているかなど、情報を集めて治療法を選択してください。

低侵襲である心拍動下冠動脈バイパス術（人工心肺非使用）は合併症のある場合には勧められますが、患者さんの病態次第では従来の冠動脈バイパス術が安全だと思います。治療法にはさまざまな選択肢があることを念頭に置かれることが重要です。左室瘤や虚血性僧帽弁逆流の手術は、症例の蓄積のある施設がよいでしょう。

〈大動脈瘤〉

胸部・腹部大動脈瘤に対するステントグラフト内挿術は、多くの施設で行われるようになりました。低侵襲であることは間違いありませんが、同手術が安全に行えない場合は人工血管置換術の適応となります。

高齢者や合併症のある症例、広範囲大動脈瘤症例の手術成績は施設間で差があるようですし、ステントグラフト内挿術と人工血管置換術を組み合わせたハイブリッド手術も行われるようになっており、一考に値します。特に胸部大動脈瘤、胸腹部大動脈瘤の治療成績には施設間に差があると思います。

〈不整脈治療〉

最近は主に心房細動が治療の対象になっており、カテーテル焼灼術（カテーテル・アブレーション）が治療の中心となっています。しかし、弁膜症などを合併する場合は、弁膜症手術と心房細動に対する外科手術（メイズ手術）を併せて行うことが適応となります。多くの施設で同手術は可能です。

生活習慣病・
内分泌代謝系疾患

広島大学病院 内分泌・糖尿病内科

米田 真康 診療科長

広島市南区霞町 1-2-3
TEL 082-257-5555

【スタッフ】沖 健司・大野晴也・一町澄宜・長野 学・小武家和博

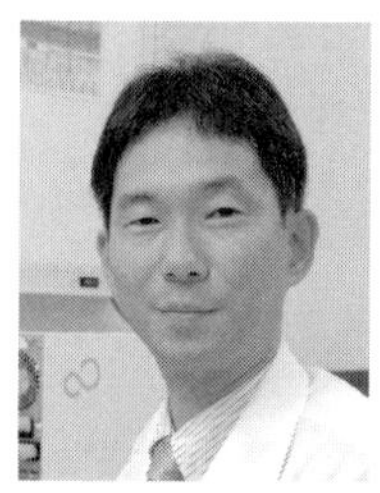

よねだ・まさやす
1999年広島大医学部卒。中国労災病院、東広島医療センター勤務などを経て、2011年より広島大学病院内分泌・糖尿病内科助教、2014年より講師、2016年より診療科長。2018年より糖尿病・生活習慣病予防医学（寄附講座）教授。日本糖尿病学会専門医・研修指導医・学術評議員。広島県医師会糖尿病対策推進会議幹事。広島県糖尿病療養指導士認定機構理事。広島県地域保健対策協議会糖尿病対策専門委員会委員長。

実績・成績 糖尿病入院／97例、副腎疾患入院／75例、その他内分泌疾患入院／51例、バセドウ病アイソトープ治療28例（以上、科、2018年度）

治療

広島県唯一の大学病院としての責務を担う

糖尿病や脂質異常症などの生活習慣病は、発症初期の軽微な段階では自覚症状がないので、血液検査を受けない限り、その病気にかかっているかどうか分からない。血液中の糖や脂質の濃度が高いまま放置されると、全身の血管が障害され、合併症が発症し、進行する。

同科には600人を超える糖尿病患者が定期的に通院。大学病院の特徴として、インスリン治療症例の割合が高く、種々のがんや血管合併症を有している症例が増加している。１年間の糖尿病入院患者数は約100人で、いわゆる教育入院は少なく、合併症の進行や併存症の手術治療目的で入院する症例が多い。数年前から持続血糖モニター（CGM）機器に加えて、センサー補助型インスリンポンプ療法（CSII＋SAP）を導入し、一人ひとりの糖尿病患者のより良い治療法を検討している。

肥満症に対する治療は、食事・運動療法が基本。しかし、6か月以上の内科的治療によっても十分な効果が得られない高度肥満者（BMI 35以上）で、糖尿病・高血圧症・脂質異常症などの合併症がある場合は、外科的治療いわゆる肥満減量手術の適応となる。同院は、病的肥満症に対する腹腔鏡下（ふくくうきょうか）スリーブ状胃切除術の保険診療実施施設であり、消化器外科や内科、栄養士、理学療法士などで構成される他職種チームで診療している。

広島県では7つの医療圏のそれぞれに、糖尿病を専門とする内科医師が勤務する糖尿病診療拠点病院および中核病院を配置し、その地域において連携体制を構築している。

「糖尿病をはじめとする生活習慣病は、生涯にわたって付き合っていかなくてはならない病気です。一人で悩まず、多くの医療関係者や自分と同じ病気の患者さんと話し合い、助け合いながら、人生を楽しく歩んでいくことが、生活習慣病と上手に付き合う秘訣です」

米田診療科長からのアドバイス

特定健康診査(メタボ健診）やがん検診を必ず受けましょう。当科では、広島県糖尿病協会および患者友の会「広島健康糖友会」の事務局を設置し、年4回の講演会やウォークラリーを通じて、糖尿病の啓発、患者教育に努めています。入会を希望される方は気軽にお問い合わせください（事務局：082-257-5198)。

外来診療日

月～金曜（午前・午後）、午後は再診予約のみ
米田診療科長の外来は火曜
※原則、新患の場合は紹介状と事前予約要

JA広島総合病院　糖尿病センター・糖尿病代謝内科

石田 和史

副院長・糖尿病センター長・
糖尿病代謝内科主任部長

廿日市市地御前 1-3-3
TEL 0829-36-3111

【スタッフ】濱岡 彩・由田彩佳・山本祐太郎・野村麻衣子（非常勤）、
糖尿病療養指導士 21 人

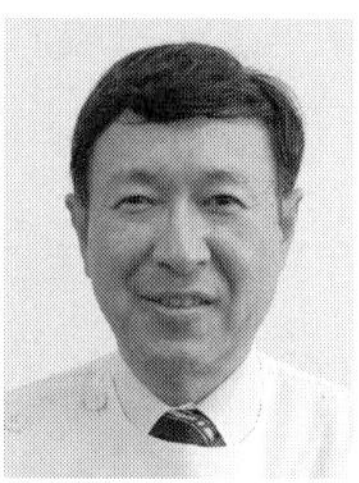

いしだ・かずふみ
1986年広島大学医学部卒。1986～1988年広島大学医学部付属病院内科研修医、1988年からJA広島総合病院内科勤務。2006年から同院糖尿病代謝内科主任部長（兼務）、2013年糖尿病センター長、2017年副院長に就任。日本病態栄養学会評議員、日本糖尿病学会評議員・研修指導医・専門医、日本内科学会認定医、日本糖尿病協会療養指導医。

実績・成績　糖尿病外来患者実人数／3073人
糖尿病手術患者・周術期管理数／361件
（以上、科・センター、2018年）

治療

地域と連携したテーラーメイドの糖尿病治療

同院は広島県西部地区を中心に、糖尿病患者の早期発見・啓発・治療に取り組んでいる。定期通院中の糖尿病患者は現在約2400人。糖尿病患者の生活の質の向上に主眼を置き、8日間の教育入院や外来での栄養・療養指導、また地域住民に対する糖尿病、メタボリックシンドローム予防のための啓発活動を行っている。

医師をはじめ、看護師や管理栄養士、薬剤師、理学療法士も本格的に加わり、診察の効率化や患者への運動のアドバイスをするなど、チーム医療も強化。さらに、診療を支える糖尿病療養指導士は県下第1位の21人で、入院しなくても外来でインスリン治療の導入が可能となる体制を整えているのも特長だ。

地域のクリニックに通院する患者に対しても、糖尿病の専門的治療が行えるよう「糖尿病地域連携パス」を作成し、かかりつけ医とともに診療していく体制を整備している。この地域連携パスによる紹介患者数は、504人（2008年8月～2019年3月）で、広島県糖尿病医療体制構築事業において「めざすべき、モデル地域」となっている。

初診紹介→教育入院8日間（外来通院のみも可能）→同院外来受診→かかりつけ医受診→6か月後同院外来受診→かかりつけ医受診→6か月後同院外来受診→…のサイクルで定期受診することによって、専門的な指導(栄養・療養・フットケアなど)・薬物療法への助言・合併症検診が実施可能。糖尿病専門外来に近似した診療を地域住民に等しく提供することをめざしている。

2018年には、地域の医師から要望の多かった「栄養指導を主目的とした糖尿病患者の紹介」を受けるシステム運用をスタート。かかりつけ医と連携をとりながら、数か月に1回程度、同院での栄養指導やアドバイスを受けることが可能だ。

同院では、研究活動として、電流知覚閾値検査（CPT）を用いた糖尿病神経障害の評価や、患者のQOL（生活の質）向上を重視したテーラーメイド医療の試みなどを行っている。また、年3回開催の「広島県西部地区糖尿病医療連携を進める会」を通じて、地域全体の糖尿病診療の向上に努めている。

石田副院長からのアドバイス

「100人の糖尿病患者さんには、100通りの糖尿病治療がある」というのが、当院療養チームの心意気です。医学的病態だけでなく、各々の患者さんに寄り添った、テーラーメイドの治療・支援を行います。

外来診療日

初診／月曜午前（受付時間 8:30 ～ 11:00）
再診／火・水・木曜午前（8:30 ～ 13:00）、
月・木曜午後（13:30 ～ 16:00）　※再診は予約制

市立三次中央病院　糖尿病・代謝内分泌内科

杉廣 貴史 医長

三次市東酒屋町 10531
TEL 0824-65-0101

【スタッフ】姫野菜津美・児玉竜一

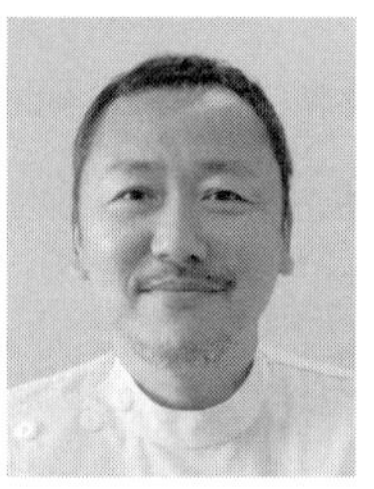

すぎひろ・たかふみ
2002年香川医科大学（現香川大学医学部）卒。広島大学病院、三原市医師会病院、呉医療センター、広島大学病院、安佐市民病院を経て、2012年より現職。日本内科学会認定医。日本糖尿病学会専門医。医学博士。

実績・成績　患者数（糖尿病地域連携パス）／191人（うち新患20人）
インスリンポンプ療法／24人（うちSAP療法16人）
（以上、科、2018年）

治療

1型糖尿病におけるインスリン療法のエキスパート

同科では、糖尿病・内分泌（ないぶんぴつ）疾患の専門的な診療を行っており、県北部で唯一の専門診療科として、三次地区医療センターや庄原赤十字病院、府中北市民病院への診療支援を行っている。また、院内では糖尿病療養指導チームで協力し、診療やみよしぶどう友の会（日本糖尿病協会に所属する患者会）の運営を行っている。

糖尿病の治療では、専門的なスタッフによる食事・運動療法の指導が重要であるため、三次地区の開業医と糖尿病地域連携パスを運用している。同科に紹介受診後、まず3か月間の専門科医師による診療と、糖尿病療養指導士による療養指導を行う。その後の受診はかかりつけ医で継続し、同科へは半年に1回の受診で、糖尿病療養指導や治療方針の見直し、糖尿病合併症の評価を継続して行う。

1型糖尿病では、生きていくためにインスリンの補充が不可欠である。日々の生活に応じてインスリン量を調整することが必要となるため、カーボカウントや、インスリン効果値を用いた管理を指導している。

同科は、県下でのインスリンポンプ導入率はトップクラス。インスリンポンプでは、より細やかなインスリンの調整が可能となる。皮下(ひか)グルコース値(血糖値と相関する値)を持続的に測定するセンサーと連動したSAP療法を行えば、インスリンポンプ本体にリアルタイムのグルコース値が表示され、設定した上下限値でアラート機能が作動。低血糖を予測して、インスリンを自動停止する機能も備わっている。皮下グルコース値のモニタリングを積極的に導入することで、血糖値の動向を把握することが可能となり、血糖コントロールの改善や高血糖・低血糖の予防効果が得られている。

糖尿病は、現在の医療では完治することはなく、一生付き合っていく必要のある疾患である。そのため、患者各々のライフスタイルやライフステージにあった治療が必要となる。

自身が1型糖尿病であり、糖尿病専門医である杉廣医長は、今後も患者に向けた勉強会やイベントなどを通じて、患者が自分らしく糖尿病と付き合っていくことができるよう支援していきたいと考えている。

杉廣医長からのアドバイス

1型糖尿病患者である医師として、経験と情報網を生かした最新治療を提供しています。治療のメリット・デメリットを理解された上で、生活習慣や病態などを考慮した最適な医療をめざしましょう。

外来診療日

庄原赤十字病院／月·木曜(9:00~17:00)(予約外受付8:30~11:00)
市立三次中央病院／火·金曜(9:00~17:00)(予約外受付8:30~11:00)
三次地区医療センター／※紹介のみ、完全予約制·水曜(9:00~17:00)

呉医療センター・中国がんセンター　内分泌・糖尿病内科

久保田 益亘 科長

呉市青山町 3-1
TEL 0823-22-3111

【スタッフ】吉井陽子・新井寛子

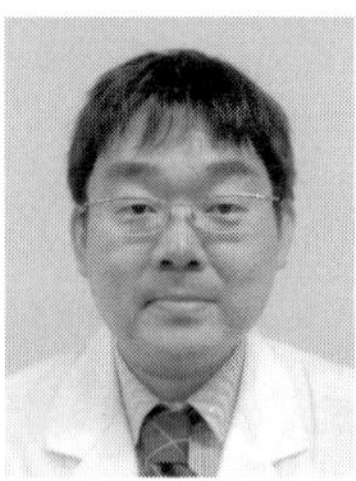

くぼた・みつのぶ
2005年大阪医科大学卒。三原市医師会病院、庄原市立西城市民病院、広島大学病院を経て、2017年より現職。日本内科学会認定内科医、総合内科専門医。日本糖尿病学会専門医・研修指導医・評議員。日本甲状腺学会甲状腺専門医。日本動脈硬化学会評議員。医学博士。

実績・成績 糖尿病／約800人（1型100人・2型700人）、甲状腺機能亢進症（バセドウ病など）／約200人、甲状腺機能低下症（橋本病など）／約200人
（以上、科、2018年度）

治療

患者各々に「明るく楽しいテーラーメイド医療」を提供

同センターは、呉医療圏域における糖尿病診療拠点病院(日本糖尿病学会認定教育施設)。糖尿病専門医や日本糖尿病療養指導士(CDEJ)、広島県糖尿病療養指導士(HiroshimaCDE)の資格を持ったスタッフが中心となり、看護師・管理栄養士・薬剤師・理学療法士・検査技師によるチーム医療を実践。行政や他施設の糖尿病専門医、地域の開業医などとも連携し、きめ細やかな診療を行っている。

糖尿病は「患者の生活すべてを反映した病気」といわれるように、病因に加え年齢、食習慣、仕事、家庭環境、認知機能などにより状態が変化し、的確な病態把握に基づいたテーラーメイド医療が必要となる。また、慢性病のため治療は

長期に及び、患者がやる気を持って治療に参加することが不可欠である。

同科では、詳しい問診や体組成計から求めた体格、インスリン分泌能検査などから病因を解明し、患者と話し合いながら個別の治療方針を決定。「明るく楽しい糖尿病治療」をモットーに、食事療法や運動療法、服薬管理などを無理なくできるよう、適切な指導や薬剤の選定を行っている。食事療法については管理栄養士８人が在籍しており、外来継続栄養指導件数（延べ1100件／年）は国立病院機構病院中第１位を誇る。

また、近年は一日の血糖推移を患者が把握できる持続血糖測定器（CGM／FGM）を導入し、それを基に患者と話し合って生活の是正点を提案している。重度の患者に対しては、入院によって個別の治療方針を決定し、同時に糖尿病についての教育を実施。退院後は、開業医との病診連携によるフォローアップを行っている。

糖尿病は、腎不全や動脈硬化症疾患、がんなど合併症の原因となる場合が多い。同科では、さまざまな分野の専門医と協力してその予防に努めており、代表的な合併症の網膜症については、地域の眼科医と連携して診察と経過観察を行っている。

毎週水曜には、医師・栄養士・看護師による全10回の「糖尿病透析予防外来」を実施しており、皆勤者には賞状を渡してモチベーションを高め、正しい知識の浸透を図っている。毎週金曜には、足病変を予防するため、認定看護師が足のケアを行う「フットケア外来」も開いている。

久保田科長からのアドバイス

糖尿病は症状が出にくいため、通院がおろそかになりがちです。きちんと通院して血糖を管理し、合併症の早期発見を図りましょう。糖尿病は生活全般に関わる病気ですので、ご家族の協力も欠かせません。治療目標を定め、患者さん自身が前向きに取り組むことが大切です。

外来診療日

月～金曜（8:00 ～ 15:00）

江草玄士クリニック

江草 玄士 院長

広島市中区八丁堀 12-4 八丁堀わかばビル 3F
TEL 082-511-2666

【スタッフ】看護師３人・検査技師３人・管理栄養士１人

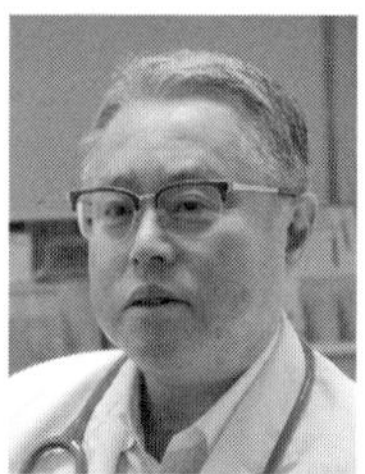

えぐさ・げんし
1977年広島大学医学部卒。米国国立衛生研究所客員研究員、広島大学附属病院内科・同講師、中国労災病院代謝内分泌科部長などを経て、2000年より現職。日本糖尿病学会専門医・指導医。

実績・成績 患者数／約1000人（うち糖尿病700例、甲状腺200例、動脈硬化症300例、脂質異常症500例）
頸動脈エコー／約300件、眼底検査／約120件　（以上、2018年）

治療

臨床経験豊富な糖尿病・内分泌疾患の専門クリニック

江草院長は、糖尿病を中心に脂質異常症や動脈硬化症、甲状腺疾患を専門とし、40年近い臨床経験を持ち、国内外の最新情報を積極的に取り入れた治療に定評がある。来院患者の７〜８割は糖尿病患者が占めるが、バセドウ病など甲状腺疾患も多い。内臓肥満・高血圧・脂質代謝異常・インスリン抵抗性など、動脈硬化を引き起こすリスクを持つ患者が初診時に多く、厳重な管理が必要である。

同院長は日本糖尿病学会認定の専門医・指導医であり、糖尿病患者の血糖値や体重の管理とともに、網膜症・神経障害・腎障害の管理や、脳卒中や心筋梗塞（しんきんこうそく）につながる動脈硬化症の早期発見と治療に尽力している。

初診時では、すべての患者に頸動脈（けいどうみゃく）と甲状腺エコーによるスクリーニングを行っており、コレステロール値は高くないにもかかわらず、脳梗塞や心筋梗塞の原因となるコレステロールが動脈壁に蓄積して、隆起したプラークのある患者や甲状腺がんを見つけることが可能。血液検査や眼底写真の撮影も院内で即座に行い、診察時には診断や治療に必要な所見がほぼ揃うため、スピード感のある診療が同クリニックの特徴である。

糖尿病は、患者が肥満かどうかで治療の方向性や使用する薬が異なる。同クリニックでは、まず食事療法と運動療法を指導し、実現可能な範囲から治療の大きなポイントである体重のコントロールを進めている。また、糖尿病は、合併症の増加や病期の進行とともに医療費が増加する場合が多いため、同クリニックでは使用する薬を吟味し、治療効果だけでなく経済性も考慮したコストパフォーマンスの良い医療を推進している。

糖尿病患者は高齢者が多いため、字が大きく、数値の変化が一目で把握できるよう色分けしたモニター画面を使うなど、検査結果の説明にも工夫をしている。

また、糖尿病患者は併存疾患が多いため、脳神経外科や循環器内科、消化器内科、呼吸器内科など近隣の専門クリニックとネットワークを構築して万全な対応を行っている。

江草院長からのアドバイス

糖尿病は、早期発見・早期治療・治療の継続により、透析（とうせき）や失明、下肢（かし）壊疽（えそ）、心不全などの合併症を防ぐことが可能です。糖尿病は自覚症状が乏しく、がんの合併も多い病気ですので、定期的に健診を受けてこれらの早期発見に努めることが大切です。

外来診療日

月・火・木・金（9:00〜13:00、15:00〜18:00）、土曜（9:00〜13:00）
※水曜、祝祭日休診

たかた内科クリニック（ヘルスフルメディカルセンター）

髙田 耕基 院長

広島市東区若草町 10-15
TEL 082-263-5077

【スタッフ】髙田三枝・髙田耕平・髙田怜花（以上、非常勤医師）

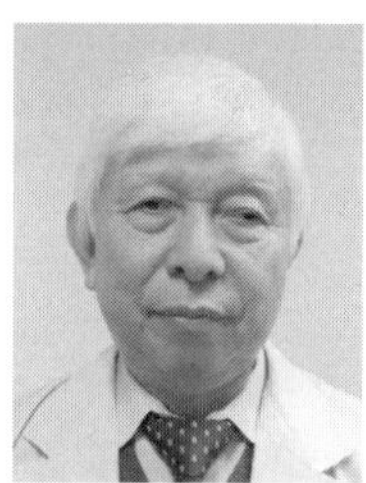

たかた・こうき
1976年広島大学医学部医学科卒。米国Mayo Clinic消化器病研究所リサーチフェロー、JR広島病院循環器内科部長、中国労災病院勤労者予防医療センターセンター長を経て、2014年より現職。日本動脈硬化学会功労会員・専門医。日本消化器病学会専門医。日本肝臓学会専門医。日本心臓病学会特別正会員。米国心臓病学会特別会員。など

実績・成績 脂質異常症／400～500人、糖尿病／150人、高血圧症／300～400人、狭心症／150人（以上、年間）

治療

原因精査で個々の患者に合った最適な治療を選択

同クリニックでは、髙田院長が長年、循環器・消化器疾患の診療を中心に培ってきた豊富な知識と経験を生かした診療を行っている。

脂質異常症や糖尿病、高血圧症、脂肪肝（かん）、肥満症、メタボリック症候群、不整脈（ふせいみゃく）などに対し、超音波（ちょうおんぱ）エコーなどで局所の動脈硬化（こうか）病変を明らかにし、さらに、血管内皮（ないひ）機能検査や血圧脈波検査などを用いて血管機能面からも検討している。

脂質異常症には、過剰なカロリー摂取（脂肪、炭水化物、アルコール等）、運動不足によるものや、さらに、糖尿病や甲状腺（こうじょうせん）機能異常、ネフローゼ症候群に伴う二次性高脂血症と遺伝性高脂血症があり、原因に応じた治療が必

要である。中でも、家族性高コレステロール血症(アキレス腱の肥厚や黄色腫を伴って家族性に発症）や、家族性複合型高脂血症、メタボリック症候群のような、動脈硬化性疾患が早期に発症する可能性の高い症例に関しては、LDL-コレステロール値を下げる(100mg ／ dl以下)よう治療を進めている。

血圧は、加齢によって血管壁の収縮・拡張機能が変化し、それに伴って収縮期血圧は上昇し、拡張期血圧は低下する。高血圧症では動脈硬化の進行が早く、脳卒中(脳出血・脳梗塞)や心不全、腎不全などの合併症が生じやすくなる。治療は減塩（6g ／日以下）だけでなく、適度な運動と適正体重の維持が大切で、さらに、糖尿病や慢性腎臓病、脳梗塞、狭心症などの合併症を認める場合には、厳格な血圧コントロールが必要となる。

診療の際には、年齢や性別、LDL-コレステロール値、収縮期血圧、空腹時血糖、喫煙など、すべての冠動脈疾患発症リスクを精査した上で、個々のリスクを考慮して行うことが重要である。同院長は、脂質異常症をはじめ高血圧症や糖尿病、禁煙についても、それぞれの治療ガイドラインに沿って治療を行っている。

また、クリニックには管理栄養士が在籍しており、同院長も、日本臨床栄養学会指導医として現状の生活習慣をしっかりとヒアリング。適切なアドバイスと治療で、患者の健康管理をサポートしている。病診連携にも力を入れており、必要に応じてJR広島病院、広島市民病院などの高次機能医療機関への紹介も行っている。

高田院長からのアドバイス

患者さんの症状や状況を確認し、ライフスタイルの改善と薬物療法を併用しながら症状の軽減を図っています。継続的に通院し、早期より治療していただくことが最善の方法です。

外来診療日

月･火･木･土曜(9:00～13:00、15:00～18:00〈土曜は15:00～17:00〉)
水曜(9:00～13:00)、金曜(9:00～12:00) ※日曜･祝祭日は休診、原則予約制

大島内科循環器科

大島 哲也 院長

広島市西区己斐本町 1-16-11
TEL 082-271-1333

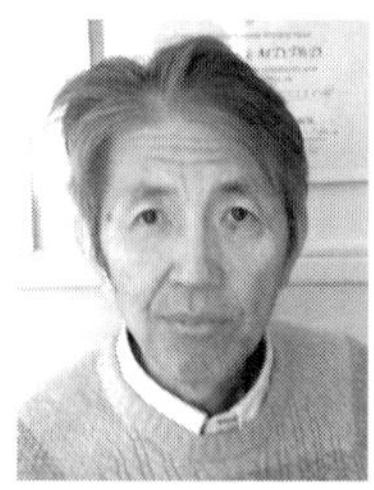

おおしま・てつや
1979年順天堂大学医学部卒。1984年広島大学大学院修了。米国オレゴン医科大学高血圧研究所研究員、広島大学臨床検査医学助教授、広島大学大学院医師薬学総合研究科准教授を経て、2009年より現職。日本循環器学会専門医。日本高血圧学会専門医。

実績・成績 延べ患者数／6000人（うち高血圧は8割）
（以上、2019年）

治療

降圧剤の適切な服用と生活習慣の改善に注力

高血圧の患者数は、国内で4300万人を超える。高血圧は、上の値（収縮期血圧）が140以上か下の値（拡張期血圧）が90以上の場合とされている。

高血圧の原因で一番大きいのは遺伝的なものだが、加齢も原因の一つで、60歳を超えると3分の2が高血圧になるとされている。ほかにも、運動不足や塩分の取り過ぎ、精神的なストレスなどの環境因子も原因となる。白衣性高血圧（医者を前にすると緊張して上がる）など治療の必要がない場合もあり、また、脱水時には血圧が下がり過ぎることもあるため、大島院長は病院での測定値だけでなく、患者自身が自宅で測定する血圧で治療方針を立てている。

同院では、高血圧で受診した患者に対して、他リスクがない場合は1か月程度の生活習慣の改善を試みている。具体的には、まず、食塩を一日10グラム以下に抑えて体重のコントロールを行う。また、ウォーキングなどの運動も効果的とされており、「食塩」「体重」「運動」の3つを組み合わせて生活習慣の改善に取り組むことが、血圧を下げるために有用である。

診療では、薬物療法に入る前に、遺伝や加齢が原因で起こる本能性高血圧（約90%）か、他の病気が原因で起こる二次性高血圧（約10%）かの診断が重要になる。二次性高血圧には、原発性アルドステロン症や腎血管性高血圧などがあるが、二次性高血圧にもかかわらず本能性高血圧と誤診される場合もあり、本能性高血圧と確認されると降圧剤の使用となる。

降圧剤は7種類あるが、副作用の少ない①カルシウム拮抗薬が主なもので、ほかには②抗アンジオテンシン薬（高血圧の基になる血管を収縮させるホルモンを抑える）も効果的。①で効かない場合は②を追加して使用し、①②の使用する順番を逆にする場合もある。また、降圧利尿剤を使用することもあり、基本的に、降圧剤は1か月以上服用しなければ安定した効果が出ないという。同院長は、高血圧専門医として降圧剤の選択に関して高い評価を得ている。

「高血圧を放置すると、血圧を送り出している心臓自体にも非常に負担がかかり、その結果、心臓が肥大したり心不全に進行したりすることもあります。また、冠動脈がダメージを受けると心筋梗塞を引き起こしたり、高血圧によって脳卒中になったりする恐れもあります」と、同院長は注意を促している。

大島院長からのアドバイス

高血圧の治療は、医師と患者さんが一緒になって行うものです。また、高血圧は遺伝性が強く、家族歴を知ることも大切です。正確な血圧を把握するためにも、毎朝の血圧測定を習慣にしましょう。

外来診療日

月～土曜（8:30 ～ 12:30、15:00 ～ 18:00） ※木・土曜は午後休診

なんぶ甲状腺クリニック

楠部 潤子 院長

広島市中区大手町 1-1-20 相生橋ビル 2F
TEL 082-545-0054

【スタッフ】医師１人・看護師３人・受付事務３人

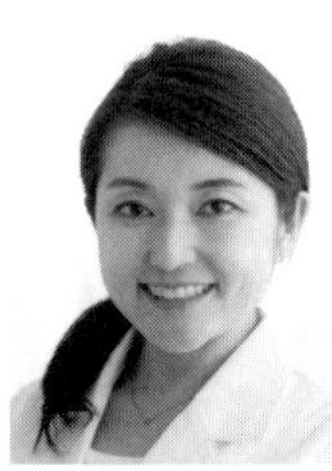

なんぶ・じゅんこ
2002年関西医科大学卒。東京都立墨東病院レジデント。2004年広島大学第二外科入局、JA尾道総合病院、東広島医療センター、広島大学病院、土谷総合病院などで勤務。2016年広島大学大学院医歯薬学総合研究科博士課修了。2018年より現職。

実績・成績
外来患者数／40～45人（1日平均）
甲状腺エコー検査数／250～300件（1か月平均）
穿刺吸引細胞診数／40～50件（　〃　）

治療

甲状腺疾患に対して長期にわたり責任を持ってフォロー

甲状腺の病気に罹患する患者の８割は女性が占めており、甲状腺ホルモンのバランスに異常が生じる病気と、腫瘍（しゅよう）ができる病気の２種類ある。

甲状腺ホルモンのバランスに異常が生じる病気には、バセドウ病、無痛性甲状腺炎、亜急性甲状腺炎、プランマー病などの甲状腺ホルモンが増加するものと、慢性甲状腺炎（橋本病）などの減少するものがある。いずれの疾患も投薬によって経過観察をしていくことが多い。ほてり、動悸（どうき）、発汗、むくみ、倦怠感（けんたいかん）、冷えといった、甲状腺のホルモン異常に伴い出現する症状の緩和に、漢方薬も積極的に併用している。

また、甲状腺ホルモンや甲状腺刺激ホルモン(TSH)は、母体や胎児に対して影響を及ぼしやすいことが明らかになっており、妊娠出産時の甲状腺ホルモン値の管理も大切である。

甲状腺腫瘍は、近年、頸動脈(けいどうみゃく)エコーやCT検査によって偶然見つかる機会が増えている。その際はエコー検査で大きさ、性状、リンパ節の腫(は)れの有無などを確認し、必要に応じて腫瘍に針を刺して細胞を採取し、良性か悪性かを診断する。約8割は良性のもので、その場合は半年や1年に一度のエコー検査を行い、経過観察している。

腫瘍が悪性の場合(甲状腺がん)は基本的に手術が必要となる。甲状腺がんには乳頭がん、濾胞(ろほう)がん、甲状腺悪性リンパ腫などがあるが、その90%は乳頭がんである。乳頭がんはゆっくり進行し、比較的予後も良いため早期であれば慎重に様子を見ることもあるが、手術が必要な場合は総合病院を紹介し、楠部院長も週1回程度手術のサポートを行っている。また、術後はクリニックで、長期にわたって責任を持ってフォローしている。

「甲状腺の病気はきちんと治療をすればみちがえるほど元気になります。ご自身の病気のことをしっかり理解していただけるよう、丁寧な説明を心がけております」と同院長。女性同士としてもお役に立てることがあればと話している。

楠部院長からのアドバイス

甲状腺の病気は動悸や疲労感、だるさなどの症状があるため心臓病やうつ病、更年期障害などが疑われやすいのですが、甲状腺の病気であることもあります。ご心配なことがあれば、一度甲状腺に関する検査を受けられることをお勧めします。

外来診療日

9:30 ～ 13:00 (受付 12:30)、14:30 ～ 17:30 (受付 17:00)
土曜午後／ 9:30 ～ 14:30 (受付 14:00)
水曜・日祝日休診

リウマチ・膠原病

広島大学病院 リウマチ・膠原病科

杉山 英二 診療科長・教授

広島市南区霞町 1-2-3
TEL 082-257-5555

【スタッフ】平田信太郎・吉田雄介・杉本智裕

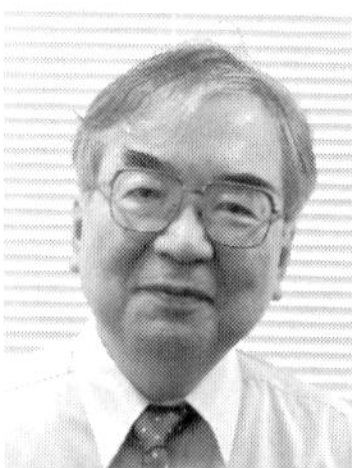

すぎやま・えいじ
1980年弘前大学医学部卒。富山医科薬科大学附属病院、米国マサチューセッツ総合病院関節炎科、富山大学附属病院診療教授などを経て、2009年より現職。日本リウマチ学会理事、日本リウマチ学会中国・四国支部支部長、日本リウマチ学会生物製剤ガイドライン策定委員会委員長、日本リウマチ友の会理事等を歴任。日本リウマチ学会指導医。リウマチ財団登録医。

実績・成績 リウマチ・膠原病専門外来患者数／800人超
（科、月間）

治療

質の高い治療と患者教育の実践。病診連携の充実へ

●関節リウマチ（リウマチ）について

リウマチは原因不明の病気で、放置すると関節が変形し、日常生活に支障をきたす難病である。近年の薬物療法の進歩により、早期に診断して、メトトレキサートや生物学的製剤による積極的な治療を行うと、関節の痛みはもとより、関節破壊を防止できる時代になった。

リウマチは中年の女性に多く、朝のこわばりや手指の腫(は)れを伴う痛みで発症することが多い。このような症状がみられたら、早めに専門医を受診することが望ましい。また、リウマチの発症には喫煙と歯周病が関

連することが明らかになっており、血縁者にリウマチがいる人は禁煙と歯周病のチェックを受けることをお勧めする。

●同科の特徴について

同科では、難治性のリウマチ・膠原病(こうげんびょう)に対して質の高い医療を提供するとともに、先端医療の実現のため新規薬剤の臨床試験を積極的に行っている。また、研究面でも関節リウマチの関節破壊予防薬の探索とその臨床応用、関節リウマチの予後因子の同定、抗リウマチ薬の効果・副作用を予知する新規マーカーの開発に取り組んでいる。

●リウマチ専門医の育成の重要性について

リウマチ・膠原病領域では専門性の高い治療・管理が必要である。また、免疫抑制薬や生物学的製剤の登場により、感染症や間質性肺炎など重篤な副作用が増加しており、内科的管理のできるリウマチ専門医の社会的ニーズが高まっている。しかし、広島県ではリウマチ性疾患を扱う診療科のある総合病院が少ないのが現状である。

同科の目標は、リウマチ・膠原病における臨床・教育・研究の拠点づくりをすることにある。患者本位の診療を行うことができる優れた専門医を育成し、地域のリウマチ診療の向上に貢献することである。今後は、患者会と連携して、他職種連携の患者教育や講演会などを行い、トータルケアマネジメントを実践したい。

杉山教授からのアドバイス

関節リウマチは早期診断、早期治療が大切です。そして、その治療と副作用について正しい知識と情報を持ち、自分の治療を理解することが一番。それが不安の解消や副作用の回避につながります。

外来診療日

初診・再診／火・金曜（午前）※再診は予約のみ

広島赤十字・原爆病院　リウマチ科

澤部 琢哉 部長

広島市中区千田町 1-9-6
TEL 082-241-3111

【スタッフ】中野翔太・入野健佑・舛田 翔

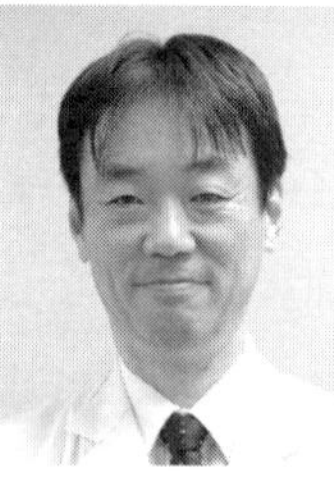

さわべ・たくや
1994年九州大学医学部医学科卒。県立宮崎病院、九州大学医学部附属病院第一内科、綜合病院山口赤十字病院内科を経て、2000年広島赤十字・原爆病院リウマチ科へ。2011年から現職。日本リウマチ学会評議員、日本リウマチ学会リウマチ専門医・指導医。日本内科学会認定内科医・総合内科専門医・指導医。日本プライマリ・ケア連合学会認定医・指導医。広島大学医学部臨床教授。九州大学医学部非常勤講師。医療安全管理者。医学博士。

実績・成績 実診療症例数／2400例
うち関節リウマチ785例、リウマチ性多発筋痛症166例、
全身性エリテマトーデス154例、全身性強皮症93例ほか
（以上、科、2018年度）

治療

豊富な経験に基づく正確な早期診断と最適な治療

同科の実診療症例数は2400例(2018年度)と、前年度に比べて64例増加し、過去最高となった。関節リウマチやリウマチ性多発筋痛症（きんつうしょう）のほか、全身性エリテマトーデス、全身性強皮症（きょうひしょう）、血管炎症候群など、多岐にわたるリウマチ・膠原病（こうげんびょう）の診療を行っている。

診療では、診察所見や検査結果に基づいて病名を診断した後、すぐに薬物療法を開始。関節リウマチ治療の中心薬剤はメトトレキサートで、約６割はこれを含む従来の治療薬で十分な効果が得られる。しかし、効果が得られない場合には骨破壊や関節の変形、機能障害が進行するため、生

物学的製剤などのより強力な薬剤による治療を行っている。最近ではこれに加えて、トファシチニブやバリシチニブといったヤヌスキナーゼ（JAK）阻害薬も登場しており有効性も高いが、新たな副作用などの懸念もあるため慎重に投与している。

またリウマチ・膠原病では、関節や筋肉の痛みのほか、関節の変形やさまざまな臓器の障害が生じる可能性も特徴の一つ。同院では、総合病院である利点を生かし、関節の変形や内臓の障害が生じた場合にも、その臓器の専門医師と連携を取りながら、適切な治療を行える体制を整えている。

リウマチ・膠原病の診療は、現在、飛躍的な進歩を続けている。特に関節リウマチでは、生物学的製剤や免疫抑制剤などの新しい薬剤が次々と健康保険で適用できるようになった。同科でも、これらの薬剤をすでに多数の症例で使用しており、大きな治療効果が得られている。今後数年の間には、さらに数種類の新薬が保険適用となる予定であり、既存の治療が無効な場合には積極的な使用を検討していく。

慢性の疾患であるリウマチ・膠原病は、診断された後も病気と長く付き合っていかなくてはならないため、病気や薬の副作用について十分に理解することが必要である。同科では、診断された人が病気について分からないことや困ったことがあれば、多職種の専門スタッフで協力しながら、できるかぎりサポートをしていく体制を取っている。

澤部部長からのアドバイス

リウマチ・膠原病は、早期に診断して早期に薬物療法を開始することで、関節の変形や内臓の障害などを予防できることが明らかになってきています。疑われる場合はかかりつけ医に相談し、専門医を受診ください。

外来診療日

初診／月・水・金（各 8:30 ~ 11:00）※予約制、紹介状持参要
再診／月・水（午後）、火・木（午前）、金
澤部（初診）／月、澤部（再診）／月・水（午後）、火・木（午前）

東広島記念病院　リウマチ膠原病センター

岩橋 充啓 院長
山名 二郎 副院長

東広島市西条町吉行 2214
TEL 082-423-6661
【スタッフ】山名征三・佐々木理恵・湯川和俊・三好俊太郎・須磨治道

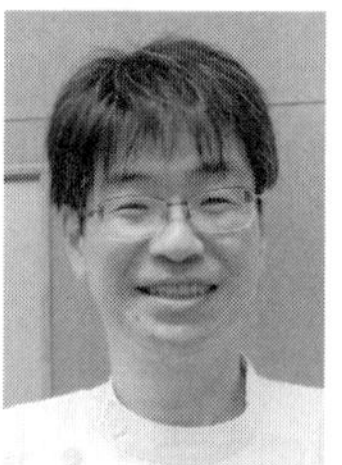

いわはし・みつひろ。1996年岡山大学医学部医学科卒。日本リウマチ学会認定専門医・指導医。日本内科学会認定医。

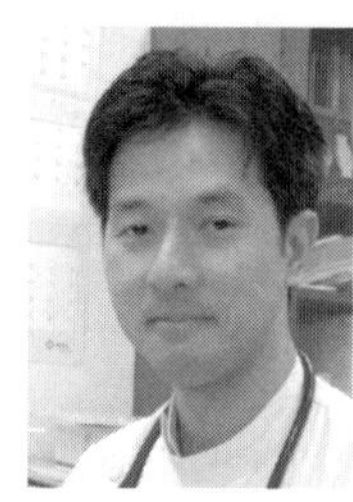

やまな・じろう。1998年岡山大学医学部医学科卒。日本リウマチ学会認定専門医・指導医。日本内科学会認定総合内科専門医。

実績・成績 関節リウマチ患者数／3000人
生物学的製剤使用率／20%、寛解・低疾患活動性達成率／88%
膠原病（SLE、強皮症、多発性・皮膚筋炎、ベーチェット病、シェーグレン症候群など）／700人　（以上、2019年）

治療
経験豊富な専門医による患者目線に立った治療に定評

同院は、県内唯一のリウマチ・膠原病（こうげんびょう）に特化した専門病院。1994年の開院以来、継続的に受診する患者も多く、通院中のリウマチ患者数は3000人を超える国内有数の施設である。

同院では、生物学的製剤や新規薬剤であるJAK阻害（そがい）薬を治験段階から投与しており、使用経験が豊富。これらの薬剤は免疫（めんえき）抑制作用があるため、肺炎や帯状疱疹（たいじょうほうしん）などの感染症のリスクが高くなったり、高額であるという課題が残る。そのため、現在もリウマチ治療の中心薬剤は、メトトレキサートやタクロリムスといった抗リウマチ薬と症状に応じ微調整する少量のステロイドになる。

「生物学的薬剤を使用しない治療でコントロール可能な患者さんは多くおられます。それでも病状がコントロールできない場合は、生物学的製剤を投与し、あわてて治療を強化しなくても通常の人と変わらない生活が可能になります」と岩橋院長。

病歴が長い患者は、関節だけでなく肺や腎臓、動脈硬化などの合併症が増え、使える薬も限られてくる。同院では、豊富な経験に基づき従来薬（抗リウマチ薬）を患者の症状によって使い分け、患者の立場に立った診療を信条としている。また、外部の整形外科系病院とも緊密に連携し、リウマチのトータル医療を構築している。リウマチの新薬は次々に登場しているが、最近、サイトカインが細胞に働くときに必要なシグナル伝達を阻害する、JAK阻害剤が承認された。「高額ではありますが、飲み薬として生物学的製剤と同等の治療効果があります」と同院長。

同院は、患者の高齢化による通院の負担や利便性などを考慮して、広島市中心部の銀山町に「リウマチ内科銀山町クリニック」を、県外の山口県からも通いやすいように廿日市市の大野健診センター内に「大野クリニック」を開院した。症状が悪化したらいつでも連絡して来てもらえるよう、気軽に受診できる診療を心がけており、オンライン診療も行っている。「治療が長期に渡る方も多く、患者さん一人ひとりの人生を診るつもりで治療に携わっています」

岩橋院長からのアドバイス

リウマチは、早ければ10歳代で発症しピークは40歳代で、8割が女性です。早期リウマチでは、関節痛が間欠的に出ることや移動することもあります。痛みやこわばりがある方は、早めのご相談をお勧めします。早期発見・早期治療が大切です。

外来診療日

岩橋／月・水～土曜（木は隔週）、山名／火・水・木（隔週）・土曜

おやまクリニック リウマチ科・内科

小山 徹 院長

広島市中区白島北町 10-10
TEL 082-511-3535

【スタッフ】小山宏子副院長（リウマチ専門医）・箱田雅之（痛風外来、月１回）・安達永二朗（整形外科専門外来、月２回）

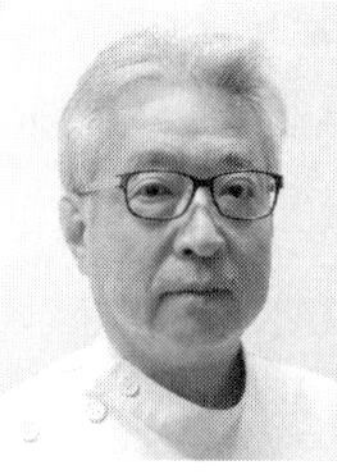

おやま・てつ
1984年川崎医科大学卒。広島大学医学部第二内科、道後温泉病院内科、同院内科部長を経て、2000年より現職。日本リウマチ学会評議員・専門医。広島大学病院リウマチ科・膠原病科臨床教授。

実績・成績 リウマチ外来患者／800人（月）※全外来患者の90％以上

治療

患者各々に合わせた関節リウマチの治療に定評

関節リウマチの主な症状は、関節の腫(は)れと痛み。「治療の際には、その痛みの原因が関節炎による腫脹(しゅちょう)なのか、関節周囲（腱(けん)や軟部組織）の問題なのか、すべての関節を触診し、腫れを確認して総合的に考えることが重要です」と小山院長は話す。そのため、同院長は血液検査のみで活動性の評価はせず、毎回、関節の腫れを確認し、定期的なレントゲン検査を行い適切な治療を選択している。

症状の中には、関節リウマチに似た他の疾患も少なくない。例えば、更年期の症状にはリウマチ様(よう)関節症状があり、その鑑別は重要である。そのため、同院では初診の際に、特に時間をかけて問診と診察を行っている。

関節リウマチの治療目標は、関節腫脹や疼痛、関節破壊の進行がなく、健常者と同じ生活を送ることにある。生物学的製剤は、より早い寛解(症状の軽減）導入を可能にしたが、医療費が高額なためすべての患者が受けられるものではない。同院では、リウマチ患者の約20％で生物学的製剤を使用しているが、同時に、内服薬MTX（リウマトレックス）を中心に従来型抗リウマチ薬の併用療法でも寛解導入をめざしている。

患者各々に応じた治療を心がけていることも特徴の一つ。例えば、高齢患者ではさまざまな臓器の機能低下が予想されるため、副作用の少ない治療を行う。さらに、若い患者には妊娠出産を視野に入れた治療を、リウマチ合併症のある患者には病態に見合った治療を行っている。また、必要に応じて装具・自助具をアドバイスし、クリニック内でリウマチ患者を対象としたヨガ教室も行っている。

同院長は、「患者さんと医者が些細なことでも話し合える良好な関係こそが、治療成功の鍵です。不安や心配なことは何でもご相談ください。薬剤の軽減を試みながら、副作用のない安全な治療継続が最も重要と考えています」と話す。

同院では、２人の専門医(うち１人は女性医師)が常勤しており、日頃から病状の説明や将来の展望などを対話し、患者の不安解消に努めている。女性患者が多いため、女性医師は同性ならではの相談しやすさが好評である。

小山院長からのアドバイス

当院では、患者さん各々に合った治療(テーラーメイド医療）を実践しています。専門医の適切な診断・治療のもと、緊密に連絡を取り合いながら治療を続けましょう。

外来診療日

月～土曜（9:00 ～ 13:00、15:00 ～ 18:00）※水・土曜は午後休診

広島リウマチ・内科クリニック

山西 裕司 院長

広島市中区鉄砲町 10-13 八丁堀伊藤久芳堂ビル 3 F
TEL 082-221-6610

【スタッフ】看護師 5 人・医療事務 5 人

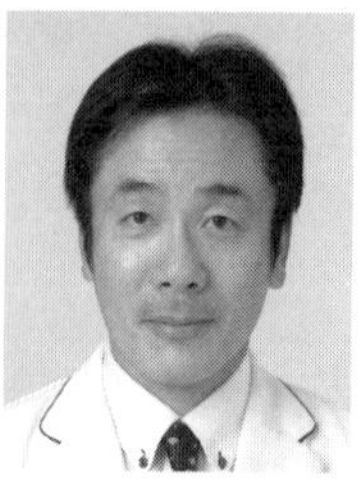

やまにし・ゆうじ
1988年広島大学医学部卒。同大学院を卒業後、米国カリフォルニア大学サンディエゴ校リウマチ・アレルギー・免疫学教室留学。東京女子医科大学膠原病・リウマチ・痛風センター助手、広島市民病院リウマチ科部長、同病院リウマチ・膠原病科部長を経て、2009年より現職。米国リウマチ学会フェロー会員。日本リウマチ学会専門医・指導医・評議員。日本リウマチ学会メトトレキサート診療ガイドライン委員。日本リウマチ学会登録ソノグラファー。日本リウマチ財団登録医。日本内科学会総合内科専門医。東京医科歯科大学非常勤講師。

実績・成績
通院患者数／延べ2000人（月）
患者の内訳／関節リウマチ87%、膠原病10%、痛風・その他3%
生物学的製剤導入／806例（開院以来）

治療

「生物学的製剤」の導入経験は国内トップクラス

山西院長は、日本内科学会総合内科専門医としての豊富な経験を生かしながら、関節リウマチ・膠原病（こうげんびょう）や痛風（つうふう）などのリウマチ性疾患の診断・治療に主眼を置いている。開院後の生物学的製剤導入件数は800例を超えており、県内のみならず、山口や島根など近隣県からも100人超の患者が来院。月当たりの通院患者数は1760人ほどで、患者の割合としては関節リウマチが87%と多くを占めている。

同院長は、肩や肘（ひじ）、手首、手の指、膝（ひざ）、足首、足の指まで、全身68関節について、できるかぎり自分の手で触診して確認している。圧迫してみないと分からない関節の腫（は）れや圧痛があるため、より丁寧な診察を心がけており、問診や触診、血液検査、画像検査などを総合的に実施。関節造影MRI検査・関節エコー検査（関節の炎症や破壊を詳細に映し出すことが可能）なども積極的に導入し、関節破壊につながる炎症についてチェックしている。

注射薬である「生物学的製剤」が2003年に登場し、関節リウマチの治療は激変した。常に最先端の治療にこだわりたいという同院長の姿勢は、薬物療法にも明確に表れている。関節リウマチの飲み薬の標準薬であるメトトレキサートや生物学的製剤の使用量は、総合病院を含めても全国トップクラス。８種類の生物学的製剤とバイオシミラー２種類（後発）を適切に使い分けながら治療を行っており、また、生物学的製剤に匹敵する効果を持つ経口薬（けいこうやく）の３種類の「JAK阻害剤（そがいざい）」も、臨床治験での豊富な経験を踏まえながら重症患者を中心に使用している。

これまで、広島大学や東京女子医科大学、米国カリフォルニア大学、広島市民病院などに勤務しながら、数千例の診療に関わってきた。このような経験を踏まえ、専門領域において日本を代表するクリニックをめざし、世界各国のエキスパートとの情報交換により客観性の高い世界水準の治療を実践している。

2019年に、大学教授を中心に８人で構成される「日本リウマチ学会メトトレキサート診療ガイドライン委員会」の委員に、開業医として全国でただ一人選出。また、市民向けのリウマチ講座を11年連続、500人規模で開催している。座長として会を統括しながら全国からオピニオンリーダーとして活躍している医師を招聘し、医療従事者を集めた講演会を積極的に企画・開催することにより、広島県における関節リウマチ診療の向上に努めている。

山西院長からのアドバイス

リウマチに関しては、早期発見・早期治療が何よりも大切になります。朝起きた際に手足のこわばりや関節の痛みなどの症状があり、それらが2週間程度継続した場合は、専門医を受診してください。

外来診療日

月・火・木・金曜（8:30〜12:30、14:30〜18:00）、水・土曜（8:30〜12:30）
※日祝日休診　※原則として予約制

広島県立障害者リハビリテーションセンター　整形外科

鈴木 修身 医療技術部長

東広島市西条町田口 295-3
TEL 082-425-1455

【スタッフ】黒瀬靖郎・水関隆也・安永裕司・宮下裕行・藤井二郎・當天賢子・増田哲夫・澤 幹也

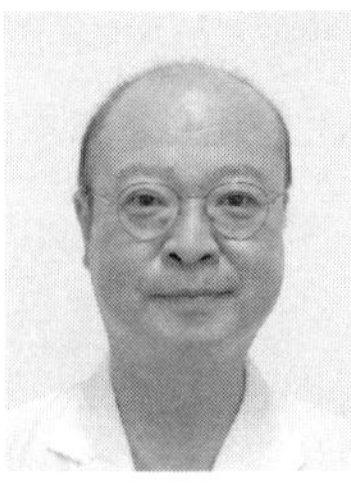

すずき・おさみ
1990年広島大学医学部卒。同大学病院整形外科診療准教授、JA広島総合病院を経て、2018年より現職。日本リウマチ学会。日本手外科学会。日本マイクロサージャリー学会会員。専門は切断指再接着などの手の外科。

実績・成績 整形外科全手術症例数／1563件（うち、リウマチ患者手術症例数114件）
（以上、科、2018年度）

治療

定評ある外科的治療と内科との連携で患者のQOL向上へ

同科は、さまざまな機能障害に対して外科的に取り組んでおり、専門性の高い高度な医療を提供している。東広島地区はもとより、呉、竹原地区との各医療機関との連携も緊密で、地域の中核病院としての役割を担っている。

手術は年間1500例を超えており、特に、人工関節手術や関節リウマチに対する手術は県下で群を抜いている。また、リウマチ専門医が数多く在籍し、リウマチ・膠原病（こうげんびょう）の内科的治療に優れた東広島記念病院と緊密に連携し、内科・外科両面からの総合的治療をめざしている。

関節リウマチでは、関節の変形が高度で骨組織が脆弱な場合があり、手関節周囲では腱断裂を生じることもあるため、症状に応じた手術が必要となる。さらに、手術成績を向上させるためには、内科領域を含めた総合的な治療が大切である。また、リハビリテーション科との連携も必須で、関節の負担を減らす動作を覚えることや補助具を適切に用いることで、関節痛を軽減することができる。

関節リウマチの外科的治療には、滑膜切除術や人工関節置換術、関節固定術などがある。滑膜切除術はリウマチの基本的な手術で、痛みや炎症の原因となっている滑膜を切除することにより、症状を和らげることができる。また、適切な薬物療法を併用することで治療効果が高まり、膝や肩などの関節では関節鏡での手術も行われる。関節の変形が高度な場合は関節固定術も行われ、足関節や手指の小さな関節では有効な手術である。

関節リウマチだけでなく、膠原病なども含めたリウマチ性疾患の原因はいまだに不明だが、治療法の進歩によりその予後は格段に良くなってきている。

「かつては、関節リウマチになると寝たきりとなり、本人も家族も大変な思いをした時代もありました。しかし、抗リウマチ薬や生物学的製剤などの薬剤や、人工関節手術など外科的治療法の飛躍的な進歩によって、病状の進行を抑え、寝たきりにならずに済みます。患者さん各々の治療法に工夫を加えながら、関節リウマチに伴う痛みを軽減し、日常生活に早く復帰してもらいたいという思いで治療にあたっています」

鈴木部長からのアドバイス

リウマチではないかという疑いを持ったら、まずは専門医に相談ください。リウマチと診断されても諦めずに、根気よく積極的に治療を続けることによってQOLを維持し、人生を楽しむことを考えてもらいたいです。

外来診療日

リウマチ外来／月～木曜（各午前）

呼吸器疾患

名医がやさしく解説

呼吸器疾患の最新治療と県内の診療レベル

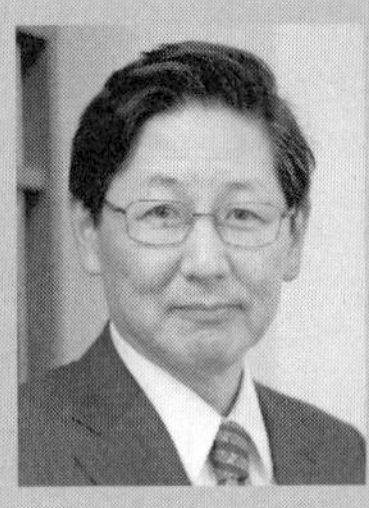

広島大学病院　呼吸器内科
服部 登 教授

はっとり・のぼる
1987年京都大学医学部卒。1996年福井医科大学（現福井大学医学部）第二病理学教室助手。1997年京都大学博士号（医学）、米国ミシガン大学研究員。2007年広島大学大学院分子内科准教授、2017年より現職。2014年度日本呼吸器学会・熊谷賞受賞。

肺がん、肺炎などの感染症、喘息（ぜんそく）、びまん性肺疾患（間質性肺炎など）、COPD（慢性閉塞性肺疾患（まんせいへいそくせいはいしっかん））、などの呼吸器疾患による死亡者数が激増しており、内科の中でも呼吸器内科の重要性は高まっている。呼吸器疾患の治療法と最新動向について、広島大学呼吸器内科の服部登教授に話を伺った。

広島県は全国的にも呼吸器内科の医療機関が充実しており、その充実度は国内でもトップレベルと自負しています。そして肺がんをはじめとする呼吸器疾患に関して、安心して受診できる環境が整っているといえます。

広島大学には戦後直後から呼吸器内科の教室があり、優秀な人材を数多く輩出しています。広島県内には呼吸器疾患を専門的に診ることができる病院が多くあり、広島市内だけでも広島大学病院をはじめ県立広島病院、広島赤十字・原爆病院、広島市民病院、安佐市民病院、吉島病院などが、それぞれ基幹病院となって高度な診療を展開しています。

特に広島大学病院では、各種の呼吸器疾患について、診療と臨床・基礎医学的な立場からの研究を国内最高といえるレベルで行っています。開業医の先生では、気管支喘息や睡眠時無呼吸症候群などの分野を中心に専門性の高い診療を行う、全国的にも高いレベルの方が多いです。

肺炎

肺炎で亡くなる方の多くは高齢者で、そのほとんどが誤嚥性肺炎です。嚥下(飲み込み)の際に誤って気管に物が入ってしまうだけでなく、口の中の食べ物、唾液、細菌などが気づかないうちに自然と気管に入ることが原因となって発症する疾患です。加齢によって気道粘膜の繊毛運動(気管内の異物排出運動)や咳反射が弱くなると、誤嚥物を排出することができなくなります。歯槽膿漏や喫煙などで口内の衛生環境が乱れると、肺炎の原因となる細菌が増殖してしまいます。

このような観点からも口腔ケアは重要で、誤嚥を防げなくても、吸引してしまう細菌を少なくすることで肺炎を防ぐことができます。肺炎球菌ワクチンとインフルエンザワクチンの接種も肺炎の発生率を減少させる効果があります。

誤嚥性肺炎

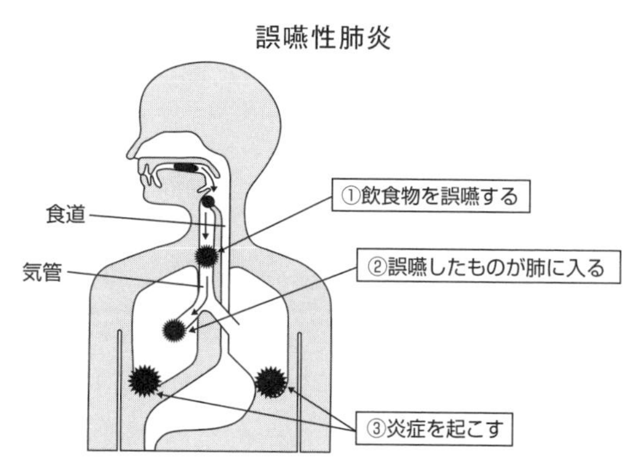

睡眠時無呼吸症候群

ドライバーの居眠り運転の一番の原因ともいわれているのが、睡眠時無呼吸症候群です。重症者では、一晩に何百回も呼吸が停止するほどの深刻な疾患です。治療法としては、鼻に装着したマスクから気道へ空気を送り込むCPAP療法が最も有効ですが、顎の落ち込みが主因で無呼吸になっている人や無呼吸の頻度が低い人に対しては、マウスピースを使用する場合もあります。

COPD（慢性閉塞性肺疾患）

喫煙などを原因として、慢性的に気道が閉塞しやすくなる疾患をCOPD（慢性閉塞性肺疾患）と呼びます。境界が破壊されて肺胞が風船のように大きくなる肺気腫と気管支が狭くなる気道狭窄が併存するため、息を吐き出しにくくなります。患者さんの数は非常に多く、病気が進むと最終的には呼吸不全を起こします。気管支を広げるための吸入薬を使って治療しますが、開業医や診療所との病診連携も重要になる疾患です。

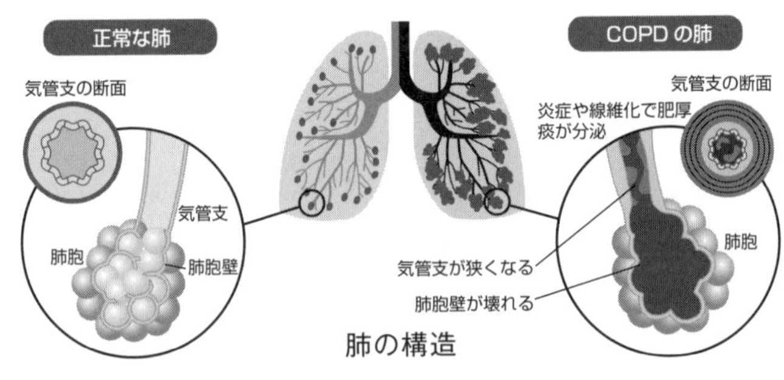

肺の構造

気管支喘息

気管支の炎症を抑える吸引ステロイド薬をベースに、長時間作用型β２刺激薬やロイコトエン拮抗薬などの薬を組み合わせる治療によって、多くの気管支喘息はコントロールできるようになりました。それらの治療法でもコントロールできない難治性喘息に対しては、新しい抗体薬を用いたり、サーモプラスティという気管支拡張術を行ったりすることで、良い治療成績が得られつつあります。

間質性肺炎

肺炎は感染によって引き起こされる肺胞の中の炎症を指しますが、間質性肺炎は肺胞と肺胞の間の壁に炎症が起こる疾患です。間質性肺炎はさまざまな原因で発症しますが、原因が不明な特発性間質性肺炎は国の難病に指定されています。この原因を究明して治療するのが、広島大学病院呼吸器内科が得意にしている分野の一つです。世界初の間質性肺炎の血清バイオマーカー「ＫＬ-６」を開発し、診療の一助にしています。多面的な診療・検査手段を用いて間質性肺炎の原因と病態に迫り、その病態に応じた適切な治療を行っています。

肺がん

非喫煙者の女性で肺腺がんの発生が増えています。その原因として、生活環境の変化や受動喫煙などが指摘されていますが、完全には解明されていません。

肺がん治療の進歩には著しいものがあり、がん細胞遺伝子の異常の有無や免疫関連のたんぱくの発現レベルを調べて、異常遺伝子に対応した分子標的治療薬（ぶんしひょうてきちりょうやく）や免疫チェックポイント阻害薬（そがいやく）を用いた治療が積極的に行われるようになりました。使用時期によって効果の度合いも異なるため、当科では最善の時期を総合的に判断しながらこれらの治療を実施しています。

広島大学病院 呼吸器内科

服部 登 教授

広島市南区霞 1-2-3
TEL 082-257-5555

【スタッフ】藤高一慶・岩本博志・中島 拓・益田 武・堀益 靖・坂本信二郎・山口覚博

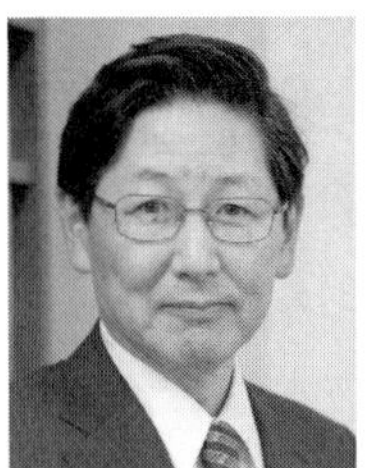

はっとり・のぼる
1987年京都大学医学部卒。福井医科大学（現福井大学医学部）第二病理学教室助手、京都大学（博士号〈医学〉）、米国ミシガン大学研究員、広島大学大学院分子内科准教授を経て、2017年より現職。日本呼吸器学会・熊谷賞受賞（2014年度）。日本内科学会総合内科専門医。日本呼吸器学会専門医。

実績・成績 入院患者数（呼吸器内科）／752人、新患入院患者数（間質性肺炎）／109人（以上、2018年）

治療

間質性肺炎の臨床研究や診療で国内トップレベル

間質性肺炎とは、間質（肺胞の間の組織）に炎症が起きた状態をいう。間質性肺炎を引き起こす原因や疾患は多岐にわたり、中には軽症に留まるものや特発性肺線維症など重症化するものもある。自己免疫疾患に伴うもの（膠原病等）、粉じんを吸い込んだことによるもの（アスベスト等）、羽毛やカビなどを吸い込んでアレルギーを起こしたもの、抗がん剤などの薬剤や放射線照射に由来するものなどがあげられる。何が原因で間質性肺炎が生じているかをしっかり見極め、それに応じた治療を行うことが大切である。

間質性肺炎の中には、血液検査・胸部X線・気管支鏡検査・開胸肺生検などの各種検査を実施しても、はっきりと原因や関連疾患を特定できないこともある。このような原因不明のものは特発性間質肺炎と呼ばれ、臨床的な特徴と病態によって7種類に分類される。中でも患者数が多いのが特発性肺線維症で、繰り返し傷ついた肺胞を修復するときに発生するコラーゲン線維が、間質に蓄積することで肺が硬くなる肺線維化疾患の代表である。急激に症状が進行して呼吸不全になる急性増悪をきたすことがあり、命に関わる場合もある。

治療に関しては、アレルギーや薬剤が原因の場合には、アレルゲン物質や薬剤を取り除くことで病状を回復させることも可能なため、的確な診断を受けることが重要である。自己免疫疾患によるもの(膠原病等)は、主にステロイドや免疫抑制剤を使って治療を行う。特発性肺線維症であれば、抗線維化薬(ピルフェニドン、ニンテダニブ)という肺の線維化を抑える薬を使用する。肺の炎症が強い間質性肺炎にはステロイドや免疫抑制剤を、線維化が生じている間質性肺炎には抗線維化薬を使用することが基本的な考え方となる。

同科では、肺がん・肺炎・COPD(慢性閉塞性肺疾患)・気管支喘息などの診断や治療にも成果をあげており、患者に負担をかけない形での早期発見にも力を入れている。

服部教授からのアドバイス

慢性的な咳き込みや動作時の息切れを感じる方には、間質性肺炎も含めて、さまざまな呼吸器疾患が隠れている可能性があります。当科では、多面的な検査手段を使って的確な診断を行っています。

外来診療日

火曜(午後)、金曜(午前)

吉島病院 呼吸器内科

山岡 直樹 院長

広島市中区吉島東 3-2-33
TEL 082-241-2167

【スタッフ】池上靖彦・吉岡宏治・尾崎紀仁・佐野由佳・井上亜沙美・前田憲志

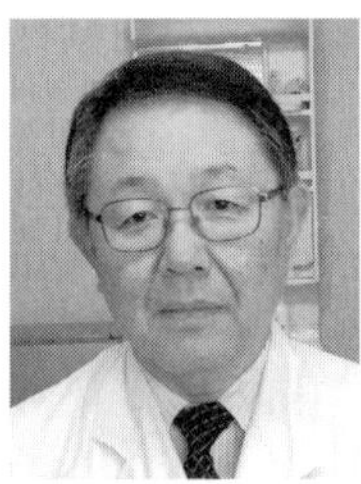

やまおか・なおき
1983年広島大学医学部卒。1984年呉共済病院、1987年長崎厚生堂病院、1989年広島大学病院第二内科を経て、1996年吉島病院に赴任。2011年診療部長、2014年副院長、2019年4月より現職。日本呼吸器学会専門医・指導医、日本呼吸器内視鏡学会専門医・指導医、日本結核病学会代議員など。

実績・成績 患者数／紹介入院420人、外来（紹介）800人、結核150人（うち入院100人）、在宅酸素療法120人
疾患別入院患者数／肺がん120人、間質性肺炎90人、COPD60人、気胸70人、肺炎（細菌性・誤嚥性）200人。アスベスト検診受診者数／250人（以上、科、2018年度）。

治療

呼吸器センター病棟開設、7人の呼吸器内科専門医

呼吸器センターを中心としたケアミックス体制を維持して、あらゆる呼吸器疾患に対応し、高度で安全な医療の提供と地域に根ざした親しまれる病院を目標に運営している。検診から急性期、慢性期、そして在宅までを支える病院を目指しており、呼吸器疾患の「病院完結型」医療といえる。

2016年９月から「気胸ホットライン」を開設し、2017年10月には「呼

吸器ホットライン」も始めた。開業医からこのホットラインに電話をかけると、担当医に直接つながる。これまでは顔見知りの医師に頼る部分もあったが、窓口の一本化によって診断、治療がよりスムーズになった。また呼吸器疾患に特化した医療・看護体制を強化するために、病棟を再編し、2019年４月に呼吸器センター病棟を開設した。

肺気腫（はいきしゅ）や慢性気管支炎などを総称してCOPD（慢性閉塞性肺疾患（まんせいへいそくせいはいしっかん））と呼ぶ。呼吸サポートチームも充実し、呼吸療法認定士が中心となり動作時の呼吸方法の習得練習や排痰（はいたん）訓練、呼吸筋トレーニングを行い、体力増進や患者教育など包括的なリハビリテーションを行っている。呼吸不全を有する通院患者は自宅で酸素吸入器を用いて在宅治療を施すが、急性増悪や機器トラブルに備えて24時間体制で対応している。

また、2014年４月から開始したCOPDの教育入院にも力を入れている。これは広島県内の他施設ではまだ行っていない先駆的な試みで、症状が出る前の人や軽い症状の人を対象に、１～２週間のプログラムによる指導を行っている。

同院では呼吸器内科医７人、呼吸器外科医３人、放射線科医１人、理学療法士10人（うち呼吸療法認定士７人）、作業療法士１人、看護師の呼吸療法認定士20人の充実した体制を取っている。開業医や診療所などとの病診連携も充実しており、開放病床の登録医も185人を超え、スムーズな連携を図っている。

山岡院長からのアドバイス

2019年4月から呼吸器センター病棟も開設しました。最初の診断から在宅まで支える病院を目指しています。気になることがあれば、専門医にご相談してください。当院では専門医とチームスタッフによる診療、指導を行っています。

外来診療日

月・水曜、第３土曜（午前）　※すべて予約制

広島赤十字・原爆病院 呼吸器科

山﨑 正弘 部長

広島市中区千田町 1-9-6
TEL 082-241-3111

【スタッフ】谷脇雅也・松本奈穂子・橋本香莉・鍋島新志・川本数真・大橋信之

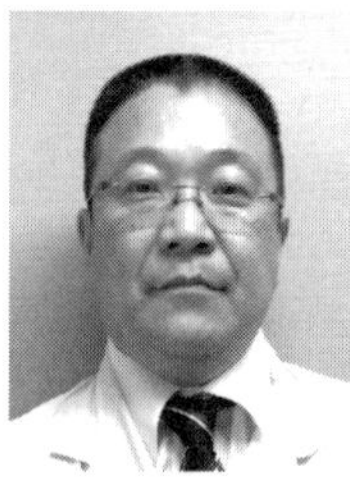

やまさき・まさひろ
1992年広島大学医学部卒。2001年同大大学院医学研究科修了。公立みつぎ総合病院内科医長、呉市医師会病院内科医長、県立広島病院呼吸器内科医長を経て、2007年に広島赤十字・原爆病院。2014年から呼吸器内視鏡室室長。2015年から呼吸器部長兼任。日本内科学会総合内科専門医・指導医、日本呼吸器学会呼吸器専門医・指導医、日本呼吸器内視鏡学会専門医・指導医、日本臨床腫瘍学会がん薬物療法専門医・指導医。

実績・成績 新入院患者数1090人（内訳：肺がん37%、肺炎27%、間質性肺炎8%など）、肺がん診断数153人（化学療法21人、化学放射線療法24人など）
在宅酸素療法患者数138人（以上、科、2018年）

治療

肺がんや慢性呼吸器不全の治療と研究に定評

慢性呼吸不全や肺がんに関する診療、研究・学会活動では中国・四国地方でも有数の施設である。肺気腫や慢性気管支炎などの慢性閉塞性肺疾患や肺線維症、じん肺症などにもとづく慢性呼吸不全など呼吸器全般に対して、丁寧な診療を心がけている。

同科では特に、肺がんに力を入れており、エビデンスやガイドラインに基づきながら、肺がんの診断から治療まで継続的に行っている。外科や放射線治療科の医師とカンファレンスなどで密に連絡を取りながら、治療方針を決めている。また、抗がん剤や分子標的治療薬、免疫チェックポイント阻害薬を用いた肺がん治療にも多くの実績を持つ。手術不能な進行肺がんに対しては、生活の質（QOL）を考慮しながら、長期生存を目指している。

慢性呼吸不全に対しては、一般的な治療に加え、在宅酸素療法や在宅人工呼吸器法なども取り入れている。2018年の在宅酸素療法の外来患者は138人に上り、現在も同科に通院している患者は、主に合併症などのため他科との連携が必要な50人。残りのケースは、患者の地元のクリニックなどで治療を行い、QOLの向上を図っている。

同科では、学会発表や論文発表にも力を注いでいる。論文は英文での症例報告が中心。「症例報告が多いのは一人ひとりを丁寧に診療し、新しい知見を見出しているから」、そして「これらの報告が世界のだれかを救うことにつながる」と山﨑部長。2018年には、若手医師による症例報告が日本肺癌学会優秀論文賞を受賞した。「今後もチーム医療とQOLを重視した日常診療の実践、臨床研究の推進が私たちに課せられた課題」と同部長は抱負を語る。

山﨑部長からのアドバイス

慢性呼器不全や肺がんの患者さんは増えています。息切れや発熱、咳や痰が続くようなら、まずはかかりつけ医を受診してください。当科には多くの専門医が在籍し、他科と連携をとりながら丁寧な診療を行っています。

外来診療日

月～金曜（午前）、山﨑／火・金曜（午前）　※すべて予約外来

県立広島病院 呼吸器センター 呼吸器内科

石川 暢久 センター長・主任部長

広島市南区宇品神田 1-5-54
TEL 082-254-1818

【スタッフ】谷本琢也・濵井宏介

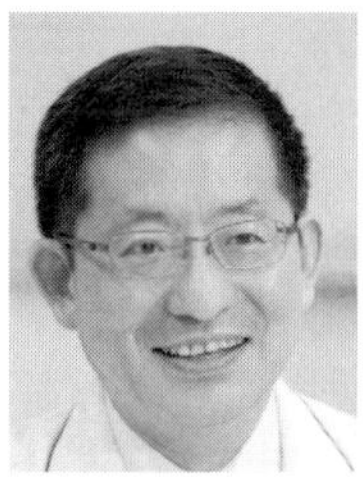

いしかわ・のぶひさ
1994年広島大学医学部卒。2002年から3年間、東京大学（ヒトゲノム解析センター）へ国内留学。ヘルシンキ大学にも1年間留学。2011年より広島大学分子内科学講師、2014年より県立広島病院呼吸器内科部長、2017年より呼吸器センター長兼呼吸器内科主任部長。日本呼吸器学会専門医・指導医など。

実績・成績 入院患者数（肺がん／693人、間質性肺炎／199人、慢性閉塞性肺疾患／53人、気管支喘息／40人）

（以上、科、2018年）

治療

肺がんゲノム医療や間質性肺炎などに実績

同科は、呼吸器外科やリウマチ科などと連携して、高度な医療を提供する体制を整えている。呼吸器疾患に関して、迅速な診断・治療が必要なため、各検査・治療の待ち時間を公表しているのが大きな特長で、治療待ちの時間をできるだけ短縮するように心がけている。

同院はがんゲノム医療連携病院に指定されている。がんゲノム医療とは、患者ごとに異なる遺伝子の変異を調べて、患者に適した治療薬の情報を提供する新しい治療である。同科では現在、肺がんの診療で行っている「遺伝子変異検査」(コンパニオン診断)のほか、一度に複数の遺伝子変異を検出可能な次世代シークエンサーという機器を用いる「遺伝子パネル検査」を実施している。

検査法では、気管支鏡検査やCTガイド下生検、リンパ節生検、胸腔鏡下肺生検などのさまざまな検査法から、がんゲノム医療に適した十分量の検体が採取できるものを選択するよう心がけている。2019年3月には県内では初めてのクライオバイオプシー（凍結生検）を導入した。クライオバイオプシーとは、気管支鏡下にクライオプローブを目的部位まで到達させ､組織を凍らせて採取する新しい方法である。挫滅の少ない、より大きな組織が多く採取できるために肺がんなどの診断率が高く、がんゲノム医療や間質性肺炎の診断に適した検体が採取可能になった。

同院は、全国的にみても間質性肺炎の症例数が多い。特発性肺線維症に対しては、積極的に抗線維化薬(ニンテタニブ、ピルフェニドンなど)を使用した治療を行っている。

重症例の呼吸器疾患にも力を入れている。慢性閉塞性肺疾患(COPD)に対しては新規の薬剤の臨床試験に積極的に参加｡気管支喘息の患者は、吸入ステロイド療法の普及で入院患者は減っているが、難治性喘息に対しても、生物学的製剤を使用した治療を行うと同時に、新規薬剤の臨床試験にも積極的である。

石川主任部長からのアドバイス

呼吸器内科と呼吸器外科、リウマチ科・臨床検査科の垣根を低くして、風通しのよい医療を提供しています。患者さんを第一に考え、治療待ちの時間もできるだけ短縮するように心がけています。

外来診療日

月・水曜（午後）、火曜（午前）、木曜（午前・午後）、
金曜（午後、※第１・３・５は午前も診療）

広島市立広島市民病院　呼吸器内科

庄田 浩康 主任部長

広島中区基町 7-33
TEL　082-221-2291

【スタッフ】岩本康男（腫瘍内科主任部長兼任）・益田 健・高山裕介・三島祥平

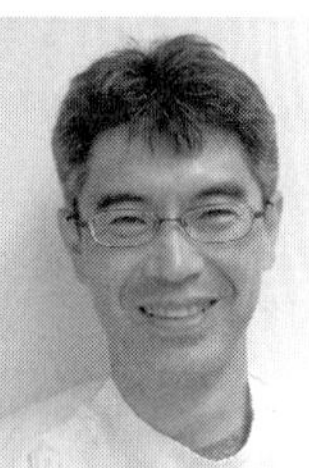

しょうだ・ひろやす
1997年広島大学卒。広島大学大学院、広島鉄道病院医長、安芸市民病院内科部長、県立広島病院部長などを経て、2018年より現職。日本呼吸器学会呼吸器専門医・指導医。日本呼吸器内視鏡学会気管支鏡専門医・指導医。

実績・成績　肺がん症例／100例（うち化学療法70例、放射線治療20例、化学放射線治療10例）
外来患者数／約1300人（月間）、入院患者数／約1000人（平均在院日数12.9日）
（以上、科、2018年）

治療

肺がんの内科的治療でハイレベルな診療実績

同科は、腫瘍(しゅよう)内科・放射線治療科・呼吸器外科など他の診療科と緊密な連携による、最新最善でハイレベルな診断・治療に定評がある。特に肺がん治療では、最先端の気管支内視鏡やエコーによる診断率向上をめざし、早期発見や正確な診断に努めている。

化学療法では、学会のガイドラインなどで確立された標準的化学療法を採用している一方、高次医療機関としての使命から、患者の意志や希望を尊重しつつ、より優れた治療法開発を目的とした臨床研究や、新規抗がん剤の開発治験などにも取り組んでいる。

2006年に開設した通院治療センターでは、患者が最新の治療を安全・快適に受けられるよう、各診療科と病理部による毎週の合同カンファレンスおよび、医師・薬剤師・看護師による毎日のカンファレンスを実施。各科と主治医が情報を共有し、治療方針が円滑に決定できる体制を整えている。また肺がんでは、EGFR遺伝子変異検査やALK遺伝子転座検査を含む分子病理検査を行い、適応患者に分子標的薬による加療を実施している。

放射線治療では、高精度放射線治療が可能な環境にあり、がんの周囲正常組織に照射される放射線を軽減し、がんに高線量を集中させる治療を行う。これにより副作用を抑え、治療強度を高めて成績向上につながることが期待されている。同院では、IGRT技術（照射直前に放射線治療装置自身が撮影したCT画像を基に位置誤差を修正）を用いて、ミリメートル単位の位置精度で照射することが可能になっている。そのために、院内では放射線治療品質管理委員会や放射線治療品質管理室を設置し、放射線治療全体の品質管理と品質保証に努めている。

慢性・急性呼吸不全に対しては、非侵襲的もしくは侵襲的人工呼吸法などを用い、効率的な呼吸療法を実施。間質性肺炎の診断・治療では、気管支肺胞洗浄や気管支肺生検を採用し、必要に応じて外科的肺生検を行う。また、リウマチ・膠原病科と連携した正確な診断を心がけ、適応患者にはステロイドホルモンや免疫抑制薬、抗線維化薬などを投与する加療も行っている。

庄田主任部長からのアドバイス

肺がんは、早期の正確な診断や治療のスタートが何よりも大切です。かかりつけ医の紹介状などがあれば、受診もスムーズになります。患者さんにとってベストな診療を常に心がけています。

外来診療日

月～金曜、庄田／月・水曜 ※原則紹介制・予約診療

マツダ病院　呼吸器内科

大成 洋二郎 主任部長

安芸郡府中町青崎南 2-15
TEL 082-565-5000

【スタッフ】石山さやか・齋藤尚美

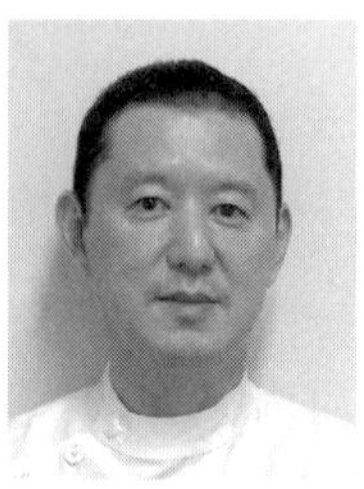

おおなり・ようじろう
1999年大分大学医学部卒。2009年広島大学大学院分子内科学大学院修了。広島大学病院、広島原爆障害対策協議会、吉島病院などを経て、2012年よりマツダ病院。日本内科学会認定医・総合内科専門医、日本呼吸器学会専門医・指導医、日本アレルギー学会専門医。

実績・成績 入院患者／約600人（肺炎200人、肺がん150人、間質性肺炎50人、COPD30人）
外来患者／約8000人（喘息35%、COPD15%、肺がん10%、睡眠時無呼吸症候群10%、非結核性抗酸菌症5%）　（以上、科、年間）

治療

負担の少ない検査やチーム医療でより良い治療を提供

喘息(ぜんそく)やCOPD（慢性閉塞性肺疾患）の診察において、従来からの検査方法に加え、より患者への負担が少ない新しい方法を導入していることが、同科の特色の一つ。これまでのスパイロメトリーという肺機能の基本的な検査では、強制的な呼吸(空気をいっぱい吸っていっぱい吐く)で計測するが、負担を感じる患者もいる。

同科では、安静呼吸で呼吸抵抗を測定するモストグラフや呼気NO検査など、患者の負担を軽減しつつ、詳細な呼吸状態の把握が可能で鑑別診断に有用な、新しい検査方法を導入している。モストグラフは、検査結果が3Dカラー画像で表示されるため、患者にとっても治療効果を視覚的につかみやすく、治療への励みにもなるといえる。呼気NO検査では、気道に起きている炎症の状態を数値で把握でき、喘息の診断に大いに役立つ。このように、複数の肺機能検査を組み合わせることで、より質の高い専門的な診療を行っている。

喘息やCOPDの基本治療は、吸入ステロイドや吸入気管支拡張薬である。しかし、薬が気管支まで届くように正しく吸い込めていない患者では、治療効果に乏しいことが多い。「喘息ガイドライン」では、吸入剤による治療を行う場合の吸入指導の重要性について、2018年に初めて記載されたが、同科では従来から吸入手技が不良な患者には外来でしっかりと吸入指導を実施しており、治療効果を上げている。また、通常の吸入療法ではコントロール不十分な重症喘息患者に対しては、近年実用化された生物学的製剤の導入も積極的に行っている。

肺炎は抗菌薬治療が基本となるが、同時に口腔ケアやリハビリ、嚥下評価による食事形態の調整、肺炎球菌ワクチン接種なども重要である。同科ではクリニカルパスを作成し、多職種で包括的なチーム医療に取り組んでいる。

肺がんでは、気管支鏡検査で診断・治療を行っている。採取した検体を用いて遺伝子検査などをした上で、分子標的治療薬の選択や免疫療法の適応を判断するなど、患者ごとに個別治療を行っている。

大成主任部長からのアドバイス

咳（せき）や息切れなどを自覚した場合は、喘息・COPD・肺炎・肺がん・間質性肺炎などの可能性があります。早めに専門医を受診してください。

外来診療日

大成／月・木曜（8:45～11:30）・火曜（午後、※予約のみ）

市立三次中央病院 呼吸器内科

粟屋 禎一 医長・感染防止対策室室長

三次市東酒屋町 10531
TEL 0824-65-0101

【スタッフ】松田賢一・江草弘基

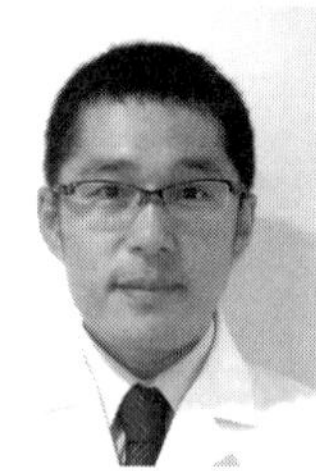

あわや・よしかず
1999年杏林大学医学部卒。広島大学医学部第二内科入局。中国労災病院、吉田総合病院、呉医療センター・中国がんセンター、東広島医療センターを経て、2007年から同院勤務。日本内科学会総合内科専門医。日本呼吸器学会専門医。日本呼吸内視鏡学会専門医。など

実績・成績
外来患者実人数／1975人、入院患者実人数／362人（肺がん86人、肺炎78人）、外来化学療法／385件 （以上、科、2018年）
外来患者実人数／800人、入院患者実人数／118人（肺がん70人・肺炎22人）、外来化学療法／148件 （以上、粟屋、2018年）
低線量CT検診／1312人 （病院、2018年）

治療

肺がんに精通し、感染予防対策にも注力

呼吸器内科の領域は多岐にわたるが、同院は県北で唯一呼吸器内科を有する病院であるため、すべての呼吸器疾患に精通して、高いレベルの診療を成立させなくてはならない。悪性腫瘍の中で最も死亡数の多い肺がんは、今までは胸部X線撮影や喀痰細胞診で検診を行っていたが、早期発見が難しいケースがあった。

最近では肺がんをより早期に発見するために、被曝線量を通常のCTの10分の1程度まで抑えた低線量CTを使った検診が注目されている。

胸部X線撮影では分からない早期病変を発見することができるメリットがある。同院は三次市の検診料金減免助成を得て、50～70歳代の市内の喫煙者を対象に低線量CT検診を実施。毎年約1300人が受診し、肺がんを早期に発見している。

治療に関しては、呼吸器外科や放射線科と協力し、手術療法・放射線療法・化学療法などを併用。同科は主に化学療法を担当し、患者ができるだけ普段の生活が送れるよう、外来化学療法を積極的に導入している。肺がんのみならず、気管支喘息や間質性肺炎などの呼吸器疾患に対しても、新薬を使いこなし、地域で暮らしながら都市部と同程度の先進医療を提供している。

呼吸器疾患の予防において重要なタバコ対策としては、禁煙外来を設置して禁煙を推進している。喫煙が原因で生じる肺気腫・慢性気管支炎などのCOPDは、リハビリや食事指導が重要となるため、地域連携パスを作成してかかりつけ医との協力体制を構築している。

また、感染防止対策室室長も兼ねている粟屋医長は、院内の感染症対策だけではなく地域研修会なども開催。庄原赤十字病院と協力して新型インフルエンザや新興感染症の対応などについて実地訓練なども行っている。

粟屋医長からのアドバイス

喫煙は呼吸器疾患のリスクを高めます。禁煙外来を受診して楽に禁煙しましょう。また、肺がんを早期発見するため、年に1回は検診を受けるようにしてください。

外来診療日

呼吸器内科／月・火・木曜（9時～）
呼吸器外来（呼吸不全・リハビリ）／水・木曜（13時～）
化学療法外来／水・金曜（9時～）
禁煙外来／金曜（15時～）、※すべて予約制

広島アレルギー呼吸器クリニック

保澤 総一郎

理事長・統括院長
（※八丁堀院長兼任）

八丁堀／広島市中区八丁堀 14-7 八丁堀宮田ビル 4F　TEL 082-511-5911
光町／広島市東区光町 1-9-28 第一寺岡ビル 6 F　TEL 082-568-1167

【スタッフ】寺田満和（光町院長）・保澤真紀

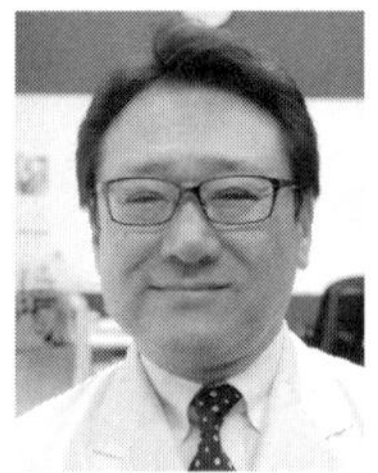

ほざわ・そういちろう
1981年広島大学医学部卒。米国留学、広島大学第二内科助手、マツダ病院呼吸器・アレルギー科部長を経て、2003年同院（光町）、2014年八丁堀開院。日本アレルギー学会代議員、喘息予防・管理ガイドライン作成委員を歴任。関連学会の専門医・指導医多数。著書に『私がぜんそく専門医になった理由』

実績・成績　診療人数／延べ3万人（喘息7割、COPD2割）
禁煙治療／約300人（以上、年間）

治療

広島地域有数の喘息診療の専門医

同院は、喘息（ぜんそく）を専門とするクリニックで、喘息のほかCOPD（慢性閉塞性肺疾患（まんせいへいそくせいはいしっかん））、アレルギー性鼻炎、花粉症、喘息を悪化させる要因にもなる睡眠時無呼吸症候群の診療や、禁煙コンサルティングなども行っている。

特に、喘息診療の世界スタンダードを極め、実践することに全力をあげており、呼吸機能検査（スパイロメトリー）のほか、呼吸抵抗測定器「IOS」や呼気一酸化窒素（NO）測定器を使って、的確な検査に基づく明確な診断と丁寧なケアを行っている。

同院は、早期発見・早期治療という診療ポリシーのもと、最新鋭の医療設備を備えている。呼吸抵抗測定器「IOS」は気道の抵抗を測定する設備で、喘息やアレルギー性の咳（せき）などの検査に使用。安静呼吸で測定可能なため患者の負担が少ない。呼気一酸化窒素（NO）測定器「NIOX VERO」による呼気NO測定では、喘息性の炎症の存在や喘息のコントロール状態の評価が低侵襲に評価でき、非常に有用な検査である。

喘息管理の現状は、喘息ガイドラインが求めている「コントロール良好」にまでは至っていないのが実情。その理由は、患者自身が喘息状態を過小評価する傾向があり、治療継続率や服薬維持が低いことにある。

喘息患者は、一般内科の患者より平均年齢が若く、ビジネスパーソンなど社会的にアクティブな人が多いことも、通院を止めてしまう原因の一つ。同院は忙しい患者にも通院してもらえるよう、予約制を敷いて待ち時間を少なくし、治療のモチベーションを保てるだけの喘息病態の的確なモニタリングと説明の時間を確保できるスケジュール管理を徹底している。

現在、治療継続中の喘息患者は光町・八丁堀両院を合わせると3000人強。これからも、喘息専門クリニックだからこそできるきめ細やかな診療で、患者の生活の質を上げられるようサポートしていくとともに、喘息に関する医療の発展にも取り組んでいる。

保澤理事長からのアドバイス

日常生活で呼吸に異常を感じたら、すぐに専門医を受診してください。現在は、比較的簡単な方法で診断することが可能です。的確な診断と重症度判定に基づいた治療が何よりも重要になります。

外来診療日

八丁堀／月～土曜（木・土曜は午前のみ）、光町／月～金曜、土曜午前

徳永呼吸睡眠クリニック　内科・呼吸器科

徳永 豊 院長

広島市中区幟町 13-4 広島マツダビル 2F
TEL 082-211-1159
【スタッフ】事務６人、臨床検査技師３人

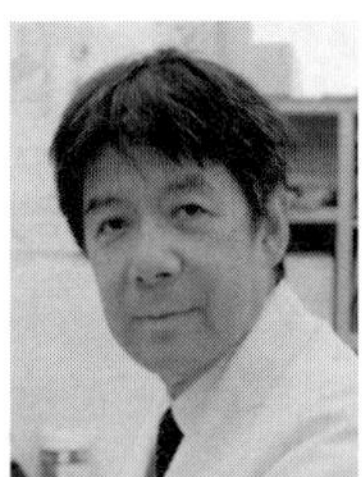

とくなが・ゆたか
1983年広島大学医学部卒。同年国立呉病院内科、1985年広島大学医学部第二内科入局。1991年安佐市民病院内科部長を経て、2003年広島大学医学部臨床教授就任。2004年徳永呼吸睡眠クリニック開院。日本内科学会認定医。日本呼吸器学会専門医、日本睡眠学会認定医。

実績・成績 受診人数／約620人（月間）、初診人数／約40人（月間）、終夜ポリグラフ検査人数／約300人（年間）、CPAP使用人数／約1200人（年間）。

治療

睡眠時無呼吸症候群の治療に長年の経験と実績

内科・呼吸器内科を専門として睡眠障害を中心に診療を行っている予約制のクリニック。睡眠障害に関する治療、特に睡眠時無呼吸症候群におけるCPAP（持続陽圧呼吸）療法の診療実績は28年目になる。患者は男性を中心に、子どもや女性、高齢者まで幅広い層が来院、県外など遠方からの患者も多い。

睡眠時無呼吸の検査は、検査機器を持ち帰り自宅で行うことができる。指先や鼻孔にセンサーを付けて、就寝しながらできるので、実際の睡眠時無呼吸の状態に近いものが把握できる。また、ICレコーダーでいびきの状態も録音してもらう。院内では、日中の眠気に関するアンケートや血圧、鼻呼吸をしているかどうか、肺活量なども検査。検査結果は検査技師任せにせず、徳永院長自らが解析し、眠りのリズムや口呼吸をしていないかなど、専門医の視点から患者に分かりやすく説明している。

症状の重症度によって、睡眠時に鼻マスクを着用して空気を吸入するCPAP療法や、装着することで気道を広げるスリープスプリント療法を選択する。貸し出すCPAPは、サーバーを介して同院のパソコンと連動しており、使用時間や使用率、治療状況、無呼吸の状態などを院内で医師が把握できる。睡眠時無呼吸症候群は肥満と深く関係があり、CPAP療法で減量効果が現れる患者もいる。

同院長は、国内や海外の学会に毎年積極的に出席し、最新の医療を取り入れている。患者の呼吸の仕方、顔色、動作など全身を診ながら必要な検査を行う見立ての正確性と、安易な投薬には頼らない的確な診療に定評がある。この症状にはこれという画一的な治療法ではなく、一人ひとりの患者に合わせた個別治療の提供を目標としている。

SNSなどの導入にも積極的で、基本無料のいびきアプリで自身の睡眠状態を把握することを推奨している。再診の予約や日時変更などはLINEでも対応している。

徳永院長からのアドバイス

睡眠は健康に大きく影響します。よい呼吸とよい睡眠を確立し、元気生活を取り戻しましょう。少しでも不安のある方には、専門医の立場からサポートさせていただきます。

外来診療日

月～土曜（9:00 ～ 13:00）予約診療制
休診日／日曜・祝日
※学会出席などによる休診あり、ホームページにて要確認

名医がやさしく解説

感染症の種類とその対策とは
——日頃から手洗いなどのケアを！

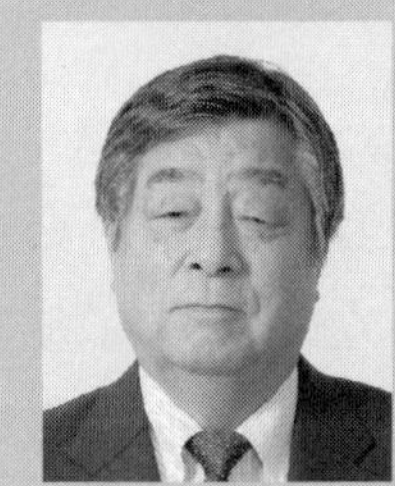

広島県感染症・疾病管理センター
桑原 正雄 センター長
くわばら・まさお
1972年昭和大学医学部卒。広島大学大学院修了。県立広島病院呼吸器内科部長、同総合診療科部長、同病院長を経て、2015年より現職。広島県医師会副会長。得意分野は感染症、呼吸器内科。日本感染症学会専門医。日本内科学会認定医。など

「感染症」にはさまざまな種類がある。例えば、肺炎は高齢者にとって避けられない疾患とされているが、その原因になりかねないインフルエンザなどは、ワクチン接種で重症化を防ぐことが可能。ここでは、感染症の種類や予防法などについて、広島県感染症・疾病管理センターの桑原センター長に話を伺った。

感染症の種類と日常生活での予防法

感染症とは、「病原体が体内に侵入して症状が出る病気のこと」です。病原体は、大きさや構造によって「細菌」「ウイルス」「真菌（しんきん）」「寄生虫（きせいちゅう）」などに分類されます。病原体が体に侵入しても、症状が現れる場合とそ

うでない場合があり、感染症になるかどうかは、病原体の感染力と体の抵抗力で決まります。

体内に侵入する経路には、「垂直感染」「水平感染」の２種類があります。垂直感染とは、妊娠中あるいは出産の際に病原体が乳児に感染することで、一般的に「母子感染」といわれます。また、水平感染とは感染源から周囲に広がるものをいい、「接触感染」「飛沫感染」「空気感染」「蚊やダニなどの媒介による感染」の４つに分類されます。

感染する病原体（細菌やウイルス）の多くは、人間の手に付着します。その手で鼻や口などに触れると、その病原体が体内に侵入して感染します。病原体が付いた手でさまざまなものに触れ、さらに周りの人たちが触れることで、感染は拡がります。ですので、手洗いは、日常生活の中でできる有効な感染対策です。空気感染や飛沫感染では、咳やくしゃみによって病原体が拡がるため、感染者のマスクや咳エチケットは感染対策に重要です。

感染症には、ワクチンで予防できるものがあります。ワクチンを打つと体が病原体に対して免疫を獲得し、病原体が侵入しても病気にならない、または、病気になっても症状が軽く済みます。

高齢者が誤嚥性肺炎にならないために

肺炎は、一般的によく知られている肺の感染症です。高熱や咳、痰、息苦しさなどが主な症状です。小児から高齢者まで幅広い年代で罹患しますが、特に高齢者が罹患することが多く、肺炎が原因で亡くなる高齢者は、小児や若年世代と比べて圧倒的に多くなっています。

風邪やインフルエンザは、肺炎の前段階として重要な疾患です。これらのウイルスは鼻や喉に感染しますが、感染した場所は細菌が感染しやすく、気管支炎や肺炎が起こりやすくなります。

肺炎の原因となる微生物には多くの種類があり、主なものとして、細菌では「肺炎球菌」「インフルエンザ菌」「黄色ブドウ球菌」などが、また、細菌以外では「肺炎マイコプラズマ」「肺炎クラミドフィラ」「インフルエンザウイルス」などがあげられます。肺炎球菌やレジオネラ菌、また中国や中東から広がった新型コロナウイルスによる肺炎は、若者でも重症化することがあるため注意が必要です。

高齢者に多い誤嚥性肺炎は、細菌が唾液や胃液とともに気管から肺まで流れ込んで起きます。嚥下反射や咳反射が低下している高齢者では、食事の際に誤嚥することがよくありますが、恐ろしいのは不顕性誤嚥(睡眠中などにむせることなく、無意識のうちに唾液や胃液が少しずつ気管に流れ込む)です。

脳血管障害や体力が衰えた方では誤嚥が起こりやすくなり、不顕性誤嚥は夜間に多く起こります。確実に嚥下するためには、嚥下や発声の訓練も必要で、嚥下が容易になるような食事や食事姿勢を工夫することが大切です。口の中を清潔にするために、歯磨きなどの口腔ケアも重要です。

誤嚥性肺炎にならないために

●メリハリのある生活で元気に過ごす
●脳梗塞予防の薬や、咳を出しやすいカプサイシンなどを服用
●睡眠薬を使いすぎない
●肺炎球菌ワクチン、インフルエンザワクチンを接種する
●嚥下や発声の訓練をする
●むせない食事姿勢。胃から逆流しないように、食後座っておく
●飲み込みやすい食事を工夫する
●歯磨き、歯茎マッサージなどの口腔ケアを行う
●マスク着用、手洗い、ワクチン接種などで、「介護者側」から感染しないように気をつける
●予防や診断・治療について、かかりつけ医や歯科医などに相談する

ワクチンによる予防の注意点

肺炎球菌ワクチンは、肺炎の原因微生物で最も多い肺炎球菌に対するワクチンで、小児と65歳以上で接種が推奨されています。高齢者では、

１種類が１回分公費助成されており、５年後以降にさらに１回の再接種が認められています。他の１種類は、１回の接種で長期間有効です。現在は、高齢者の半数以上の方が接種をしていないのが実状ですので、かかりつけ医とよく相談して欲しいと思います。

インフルエンザは、発熱や筋肉痛などが急に起こる全身のウイルス性感染症です。まれに重症化して肺炎を起こし、命に関わることもあります。インフルエンザワクチンは、接種の２～４週間後から予防効果が現れ、５か月間程度は持続します。例年の流行時期は12月中旬～３月で、遅くとも11月下旬までに接種すると良いでしょう。このワクチンの効果は、重症化予防です。小児や小中学生では、インフルエンザによる異常行動が出る場合がまれにあります。罹患後、２日間はしっかりと監視しておくことが重要です。

このほか、ワクチンで予防できる感染症には「B型肝炎」「麻疹（はしか）」「風疹（三日はしか）」「流行性耳下腺炎（じかせんえん）（おたふくかぜ）」「破傷風（はしょうふう）」「百日咳（ひゃくにちぜき）」などがあり、これらのワクチンは、いずれも小児の定期接種対象になっています。安全で有効なワクチンを接種し、子どもたちを守るためのものです。さらに、小児期のワクチン接種が十分でない場合、大人になってから足りない分を補うことも大切です。

渡航者外来を上手に利用しましょう

2020年初め、中国・武漢市での集団感染者が報告された新型コロナウイルス感染症について、連日報道が続いていますが、武漢から海外に拡がり、日本国内でも感染者が報告されています。重篤度は、これまでのコロナウイルスによる肺炎のSARS(重症急性呼吸器症候群)やMERS(中東呼吸器症候群)と比べ、現時点ではそれほど高くありませんが、今後の情報に注意が必要です。

これまでも、世界各国からの人の移動などによって、信じられないような細菌やウイルスが国内に入り、新興感染症が問題になってきました。2009年には、新型インフルエンザが猛威を振るい、また、最近では麻疹や風疹も県内で感染が拡大し、デング熱や多剤耐性菌も海外から入ってきました。

2020年７月には東京五輪が開催され、海外からの観光客が数多く来日すると予想されており、直接的・間接的に人の間で海外からの感染症が拡大することも考えらえます。現在、渡航者外来が各施設などで開設されています。広島大学病院では、一般の医療機関では接種困難な各種ワクチンを常備していますし、海外から帰国して発病した人を診療するためのさまざまな診断キットや治療薬も用意しており、年間千人近くが受診しています。

広島県の感染症医療の体制

感染症のうち、感染症法(国の法律)の中の「一類感染症」は、第１種感染症指定医療機関（県内では広島大学病院）で入院治療を行いますが、エボラ出血熱（しゅっけつねつ）などの「一類」は国内では発生していません。「二類」の中の結核（けっかく）は、県内では吉島病院や東広島医療センターなど４施設が指定されていますし、新型インフルエンザなどが起きた場合には、舟入市民病院や福山市民病院、庄原赤十字病院などで対応します。また、エイズは広島大学病院や県立広島病院、広島市民病院、福山市民病院などのエイズ拠点病院が主に診療しています。

発熱やせき、下痢（げり）などで発病する感染症の多くは、かかりつけ医で診察可能です。広島県では、かかりつけ医が判断して必要であれば他の医療機関を紹介する、感染症医療体制がしっかりと構築されています。このように、県内には法で定められた医療機関や病院の感染症科、総合診療科などに感染症の専門家がいますので、かかりつけ医への相談や医療機関への問い合わせをお勧めします。

肝臓・消化器疾患

広島大学病院
消化器・代謝内科／内視鏡診療科／炎症性腸疾患センター

田中 信治 教授

広島市南区霞 1-2-3
TEL 082-257-5555

【スタッフ】日山 亨・岡 志郎・卜部祐司・林 亮平・保田智之・弓削 亮・小刀崇弘・二宮悠樹・檜山雄一・北台靖彦（非常勤）・上野義隆（非常勤）

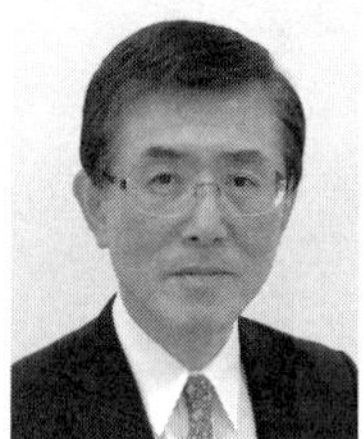

たなか・しんじ
1984年広島大学医学部卒。北九州総合病院内科、広島大学第一内科医員、国立がんセンター病院（現中央病院）内視鏡部、広島大学病院光学医療診療部助教授（副部長）、同部長などを経て、2007年より現職。現在、副病院長・IBDセンター長兼任。

実績・成績 小腸内視鏡検査／513件、大腸内視鏡検査／5440件、食道がんESD／107件、胃がんESD／203件、大腸ESD／202件　（以上、科、2018年）

治療

消化管がん・炎症性腸疾患治療や小腸内視鏡診療に高い実績

同科では、低侵襲（ていしんしゅう）な血液検査や超音波（ちょうおんぱ）検査などによる診断で、胃腸疾患の診断やがんの早期発見に導く技術を応用・開発している。また、同グループが行っている超音波検査（消化器全般の良性疾患から炎症性腸疾患、胃がん、大腸がんまで）は年間1500例におよび、高い評価を得ている。

2013年にピロリ菌除菌治療の保険適用が拡大され、ヘリコバクターピロリ感染胃炎の患者に対する、保険診療によるピロリ菌検査・除菌治療が可能になった。一次・二次除菌で不成功だった患者やペニシリンが使えない患者は、保険診療では対応できないが、個別相談の上で、関連施設と共同で積極的な除菌治療を行っている。また、ピロリ菌の感染診断が難しい場合や自己免疫性胃炎などの特殊疾患についても、診断・治療を行っている。

消化管（食道・胃・大腸）の悪性腫瘍(しゅよう)に関しては、拡大内視鏡(ないしきょう)や画像強調内視鏡を使ってがんの早期診断や正確な診断を行い、内視鏡治療が適応可能かどうかを判断。特に、ピロリ菌を除菌した後に発生する胃がんは診断が難しい場合があるため、拡大内視鏡を使って精度の高い検査を行うなど、同分野に関して最先端の診療を提供している。早期がんで内視鏡治療が可能な場合は、内視鏡診療科で最先端の内視鏡治療を行っており、その診療実績は食道・胃・大腸がんすべてで全国トップクラスの実績である。

また、リンパ増殖性(ぞうしょくせい)疾患（悪性リンパ腫(しゅ)など）においても豊富な診療実績を誇っており、最先端の診断・治療を提供している（弓削診療講師）。

さらに、以前検査ができず“暗黒大陸”と表現されていた小腸の内視鏡診療（ダブルバルーン小腸内視鏡・カプセル内視鏡など）も積極的に行っており、こちらも診療件数・実績で全国トップクラスである。原因不明の消化管出血や小腸病変が疑われる場合は、小腸専門外来（岡診療准教授／火曜午後）で対応している。

炎症性腸疾患（潰瘍性(かいようせい)大腸炎、クローン病など）も中四国地方で最も多くの診療実績を誇っており、前述の腹部超音波検査の応用や生物学製剤の導入など、最先端の診療を行っている。また、同科では新規生物学的製剤の臨床治験を数多く行っており、適応のある患者に対応している（林診療講師）。

https://www.hiroshima-u.ac.jp/hosp/sinryoka/shinryo_ika/syokaki_taisyanaika

田中教授からのアドバイス

腹部の症状は大変身近なものですが、中には悪性・難治性のものもあります。まずは、かかりつけ医の先生と十分ご相談いただくことが必要ですが、悪性が疑われる場合や難治の場合は専門医への受診をご検討ください。その際、診療経過や検査情報が記載してある紹介状があると、より良い診療につながります。

外来診療日

初診受付／水・金曜（8:30 ～ 11:00）※紹介状の持参が望ましい

すみい内科クリニック

隅井 雅晴 院長

広島市中区基町 12-8 宝ビル 101
TEL 082-223-7877

【スタッフ】看護師3人、臨床検査技師1人、医療事務3人

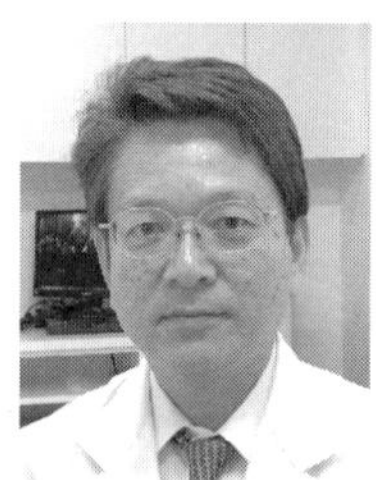

すみい・まさはる
1984年広島大学医学部卒。同大医学部第一内科入局、米国留学、広島大学第一内科助手・講師、広島記念病院診療部長・副院長などを経て、2018年5月同院開院。日本内科学会認定医。日本消化器病学会専門医。日本消化器内視鏡学会専門医。

実績・成績 潰瘍性大腸炎／165人、クローン病／60人
（以上、2018年度診療患者数）

治療

炎症性腸疾患に対する適切な治療法の選択

一般的に炎症性腸疾患とは、潰瘍性大腸炎（かいようせいだいちょうえん）・クローン病をいう。その患者数は年々増加しており、現在では潰瘍性大腸炎は20万人、クローン病は４万人を超えているといわれている。

潰瘍性大腸炎の治療は、活動期（病状がひどい）と寛解期（かんかいき）（落ち着いている）に分けて考える。軽症であればメサラジン製剤を使い、効果が不十分なときや中等症になるとステロイドを併用する。難治例（ステロイド抵抗例、依存例など）や中等症、重症になると、血球成分除去療法や抗TNF-α抗体製剤、抗α4β7インテグリン抗体製剤、JAK阻害剤、タ

クロリムス製剤を追加していき、寛解期にはメサラジン製剤を継続する。難治例では免疫調節薬の併用や、抗TNF-α抗体製剤、抗$\alpha 4\beta 7$インテグリン抗体製剤、JAK阻害剤を継続して使用する。また、劇症型や内科的治療抵抗例では外科的手術が必要になる。

クローン病の治療には、栄養療法や薬物治療、外科的手術がある。クローン病は食事の影響を受けやすいため、寛解期でも食事制限（低脂肪低残渣食）が大切になる。成分栄養剤を用いた栄養療法は寛解導入や寛解維持に有効で、薬物治療ではメサラジン製剤やステロイド、免疫調節薬のほか、抗TNF-α抗体製剤、抗IL-12/23抗体製剤、抗$\alpha 4\beta$クインテグリン抗体製剤を使用する。

それぞれの治療は副作用を含めて一長一短があるが、病状を悪化させない適切な治療法の選択が重要である。血球成分除去療法も寛解導入に有効である。穿孔例や高度狭窄例、内瘻合併例では外科的手術が必要になる。

国内では炎症性腸疾患の専門医が少ないのが現状だが、隅井院長は患者一人ひとりに治療のメリット・デメリットをきちんと説明した上で、患者にとって最良と考える治療法を提案。細やかなコミュニケーションを図りながら、オーダーメードの治療を心がけている。

隅井院長からのアドバイス

最近では、新しい治療法が次々と登場しています。新しい治療法が最良ということではなく、それぞれに一長一短があります。治療に対する知見も以前に比べて変化したところがあります。病状をきちんと把握した上で、適切な治療法を考えていきましょう。

外来診療日

月・火・水・金曜（午前・午後）、木・土曜（午前）
※水曜は予約診療（水曜以外も予約可能）

川堀病院

川堀 勝史 院長

広島市南区松川町 3-8
TEL 082-263-0303

【スタッフ】川堀耕史・竹田春華・高倉有二・河内雅年

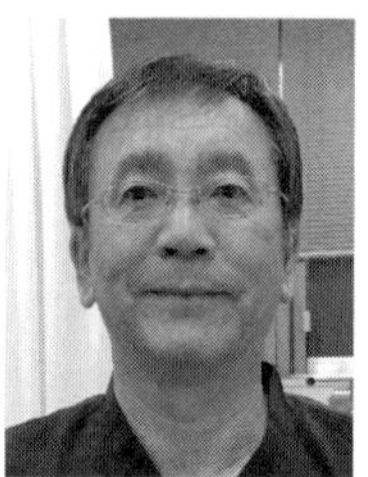

かわほり・かつふみ
1979年愛知医科大学卒。広島大学医学部第二外科、広島大学病院第二外科消化器外科大腸肛門外科を経て、1991年川堀病院着任。2009年より現職。日本大腸肛門病学会認定大腸肛門病専門医・指導医。日本臨床肛門病学会臨床肛門病技能指導医。

実績・成績
新規患者数／約4000人（年間）
手術件数／942例（うち痔核563例、痔瘻180例、裂肛33例）
全大腸内視鏡手術／130例超（以上、2018年）
大腸がんの発見／20例以上（年間）

治療

県内トップクラスの肛門疾患治療と手術実績

痔には大きく分けて、痔核（いぼ痔）・裂肛（きれ痔）・痔瘻（あな痔）の３種類がある。いずれも、便秘や下痢などの排便不良が原因で、最も多いのがいぼ痔。早期であれば薬のみでほぼ治癒可能だが、腫れや痛みが強い場合や外痔核は外来で血栓除去術を行う。内痔核の場合は、注射で腫れを抑えるALTA療法（ジオン注射）と痔核切除術が中心になる。

ALTA療法は、切除術に比べて術後の痛みが少ないのが特徴。同院では、患部を正確に確認できるように腰椎麻酔を使用するため、１泊２日の入院で実施しており、年間症例数は79例程度。また、脱出した痔核を切り取って止血縫合をする根本的な手術の痔核結紮術も行っている。ALTA療法と痔核結紮術の併用治療もあり、その場合には2～7日間の入院が必要。

女性で特に多いのが、便秘による硬い便で肛門部が切れるきれ痔である。早期であれば排便コントロールや肛門内への注入軟膏で回復するが、きれ痔を繰り返してお尻の穴が狭くなると、便が出にくくなって排便後に疼痛が強くなるため手術が必要となる。硬くなったきれ痔部分を切除してお尻を正常の大きさに戻し、肛門が再び狭くならないように皮膚弁移動術（SSG）を行う肛門狭窄形成術を実施する。入院は1週間程度で、完治までには1か月程度が必要。

また、下痢がちな人がなりやすいのがあな痔である。浅い場所に管ができている状態であれば瘻管くり抜き術や切開開放術（約7～10日間の入院）を行う。膿のトンネルが枝分かれして複雑化すると手術の難易度も上がる。複雑化した痔瘻に対しては、肛門機能を温存する目的でシートン法（約10日間の入院）を行い、再発予防でも好成績を上げている。

同院では、女性患者が来院しやすいように、毎週木曜の午後に女性専門外来を設けている。

川堀院長からのアドバイス

自分でお尻の病気と判断しないで、専門医を受診してください。特に、痛みを伴わない肛門からの出血には注意が必要です。毎日使うお尻だからこそ、機能を温存させながら完治させることを目標にしています。

外来診療日

月～金曜（午前・午後）、土曜（午前）
女性専用外来／木曜（午後）

広島大学病院 感染症科

大毛 宏喜 教授

広島市南区霞 1-2-3
TEL 082-257-5555

【スタッフ】渡谷祐介・上神慎之介・嶋田徳光・吉村幸祐

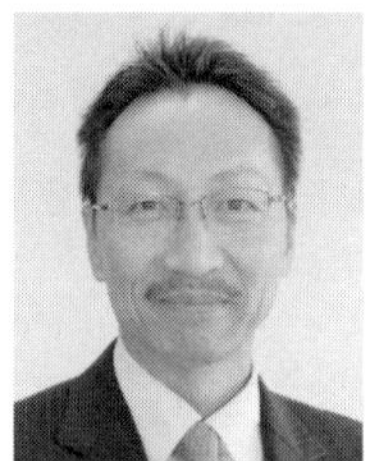

おおげ・ひろき
1991年広島大学医学部卒。ミネソタ大学大腸外科留学、広島大学第一外科助教、広島大学病院感染管理室長などを経て、2010年より現職。同病院副病院長。日本外科学会・日本消化器外科学会・日本大腸肛門病学会各指導医など。

実績・成績 手術件数／潰瘍性大腸炎大腸全摘手術298例、クローン病腸管切除手術239例（科、2018年）
※クローン病吻合部の再手術回避率は5年で94.4%

治療

炎症性腸疾患の専門外科医。県外からも来院多数

同科では、潰瘍性大腸炎（かいようせいだいちょうえん）（UC）やクローン病などの炎症性腸疾患（IBD）をはじめ、大腸がんや肛門疾患など大腸疾病全般の外科手術を行っている。中でも炎症性腸疾患については専門外科医が少ないため、広島県内ほか中国地方各地から来院する患者も多い。

潰瘍性大腸炎では、内科的治療が難しい場合には外科的手術になるが、手術では基本的には大腸をすべて切除し、小腸と肛門をつなぐ方法を採用している。また、手術は臍（へそ）の下の小さな皮膚切開と腹腔鏡（ふくくうきょう）の併用で行っている。

クローン病では腸管機能の温存が大切なため、炎症を起こしている部分のみ処置して早期の機能回復を図っている。近年増えているのが腹腔鏡手術で、在院期間の短縮・出血量の減少効果・整容性などの利点が多い。また、器具の改良や技術の向上も著しいという。

また、クローン病に対する手術では，腸管を吻合(ふんごう)した部位の再狭窄(さいきょうさく)が問題になるが、同院ではKono-S式吻合を採用しており、術後５年間の再手術率が5.6％と良好な成績を発表している。

潰瘍性大腸炎やクローン病は、患者が下痢や腹痛を重ねて、体力や抵抗力が落ちている状態で手術になる場合が多い。術後に傷口が化膿(かのう)するなど感染に弱くなるため、合併症を早期に診断して入院期間が延びないように留意している。また、難病で治療などの情報が少ない病気のため、患者の不安を少しでも取り除くことができるようにコミュニケーションを重視している。

炎症性腸疾患は手術に踏み切るタイミングが難しいため、手術のメリットやデメリット、術後の治療、食生活についてじっくり説明している。

同院では、2015年に全国的にも珍しい「IBDセンター」を設置。患者に最新の治療法を実践したり、QOLを高めるための集学的診療を行うだけでなく、臨床のための研究や、学生・医師・コメディカルを含めた医療者、患者とその家族、市民などへの教育啓発も行っている。

大毛教授からのアドバイス

専門医の役割は正しい情報と最新の治療の提供です。悩みや不安は一人で抱えずに、気軽に相談してください。早めに受診すれば、手術を受けなくて済むケースも多くなります。

外来診療日

火・木曜（午前・午後）※初診の場合は事前に外科外来に要確認

広島記念病院　消化器センター 肛門外科

石田 裕 医師

広島市中区本川町 1-4-3
TEL 082-292-1271

【スタッフ】宮本勝也・小林弘典・矢野雷太（大腸・肛門外科）

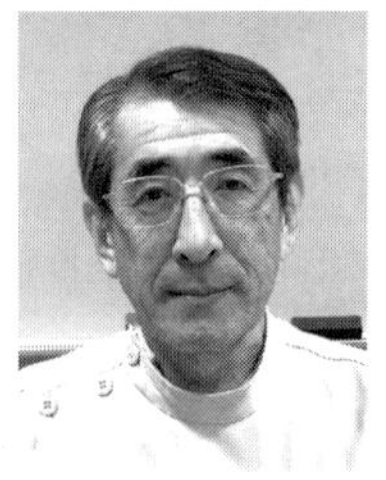

いしだ・ひろし
1974年熊本大学医学部卒。社会保険中央総合病院大腸肛門病センターなどの勤務を経て、1983年に石田外科を開業。2018年5月から、広島記念病院消化器センターの肛門外科医。日本大腸肛門病学会専門医修練施設。日本大腸肛門病学会専門医・指導医、日本臨床肛門病学会技能指導医・評議員。

実績・成績　患者数／860人
手術数／脱肛48例（うちALTA併用37例）、痔瘻28例、直腸脱9例、肛門狭窄1例
症例数／便秘症169例、肛門括約不全26例
（以上、科、2018年5月から1年間）

治療

肛門外科外来で、あらゆる肛門疾患を診療

同院では、2017年度から肛門外科外来を開設。消化器センターの一翼として、痔核（じかく）・痔瘻（じろう）・裂肛（れっこう）・便秘・直腸脱などの良性疾患から肛門管がんなどの悪性疾患まで、あらゆる消化管の出口部分の疾患を扱っている。国民病である痔疾患は、ほとんどが不適切な生活を繰り返すことから生じる生活習慣病。生活指導と薬物療法を基本として保存的に行い、外科的処置は最終手段である。患者の立場で適切な治療法の選択に応じている。

同科では、便秘外来に力を入れている。痔核や裂肛などの予防や治療につながるため、食生活、生活習慣、排便習慣を見直し、自然な排便を目指している。

痔核(いぼ痔)は、肛門の奥のクッション部分(痔核)が繰り返す排便刺激で緩むもので、息まずに排便できるようにすること。手術は、痔核切除術とALTA注を使った硬化療法を併用している。痔瘻（あな痔）は、肛門の内側に開口する肛門腺が感染して生じるもので、下痢をしないようにして予防。手術は病変部位により、肛門括約筋をできるだけ温存した術式を行っている。裂肛(切れ痔)は、硬便で出口を傷つけるもので、便秘をしないようにして、慢性化を防ぎ、肛門が狭くなれば必要最小限に拡げている。

便漏れには、骨盤の底の筋肉を鍛え、便の有形化を図って漏れを防いでいる。また直腸脱は、緩んだ肛門から弛んだ直腸が脱出してくるもので、すぐに戻す習慣をつけ、排便時の息みを防ぐこと。苦痛を伴う場合は、直腸を短縮し、肛門の筋肉を縫い縮める手術を実施している。

このほか大腸・肛門グループでは、大腸がん(結腸がん、直腸がん)やポリープの内視鏡治療、外科治療、炎症性腸疾患などの診療を行っている。大腸がんでは、より侵襲が少ない治療として、内視鏡による粘膜下層剥離術(ESD)や腹腔鏡下手術に積極的に取り組んでいる。

石田医師からのアドバイス

痔疾患は病院へはかかりにくく、人知れず思い悩みがちな病気です。早めの対策で慢性化させないことが大切で、大腸に病気が隠れていることもあります。気軽に受診して、まずは診察を受けましょう。診察は、カーテンの囲みの中で左を下にして横になり、衣服をお尻が出るまでずらしてカバーを掛け、患者さんの後方より診療しますので、ご安心下さい。

外来診療日

月・金曜（13:30 ~ 15:00）、火・水曜（8:30 ~ 11:00）

広島大腸肛門クリニック

中島 真太郎 院長

広島市西区庚午南 1-35-21
TEL 082-507-1555

【スタッフ】看護師8人、看護助手2人、事務3人

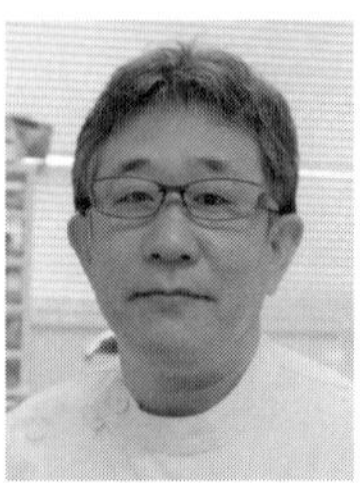

なかしま・しんたろう
1991年広島大学医学部卒。広島大学大学院を修了後、社会保険中央総合病院・大腸肛門病センター（現東京山手メディカルセンター）国内留学、2007年同院開院。日本外科学会・日本消化器病学会・日本消化管学会・日本消化器内視鏡学会・日本大腸肛門病学会の各専門医。

実績・成績 上部消化管内視鏡／約600件
下部消化管内視鏡／約1000件（日帰り大腸ポリープ切除約350件）
痔疾患手術（日帰り含む）／約100件（以上、年間）

治療

広島地域の大腸肛門診療スペシャリスト

消化器外科医としての28年以上の経験に加え、社会保険中央総合病院・大腸肛門病センター（国内の大腸肛門病診療のメッカ）での勤務経験を持ち、大腸肛門疾患の診断・治療に精通。肛門疾患手術の実績も豊富で、痔核（じかく）の注射療法である「ＡＬＴＡ療法」（内痔核硬化療法）も700例以上と数多い。日帰りから短期入院治療にも対応可能な上、難治症例は専門の関連病院に紹介し、自ら出張手術指導も行っている。

同院は、最新の上下部消化管内視鏡設備を備え、鎮静剤を使用した苦しくない検査を実践するなど、数多くの実績をあげている。また、開業

医では珍しいカプセル大腸内視鏡検査も可能。

近年では、がんの統合医療にも力を入れており、中四国で唯一の「ＡＮＫ自己リンパ球免疫療法」の連携医療機関でもある。そのほか、研究会や学会に所属し、低分子化フコイダンや漢方薬、プラセンタ治療を取り入れて成果をあげている。

日本人の３人に１人は痔主といわれるほど、痔はポピュラーな病気であり、生活習慣病と並ぶ国民病とされる。一方で近年では、生活様式の変化に伴って大腸がんも急速に増加しており、がん死亡原因では男性で第３位、女性では第１位となっている。痔であると勝手に自己判断して発見が遅れ、進行してしまった状態で受診する患者も多い。

また、ストレスの多い社会情勢を反映し、胃腸の疾患に罹患（りかん）する人も多く、単純な便秘や下痢ばかりでなく、若年層の過敏性腸症候群や潰瘍性大腸炎、クローン病といった炎症性腸疾患も増加し、社会問題となっている。

同院では、専門医による安全で高い診断・治療技術と最新の治療設備を提供し、スタッフ全員による親切丁寧な対応で、診断から治療まで希望に沿えるように配慮している。

中島院長からのアドバイス

最新の医療機器と自宅での生活に近い快適な施設を用意し、日帰りから入院検査・手術まで、苦痛のない的確な診断・治療を心がけています。自己判断せず、調子が悪いと感じたら早めに受診してください。

外来診療日

月・火・水・金曜（9:00 ～ 12:00、14:00 ～ 18:00）
木・土曜（9:00 ～ 12:00）
※午前は手術・検査を優先。急患を除き、外来は午後に対応

県立広島病院 消化器内科

佐々木 民人 部長

広島市南区宇品神田 1-5-54
TEL 082-254-1818

【スタッフ】山田博康・小道大輔

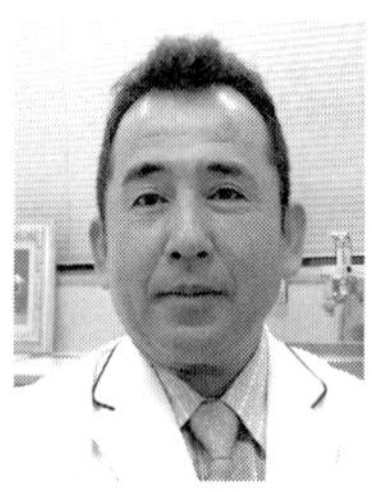

ささき・たみと
1991年広島大学医学部卒。済生会呉病院を経て、広島大学病院消化器・代謝内科講師。2015年より現職。日本内科学会認定医・指導医、日本消化器病学会専門医・指導医、日本消化器内視鏡学会専門医・指導医、日本胆道学会指導医など。

実績・成績 ERCP関連／837例、EUS関連／713例、PTC関連／130例（以上、科、2018年）
入院患者数（2018年）／膵がん71人、IPMN（膵腫瘍）59人、胆嚢がん13人、胆管がん41人、急性胆嚢炎・胆管炎194人、急性膵炎32人

治療

インターベンショナル EUS 治療にも積極的

腹部超音波検査やCT、MRI、内視鏡的胆管膵管造影検査（ERCP）、超音波内視鏡検査（EUS）などによって、胆道がん（胆嚢・胆管がん）、膵がんの早期発見を目指している。

EUSとは、超音波装置の付いた内視鏡を口から入れて、胃や十二指腸の中から膵臓や胆道などに超音波を当てるもの。体外からの超音波に比べて、病変の状態や周囲への広がりをより詳細に観察できる。膵臓や胆道の病気に対して行われる精密検査であり、早期の段階の膵がんや胆道がんの発見に威力を発揮する。腹部超音波検査で膵管拡張や膵嚢胞、胆のうポリープ、

胆管拡張が認められた場合に積極的に行っている。通常のEUS観察が年間約600件、これ以外に生検(針を刺す検査)が約100件である。

超音波内視鏡を用いた診療の中で、最近増えているのが、超音波内視鏡(EUS)を用いた治療(インターベンショナルナルEUS)で、年間約20件行っている。インターベンショナルEUSとは、胃や十二指腸に挿入した内視鏡から、超音波を見ながら胆管や膵管、胆のうに針を刺して行う高難度治療のこと。これまでの内視鏡を用いた膵臓・胆道の標準的な治療は、十二指腸乳頭(胆管と膵管の十二指腸の出口)を介して行われるERCPである。

ERCPによる治療では、腫瘍により胆管が狭くなり黄疸(おうだん)を来した場合には、十二指腸乳頭から胆管ステントを挿入したり、胆管結石により胆管炎を来した場合には、十二指腸乳頭を電気メスで切開(内視鏡的乳頭切開術)したうえで、結石の除去(内視鏡的胆道切石術)が行われてきた。

ただし、胃や十二指腸の手術を受けられたことのある場合や、十二指腸乳頭から胆管挿管が難しい場合には、内視鏡的な治療が困難となっていた。このような患者に対して、超音波内視鏡を使った胆管膵管の治療を行うことで、より低侵襲な医療を提供している。

合併症のある胆膵疾患の患者(人工透析を行っている、脳梗塞(のうこうそく)や脳出血の後遺症、心疾患などリスクの高い患者)への治療も、他科との協力を緊密にしながら積極的に行っている。また、閉塞性黄疸や急性胆管炎の救急対応に関しても、内視鏡的治療や経皮経肝的治療ができる体制を常に整え、他の病院からの救急要請にも対応している。

佐々木部長からのアドバイス

膵がんは早期では分からないとされていましたが、人間ドック(超音波検査やCT検査)などで膵管の拡張や膵嚢胞を指摘された場合、膵がんが隠れている可能性もあるので、胆膵の専門医を受診ください。

外来診療日

胆膵専門外来／月・火・水曜(午前)、佐々木／水曜(午前)

腎臓・泌尿器疾患

広島大学病院　腎臓内科

正木 崇生 教授

広島市南区霞 1-2-3
TEL 082-257-5555

【スタッフ】土井盛博・中島 歩・玉井俊樹・平塩秀磨・前田和也

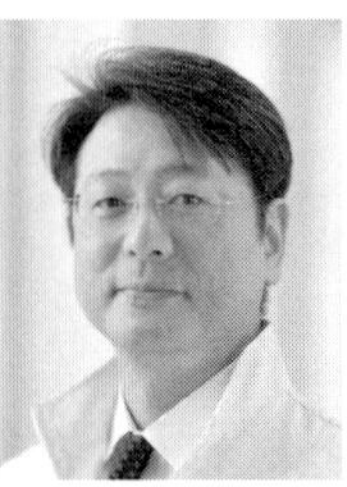

まさき・たかお
1992年広島大学医学部卒。広島大学医学部附属病院研修。Monash Medical Centre Renal Research Fellow（豪州）、広島大学病院助手、広島大学大学院医歯薬学総合研究科腎臓制御学講座講師などを経て、2011年より現職。

実績・成績　透析導入数／約30件
腎生検件数／約100件

（以上、科、年間）

治療

急性腎障害から慢性腎臓病すべてのステージに対応

腎臓内科は、尿検査・血液検査・腎病理診断の３本柱を駆使して、腎臓だけでなく全身を診る科である。高い専門性に加え、さまざまな合併症（糖尿病、高血圧症、心血管症など）を伴うため、総合内科的な要素も多く含んでいる。

同科では、腎臓疾患全般にわたって診療を行っており、蛋白尿（たんぱくにょう）や血尿の診断に始まり、腎臓病の治療、さらには透析（とうせき）導入と導入後の管理など、腎臓病の初期から終末期まで患者を一貫して診ている。

蛋白尿や血尿、急激な腎機能低下に対しては、腎臓から組織を採取する腎生検を中心とした診断と、その診断結果に基づいた集学的な治療を行う。また、腎不全に対しては食事・薬物療法などによる保存的加療および、末期腎不全に対して透析療法を実施。透析療法では、積極的に腹膜(ふくまく)透析療法(PD)導入を推進していることも同科の特徴であるが、PDの他に血液透析療法(HD)も行っている。その他、各種疾患に対するアフェレシス療法も行っている。

急性腎障害(AKI)は急激に腎臓の機能が低下する病態で、ICU(集中治療室)で起こる率も高く、他科と連携して治療に当たることが多い。AKIを発症すると腎機能は悪化し、高い確率で慢性腎臓病(CKD)に移行したり、末期腎不全に進展することもある。増加傾向にある糖尿病性腎臓病に対しては、看護師や管理栄養士と連携を取りながら診療を進めている。

腎炎から保存期腎不全、さらに末期腎不全へと重症化していく中で、透析導入までの期間をいかに遅らせる治療をするかは、腎臓内科医にとって大きなテーマである。正木教授は、薬物療法(降圧薬)や塩分の管理などで厳重に血圧を管理し、その結果、約9割の患者が3か月〜半年程度で降圧目標値を達成している。それにより、腎臓の悪化が防げるだけでなく、合併症としての心臓や脳の疾患もある程度予防できる。

また、常色体優性多発性嚢胞腎(じょうしょくたいゆうせいたはつせいのうほうじん)(ADPKD)などの遺伝性疾患に対する専門診療や、末期腎不全に対する血液透析療法・腹膜透析療法・腎移植の計画的な導入・支援を行っている。

正木教授からのアドバイス

腎臓病は早期発見・早期治療が大切です。食事療法だけでは不十分なことが多く、適切な薬剤管理が必要です。

外来診療日

月〜金曜日(初診は午前)※紹介状要

広島赤十字・原爆病院　腎臓内科

横山 敬生 部長

広島市中区千田町 1-9-6
TEL 082-241-3111

【スタッフ】浅井真理子・曽爾浩太郎・尾上桂子・野口真路・大上泰典（2019年3月現在）

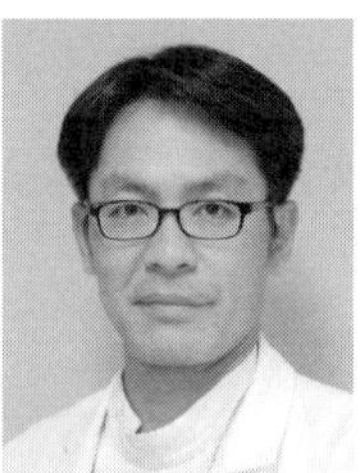

よこやま・ゆきお
1998年東京医科大学卒。医学博士。広島大学大学院腎臓病制御学講座助教、広島大学病院腎臓内科助教を経て、2014年より現職。総合内科専門医・指導医。腎臓専門医・指導医。透析専門医・指導医。老年病専門医・指導医。高血圧専門医・指導医など。広島大学医学部臨床教授、同客員教授。

実績・成績　外来患者数／7448人、初診紹介患者数／214人、入院患者数／727人
腎生検／90人、血液透析導入／47人、腹膜透析導入／6人
シャント手術／70人、シャントPTA／261人　（以上、科、2018年度）

治療

超高齢時代のニーズに対応した綿密な腎臓病診療

同科では、最新の知見を基に、各種腎疾患の診断・治療や慢性腎臓病の管理、血液透析・腹膜透析導入、透析合併症の管理、さまざまな原因で発症する急性腎障害など、腎移植を除くすべての腎疾患に対応している。腎生検数や透析導入数、シャント手術数、シャントPTA（経皮経管的血管形成術）数は、いずれも県内の総合病院ではトップクラスの症例数を誇る。

腎臓病の原因や進行因子、関連する合併症は多岐にわたるため、腎臓だけを診るのではなく、全身を診ることが不可欠である。超高齢社会となった現在では、加齢による腎機能低下を伴った高血圧や糖尿病の患者が開

業医から紹介されてくることが多い。糸球体腎炎に対するステロイド治療や高血圧・糖尿病・貧血などの治療、食事療法などを組み合わせ、細部にわたって管理していくのが腎臓病治療の基本だが、薬の量が増えれば副作用の恐れも大きくなり、特に高齢者の場合は、過剰医療にならならないよう配慮が必要となる。

治療の優先順位を付けて最適な治療を取捨選択することは難しい作業だが、そこに生きてくるのが経験とバランス感覚である。横山部長は、腎疾患・透析のスペシャリストとしての研さんを積みながら、全身を診ることができる内科疾患のジェネラリストをめざしている。

同科では、腎生検の病理診断について病理医任せにせず、担当医師が自分の目で見て診断し治療に生かしている。透析治療では、外科医が行うことが多い血液透析のシャント作製術を腎臓内科医が行っており、患者・医療者ともに負担がかからないよう将来的な使いやすさを考え、狭窄した場合のPTA治療のしやすさも念頭に置いてシャントをデザインしている。術前に知覚神経ブロック麻酔を施行するため手術は基本的に無痛で、腹膜透析のカテーテル留置術も同部長自らが執刀している。

担当の主治医が腎臓病の初期から末期腎不全に至るまで診療していることが特徴で、それにより患者の状態を細部まで把握することができ、緊急時などでも早期に対応が可能となる。また、患者にとっても長期にわたって密に主治医と接することができるため、信頼関係を構築しやすいというメリットは大きい。

横山部長からのアドバイス

腎臓は、体の水分やミネラル、血圧など体内環境の調節を担っており、腎臓の健康を保つことは長寿の秘訣です。蛋白尿や腎機能低下、むくみの指摘を受けたら、早めに専門医を受診しましょう。

外来診療日

月・水曜　※手術により、代診・休診の場合あり　※要紹介状

小田内科クリニック

小田 弘明 院長

広島市東区曙 5-3-26
TEL 082-568-0700

【スタッフ】前田勝利（医師）・管理栄養士３人・外来看護師３人

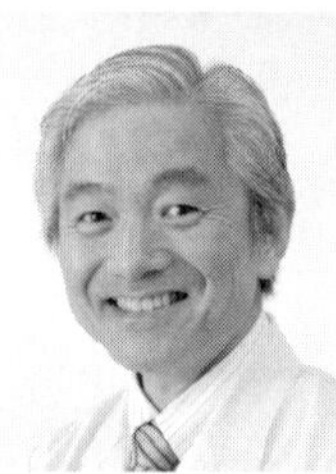

おだ・ひろあき
1985年広島大学医学部卒。広島大学大学院内科系専攻修了。Hennepin County Medical Center（米国）留学などを経て、2002年同院開業。日本腎臓学会専門医。日本透析医学会専門医。日本内科学会評議員・中国支部運営協議会委員。日本臨床内科医会常任理事。日本腎臓リハビリテーション学会代議員。

実績・成績 慢性腎臓病の外来栄養指導：保存期腎不全／700症例、透析／360症例
調理実習／144回（保存期腎不全120回、透析12回、糖尿病12回）
（以上、年間）

治療

透析導入を引き延ばすためのきめ細やかな食事療法

慢性腎臓病は、自覚症状が全くない時点で発症していることが多いため、自分では気付きにくい特徴がある。健康診断で異常を指摘されても、そのまま放置していつのまにか悪化し、末期腎不全（じんふぜん）で腎臓が機能しなくなり透析（とうせき）治療になる患者は少なくない。健康診断の結果を見逃すことなく、いかに早く治療を開始するか。「腎臓病は早期診断・早期治療が大切だということを、多くの方にまずは理解してほしいです」と小田院長は力説する。

次に、腎臓病を自覚している患者をどう治療するかがポイントになる。飽食の現代では、食べた“燃えかす”が腎臓から排泄（はいせつ）されているが、腎障害

のある人に限って症状をさらに悪化させている可能性が高い。例えば、現代の日本人の平均塩分摂取量はおよそ10ｇ弱で、この数字は世界的に見ると高く、3.5ｇが適正とされている。腎障害のある人は、塩分摂取の過剰・不足ともに体に悪影響で、3.5～6ｇが適正だといわれている。また、たんぱく質の過剰摂取も、体内で尿素(にょうそ)(毒素)が作られ腎障害を早める。

同院長は、慢性腎臓病の早期からの塩分の制限、カロリーの適正化、たんぱく質の調整の有効性を患者に伝え、食事指導に特に力を入れている。腎臓病の患者の食事は、減塩・低たんぱく・適切なカロリーが必須である。そのため、どうしても「おいしくない」というイメージは避けられないが、同院では、管理栄養士たちが努力して毎月レシピを変えた食事を作っている。また、料理教室や食事会を開き、いかにおいしく食べられるかを工夫し、それによって腎臓病患者の透析導入を少しでも先に延ばすよう努めている。

腎臓病では薬物治療は当然だが、それだけでなく、食事療法の占める部分は大きい。同院には、徹底した食事療法で、透析導入までの期間を予想よりも延ばすことができている腎臓病患者が多数いる。「いつでも手遅れということはありません。治療をやろうと思ったときが、最適な時期です」と同院長は話す。同院では血液透析や腹膜(ふくまく)透析を行っており、これらの透析患者も、食事療法と塩分・水分摂取の制限が基本的な治療である。

同院長は、保存期腎不全および透析患者への食事指導・生活指導に力を込め、併せて、リン吸着薬やレニン・アンジオテンシン系阻害(そがい)薬(やく)、改良型Ca拮抗薬などの、薬物による調整もきめ細やかに行っている。

小田院長からのアドバイス

腎臓は、現在の豊かすぎる食事内容に十分対処できるほど進化していません。特に、慢性腎臓病の患者さんは食事内容に配慮することで、腎臓機能低下速度を緩やかにできるかもしれません。私たちと一緒に頑張りましょう！

外来診療日

月・火・水・金曜(9:00～13:00、15:00～18:00)、木・土曜(9:00～13:00)

安心して透析治療を受けるために

施設選びは通院の利便性や合併症リスクを考えて

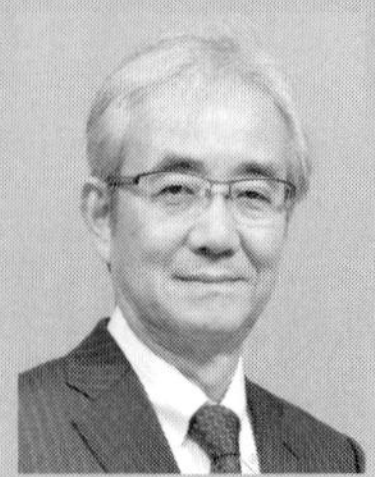

土谷総合病院
川西 秀樹 副院長・人工臓器部部長

かわにし・ひでき
1975年東京医科大学卒。同年広島大学第二外科学教室（現・先進医療開発科学講座）入局。1985年土谷総合病院人工臓器部に赴任。1996年より同院副院長。日本透析医学会名誉会員・指導医、日本腎臓学会指導医など。

1967 年から血液透析を開始し、日本の透析療法の草分けである土谷総合病院。同院の人工臓器部部長で、透析治療の専門医として全国的に名高い川西秀樹副院長に、最近の透析治療事情や治療の受け方などについて伺った。

保存期から管理できる施設を

透析を導入するためには、入院施設と手術施設を備えた総合病院が基本となります。特に透析導入前の保存期から管理のできる施設がよいと考えます。また、透析療法の基本は、腕へのシャント作製（透析のために血液を体外へ取り出す路、血管アクセス）であり、これは完璧になされる必要があります。

透析の施設を選ぶ上で大切なことは、透析効率を常に得る努力をしていることと、透析液の清浄化を行っていることです。さらに、通院に便利であるという点も考慮する必要があります。血液透析の場合、週３回各４時間の透析を受けなければなりません。この時間を短縮することは困難です。このため、夕方から治療を受ける夜間透析など、生活サイクルに合った透析が可能な施設を選ぶことも基本となります。

透析の安定した患者には、居住地からの距離、交通の便を考えてサテライト診療所が選択できますが、その多くは入院施設がありません。透析患者の主な合併症として循環器系合併症があります。合併症のリスクが高い場合は、症状に対応できる総合病院や、連携を有しているクリニックを選択する必要があります。

飲水・塩分の制限と食事管理が大切

透析療法は、残された腎(じん)機能が約８％を下回った状態で開始します。その結果、これまで行われてきた蛋白制限などの食事療法を緩和することができます。しかし、透析開始後も腎機能は低下し、１年以内に完全に廃絶してしまいます。つまり、透析開始後にも、透析回数や時間を変更する必要がありますし、また、食事制限も必要となります。

最も大切なことは、飲水・塩分の制限とカリウムやリンなどを含む食べ物の制限です。透析導入後も安定した社会生活を送るためには、食事管理が基本となります。常に自分の血圧や体重をチェックする必要があり、病院に頼るだけではなく、自分の体は自分で守るという考えが大切になってきます。

透析療法は、患者自身の生活と医療のバランスの上に成り立っており、もし患者の自己管理が不良であれば、たちまち生命に危険が及びます。そのために、透析施設はいつでも透析療法が可能なように24時間体制を取る必要があります。また、患者自身もしっかりと自己管理を行うことが大切です。

在宅透析療法という選択も

血液透析の不均一性を克服する方法として、在宅で行える腹膜透析療法もあります。お腹の中に通したカテーテル（チューブ）に透析液を入れて、血液中の老廃物や体の余分な水分などを除去します。腹膜透析は、自宅で患者自身が行う療法ですから、自分の生活スタイルに合わせて行うことができ、夜間の睡眠中に行うこともできます。しかも、導入後も腎機能が数年にわたり維持されるため、食事・飲水管理が容易になります。しかし、残腎機能が消失した場合（尿量がなくなったとき）、血液透析に変更しなくてはなりません。

また、在宅血液透析もよい方法です。これには患者自身の技術習得や介護者の必要性などの問題もありますが、高効率の治療を自由な時間に選択できる利点があります。さらに最近では１日２～３時間、週６～７日在宅で血液透析療法を行う、連日在宅血液透析も行われています。この療法を行えば、透析導入前の保存期と同様の状態を維持でき、通常の人とほぼ同じ生活が送れます。現状では在宅血液透析を実施している施設は限られていますが、今後、徐々に増加していくでしょう。

医療費助成制度を活用

透析療法を導入すると、週３回通院することになり、社会生活に支障が出ます。しかも、慢性腎不全の患者１人にかかる医療費は、透析の場合、年間500～600万円といわれています。しかし、さまざまな公費負担医療制度があり、自己負担を軽減することができます。特定疾病療養受療証があれば、実際の自己負担は月１万円（所得によっては２万円）で済むほか、身体障害者手帳による各種助成や障害年金などを受けることもできます。
　また、高齢者の方は、介護保険や訪問介護などに代表される社会保障を利用することもできますから、医療機関や地方自治体の窓口に問い合わせてみることをお勧めします。

定評のある腎臓疾患専門医リスト（地域別）

部位別	医療機関名・診療科	医師名	所在地	TEL
腎疾患全般・人工透析治療	広島市民病院 腎臓内科・人工腎臓センター	木原隆司	広島市中区基町 7-33	082- 221-2291
	県立広島病院 腎臓総合医療センター・腎臓内科	小川貴彦	広島市南区宇品神田 1-5-54	082- 254-1818
	広島赤十字・原爆病院 腎臓内科	横山敬生	広島市中区千田町 1-9-6	082- 241-3111
	JA広島総合病院 腎臓内科	荒川哲次	廿日市市地御前 1-3-3	0829- 36-3111
	土谷総合病院 腎臓内科	森石みさき	広島市中区中島町 3-30	082- 243-9191
	原田病院 腎臓内科	西澤欣子	広島市佐伯区海老山町 7-10	082- 923-5161
	呉医療センター 腎臓内科	高橋俊介	呉市青山町 3-1	0823 22-3111
	呉共済病院 腎臓内科	川岡孝一郎	呉市西中央 2-3-28	0823 22-2111
	東広島医療センター 腎臓内科	入福泰介	東広島市西条寺家 513	082 423-2176
	JA尾道総合病院 腎臓内科	心石敬子	尾道市平原 1-10-23	0848 22-8111
	市立三次中央病院 腎臓内科	吾郷里華	三次市東酒屋町 10531	0824 65-0101
	庄原赤十字病院 腎臓内科	本田由美	庄原市西本町 2-7-10	0824 72-3111
	小田内科クリニック	小田弘明	広島市東区曙 5-3-26	082 568-0700
	中央内科クリニック	川合 徹	呉市広駅前 1-4-58	0823 71-8585
	青木病院	青木明日香	江田島市江田島町中央 4-17-10	0823 42-1121
	尾道クリニック	久傳康史	尾道市新浜 2-10-12	0848 25-3077

名医がやさしく解説

「腎臓は1つになっても大丈夫?」
――腎臓移植（腎不全の根治療法）を理解するために

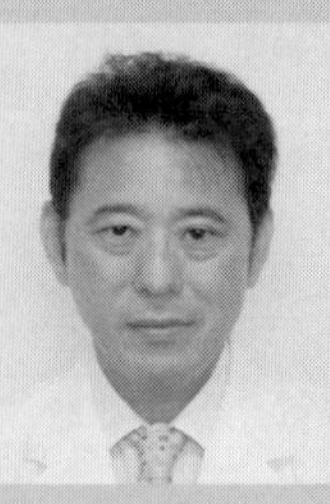

広島大学病院　移植外科
大段 秀樹 主任教授
おおだん・ひでき。1988年広島大学医学部卒。県立広島病院、国立循環器病センター、米国ハーバード大学留学、広島大学病院助手・講師を経て、2008年より現職。日本外科学会外科指導医。日本消化器外科学会消化器がん外科治療認定医・専門医・指導医。日本移植学会移植認定医。日本臨床腎移植学会腎移植認定医。
実績：腎臓移植（1971年より通算）／370例（うち献腎移植65例）、同上（年間）／約20～30例

腎臓移植（じんぞういしょく）と聞くと、「ハードルが高い特殊な治療では」と思う人が多いのではないだろうか。また、「腎臓が１つになっても大丈夫？」など不安な声も多く聞かれる。一般的にはまだ十分に理解されていない腎臓移植について、広島大学病院移植外科の大段秀樹主任教授に話を伺った。

腎移植は患者のQOL向上に役立つ

腎臓は、一度その機能が失われると回復することがない場合が多く、末期腎不全まで進行してしまうと、治療法は「透析（とうせき）療法(血液透析・腹膜（ふくまく）透析)」「腎臓移植(以下、腎移植)」の二つだけになります。

現在、治療法の主流は透析療法で、国内の透析患者数は33万人を超えており(2017年末)、年々増加傾向にあります。しかし透析療法は、時間的制約が大きいことと、腎臓の一部分の役割しか果たさないことが問題となっています。そのため、合併症を起こすリスクも高く、それが透析患者のQOL（生活の質)の低下につながっています。

一方で腎移植は、腎臓機能のほぼすべてを補うことができる唯一の根本的な治療法です。生命予後も透析療法より良く、移植後は少量の免疫抑制剤を継続的に服用すること以外は、食事も自由に食べられ、時間に縛られることもありません。現在では、全国的に見ても非常に安定した医療になってきており、患者のQOLを考えると腎移植は理想的な治療法といえます。

日本では「生体腎移植」の技術が進歩

腎移植には、「献腎移植」(亡くなった人から腎臓提供を受ける)「生体腎移植」(家族、親族〈6親等以内の血族、3親等以内の姻族〉)に限って提供を受けられる)の二つがあります。日本では、脳死での臓器移植提供が少なく、献腎移植を希望(登録)しても移植を受けられるまでに10～15年程度かかるため、生体腎移植の割合が高く技術が進歩してきました。

2017年には、生体腎移植1544件、献腎移植198件、合計1742件の症例がありました（全国)。症例数としては増加していますが、年間15000件以上もの移植実績がある米国をはじめ、海外では腎移植は標準的治療にもかかわらず、日本ではまだ普及が遅れているのが現状です。

治療の選択肢として、血液透析に比べて腎移植を選択しにくい背景には、いくつかの理由や誤解があると思われます。その一つに、これまでは、腎移植について患者が詳しく知る機会が少なかったことがありますが、診療報酬改定(2018年度)で医療機関による末期腎不全患者への腎移植の説明が要件化されたことで、現在では解消されつつあります。

また、日本では献腎移植を希望しても待機期間が平均15年と長いため、移植はどうしても生体腎移植が中心になります。一方で、透析療法も選択肢としてあるため、腎移植のメリットよりも、健康な人間の体から臓器を摘出することへの不安や抵抗感が上回ってしまうようです。

県内では3施設で腎移植が可能

現在、県内で腎移植を実施している施設は3施設あり、当院のほか、県立広島病院移植外科（石本主任部長）、呉医療センター・中国がんセンター外科(田代診療部長)で腎移植を受けることができます。

当院では、1970年代という早い時期から腎移植を開始し、これまでに約400例を実施しています。現在は、年間20例前後の腎移植を行っています。

腎移植は安全な部類の治療法

人間の体には腎臓が2つあり、そのうち1つを提供しても、残りの1つが健康を維持するだけの働きをします。特に、腎移植の場合は、提供者の健康や腎臓機能に関して厳密に詳しく検査を行い、安全性をしっかりと担保した上で移植のGOサインを出すため、当院ではこれまでに、腎臓を提供した人がその後腎不全になったという例はありません。

腎移植は、手術手技的にも確立されており、安全な手術の部類に入ります。提供者の腎臓摘出は、4～5cm程度の創が1か所だけで済み（ミニマム創手術)、体への負担も少なく（低侵襲)、1週間～10日程度の入院で日常の生活に戻ることができます。

提供を受ける人は、腸骨窩に第3の腎臓を移植し、3～4週間ほど入院して万全の感染症対策を行います。退院してからも、半永久的に少量の免疫抑制剤を飲み続ける必要はありますが、常にマスク着用ということはなく、退院後は普通の日常生活を送ることが可能です。

当院では、移植した腎臓が正常に働いている確率は、5年後で98%以上、

10年後で95%以上です。もともと糖尿病から腎不全になった人は、移植後の管理が悪いと再び糖尿病になるため、当院では、糖尿病内科や腎臓内科と連携して治療にあたっています。

医療技術の進歩で腎移植の可能性が広がる

当初は、免疫抑制剤の種類も少なく、腎臓提供者と提供を受ける人の血液型が一致していないと腎移植を受けられない時代もありました。しかし、現在では多くの新しい免疫抑制剤が導入され、さまざまな抑制剤を組み合わせることで副作用を少なく抑え、投与量も減らすことができ、安全に投薬できるようになりました。こうした免疫抑制剤の発達により、治療成績が向上し、どんな血液型の組み合わせでも腎移植が受けられるようになっています。

以前は、白血球の型（HLA：ヒト白血球型抗原（こうげん））が合っている方が移植成績が良いといわれていましたが、現在では、適合していなくても遜色のない移植成績になってきています。血液型不適合腎移植は、生体腎移植の多い日本がパイオニア的な役割を果たしてきており、夫婦間など血液型不適合腎移植の数は年々増加し、現在では、国内の腎移植患者の約4分の1を占めています。

しかし、リンパ球クロスマッチ検査（提供される側の血清と、提供者のリンパ球で反応を調べる）で陽性の場合、拒絶反応が強く起きるため、移植はできないとされています。当科では、同検査で陽性であっても腎移植を可能にする、抗体除去の治療（脱感作（だっかんさ）療法）の臨床研究に取り組んでいます。移植までの治療期間は長くなりますが、段階的に免疫抑制治療を行うことで、安全性は高まります。

腎移植は、絶対に不可能といわれていた人が辛抱強く治療して、これまでに18例で移植が実現しています。現在、この治療は国内では当院のみで行われているため、遠くは北海道など全国から移植を希望する人が来院しています。

県立広島病院　泌尿器科

梶原 充 主任部長

広島市南区宇品神田 1-5-54
TEL 082-254-1818

【スタッフ】大原慎也・定秀孝介・行廣和真

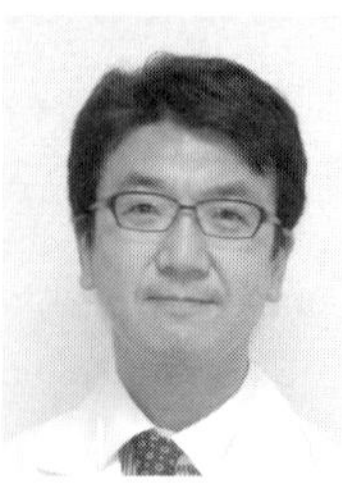

かじわら・みつる
1994年広島大学医学部卒。広島大学病院泌尿器科講師などを経て、2016年より現職。広島大学医学部客員教授。日本泌尿器科学会指導医・専門医。日本排尿機能学会認定医。日本泌尿器内視鏡学会腹腔鏡技術認定医。日本小児泌尿器科学会認定医。日本間質性膀胱炎研究会評議員。

実績・成績 骨盤臓器脱手術／約50例、腹圧性尿失禁手術／約20例、間質性膀胱炎手術／約20例　（以上、梶原、年間）

治療

解剖学的治療だけでなく機能改善・QOLの向上を目指す

膀胱（ぼうこう）、前立腺（ぜんりつせん）、腎（じん）など尿路全般の悪性腫瘍(がん)のみならず、良性、急性、慢性のあらゆる泌尿器科疾患と悩みに対応。特に排尿については、子どものおねしょ（夜尿症）から高齢者の頻尿（ひんにょう）、尿失禁、間質性膀胱炎などまで幅広く対応し、正確な診断と適切な治療を心がけている。

中でも、近年の高齢化に伴って急増しているのが、子宮脱（しきゅうだつ）などの骨盤臓器脱や腹圧性尿失禁の患者。経腟分娩（けいちつぶんべん）を経験した女性の約3割に骨盤臓器脱がみられ、高齢女性者の3割以上は咳（せき）やくしゃみをすると尿漏（も）れする（腹圧性尿失禁）ことが疫学研究から明らかになっているが、「恥ずかしい」「歳だから」とあきらめて、受診する患者は少なく、さらに婦人科や泌尿器科を受診しても骨盤臓器脱や腹圧性尿失禁診療の経験の少ない医師からは、経過観察を勧められることが多いのが現状である。

しかし、いずれも手術が非常に有用で、実際、米国では11.1%の女性が80歳になるまでに骨盤臓器脱または尿失禁に対する手術療法を受けている。骨盤臓器脱は、従来の膣から子宮を摘出し、膣壁を上げる膣壁縫縮術、この10数年間日本で主流だったメッシュを利用して臓器を支えるメッシュ手術(TVM)に加え、最近増えてきているのが腹腔鏡で行う最新の手術(腹腔鏡下仙骨膣固定術)。腹腔鏡下手術は社会復帰が早く、ADL(日常生活動作)・QOL(生活の質)の向上という観点でも優れているが、TVM(50分)に比べて手術時間が長い(3～4時間)ため、高齢者には選択しづらいという短所もある。

骨盤臓器脱の患者の大半は頻尿や尿失禁を合併している。手術で骨盤臓器脱を解剖学的に治すことができても、排尿や性機能まで患者の満足が改善されないと意味がない。泌尿器科は両方を診療することができ、骨盤臓器脱を泌尿器科で治療する意味はそこにある。梶原主任部長は、複数の方法を用意して、患者の年齢や希望などに応じた最適の治療を提供している。

腹圧性尿失禁の治療には、行動療法(骨盤底筋訓練で骨盤底の筋力を強化)、薬物療法、手術療法などがある。手術はTVT手術という方法が普及しているが、より安全性の高いTOT手術が2012年に健康保険の適用となり、現在は主流。手術時間は約20分、入院日数は3泊4日程度で、体への負担も少ないため高齢者でも可能な手術であり、約85%に症状の改善が見られ、患者の満足度は約90%にのぼる。

梶原主任部長からのアドバイス

「恥ずかしい」「歳だから」と、誰にも相談せず悩んでいる方へ。骨盤臓器脱や腹圧性尿失禁は手術で治したり、症状を改善することができます。今までのあなたらしい人生を取り戻しませんか。

外来診療日

月・水・木・金曜(初診／午前、再診／午前・午後)※予約制

たかの橋中央病院　泌尿器科

金岡 隆平 医長

広島市中区国泰寺町 2-4-16
TEL 082-242-1515

【スタッフ】林 睦雄・岡 清貴

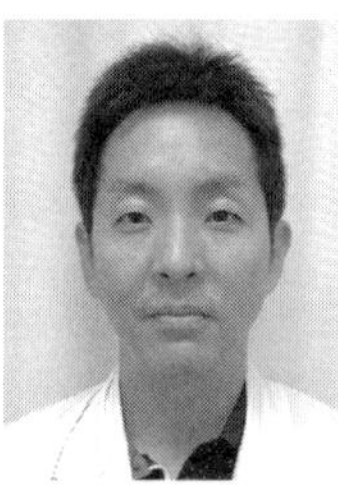

かなおか・りゅうへい
2003年山口大学医学部卒。広島大学病院、福山医療センター、県立広島病院、JA尾道総合病院を経て、広島大学大学院医学博士号取得。2016年JA尾道総合病院泌尿器科部長、2018年4月福山医療センター泌尿器科部長、2018年11月より現職。日本泌尿器科学会専門医・指導医、日本内視鏡外科学会・日本泌尿器内視鏡学会腹腔鏡技術認定医、がん治療認定医など。

実績・成績 尿路結石に対して／体外衝撃波結石破砕（ESWL）1059例、経尿道結石破砕術（TUL）104例
前立腺肥大症に対して／光選択的前立腺レーザー蒸散術（PVP）34例、経尿道的前立腺電気切除術（TUR-P）43例（以上、科、2018年度）

治療

前立腺肥大症に中四国で初の接触式レーザー蒸散術（CVP）導入

前立腺肥大症(ぜんりつせんひだいしょう)に対してこれまで経尿道的前立腺電気切除術（TUR-P）や、2014年からは光選択的前立腺レーザー蒸散術(PVP)を行っていたが、2019年7月より、中四国地方では初めての接触式レーザー蒸散術（CVP）を導入した。これまでTUR-Pでは出血が多く、PVPでは蒸散力が弱いため大きい前立腺に対応できないなどの欠点があったが、CVPでは出血がほとんどなく、蒸散力が高いため大きい前立腺に対しても手術が行えるようになった。

肥大した前立腺にレーザーファイバーを接触させ、レーザー光（ダイオードレーザー）を照射することで、前立腺組織中の水分や血液を一瞬で蒸発さ

せ、腫大した組織を気化・除去する新しい治療法である。また、不整脈や脳血管障害などで抗血栓療法（抗凝固薬や抗血小板薬などの血液をサラサラにする薬を服用)を受けている患者でも、手術前後で抗血栓療法を中止せずに安全に行うことができる。

県内最多の総症例数である尿路結石に関しても、体外衝撃波結石破砕（ESWL）や経尿道的砕石術（TUL）を数多く手がけており、2019年5月よりESWL最新器機(sonolith i-sys)や新世代結石治療レーザー（Quonta Lithoレーザー)、結石治療用超細径尿管鏡など、適宜最新機器を導入し、より安全かつ低侵襲治療を常に心がけている。

また同院では、突然トイレに行きたくなる、トイレまで我慢できずに漏れてしまうといった過活動膀胱のうち、特に薬物療法で効果のない難治性過活動膀胱に対して、仙骨神経刺激療法（SNM）を導入した。2017年9月から保険適用され、排泄に関係する神経に持続的に電気刺激を与え、過活動膀胱の症状を改善する新しい治療であり、治療3か月の時点で、一日の尿失禁回数が約4割の患者で0回に、8割の患者で手術前の半分以下になるなどの効果が期待できる。

また、腎がん、膀胱がん、前立腺がんなどの泌尿器科がんに関しても、腹腔鏡技術認定医による低侵襲手術を積極的に行っており、症例数は増加傾向である。

金岡医長からのアドバイス

排尿に関する症状は、まずは投薬治療、生活指導などを行いますが、投薬治療で効果不十分でも、外科的手術により劇的に症状が改善することもあります。「早く手術しておけば良かった」とおっしゃられる患者様も数多くいますので、悩んでいる方は、勇気をもって受診してみてください。

外来診療日

月～土曜（水・木・土曜／午前のみ）
※手術／火・金曜（午後）、水曜（午前・午後）、木曜（午前）

いぐち腎泌尿器クリニック

井口 裕樹 院長

広島市中区紙屋町 2-2-2 紙屋町ビル 5F
TEL 082-242-1145

【スタッフ】看護師3人・受付3人

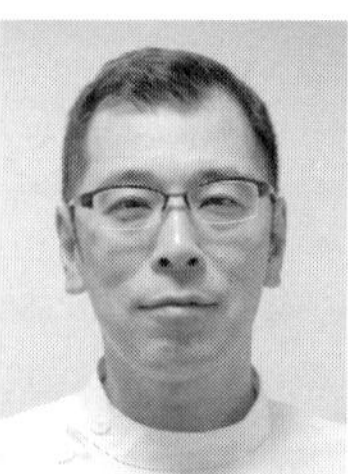

いぐち・ひろき
岡山市出身。1998年香川医科大学（現・香川大学医学部）卒。岡山大学大学院修了。福山市民病院、岡山大学病院、広島市民病院などを経て、2007年いぐち腎泌尿器クリニック開業。医学博士、日本泌尿器科学会専門医、日本性機能学会専門医。

実績・成績 男性不妊症の新患／約500人
無精子症に対する精巣精子回収術／40〜50件　（以上、年間）

治療

男性不妊で国内有数の実績。性感染症にも圧倒的な強み

井口院長は、泌尿器科分野の疾患にオールラウンドに対応。中でも、男性不妊症や勃起障害（ＥＤ）、男性更年期障害などの男性学領域と、性感染症、尿路感染症（膀胱炎、前立腺炎、腎盂腎炎等）などの感染症領域では圧倒的な強みを持つ。この二つの領域に、頻尿や尿漏れなどの排尿トラブルを加えた三つの領域を柱に、健診での尿検査の異常精査、がん（前立腺がん、膀胱がんなど）の健診・治療、尿路結石などの診断・治療も行っている。広島市中心部に立地する交通アクセスの良さもあり、若い世代から高齢者まで幅広い年齢層の患者が中四国地方一円から集まる。

男性不妊症の治療件数は、県内で群を抜いている。詳細な問診と精液

検査を基本に、さらに超音波カラードプラ検査とホルモン検査、病状によっては染色体や遺伝子の検査まで行い、正確な診断と治療につなげる。男性不妊症の原因として最も多い精索静脈瘤（せいさくじょうみゃくりゅう）を年間200例以上診断し、手術が必要と判断した場合は、連携する医療機関へ紹介する。無精子症（非閉塞性（ひへいそくせい））に関しては、県内で唯一、顕微鏡（けんびきょう）を用いた精子回収術を行い、全国トップレベルの手術件数を誇る。

勃起障害の治療は、薬物療法が中心となり、患者のプライバシー保護に配慮して院内で処方する。勃起できるが射精できない射精障害に対しては、薬物と生活指導を主体とした治療を実施している。

男性ホルモン関連の治療経験が豊富で、多くの男性更年期(LOH症候群)患者に男性ホルモン補充療法を行っている。また、小児期の性ホルモン分泌異常患者では、小児科とも連携し、より自然な二次性徴をめざしたホルモン治療を行う。

尿路感染症に関しては、治りにくい膀胱炎や繰り返す膀胱炎に対して積極的に取り組んでおり、原因の究明・再発予防のための治療を行っている。

性感染症に関しては、一般的なクラミジアや淋病（りんびょう）のみならず、マイコプラズマとウレアプラズマの検査も実施。さらに尿道だけでなく、咽頭（いんとう）(のど)感染についても検査・治療を行っている。最近急激に増えている梅毒も、正確な診断に努め、数多くの症例の治療を手がけている。

井口院長からのアドバイス

最新かつ安全な医療を提供できるよう、日々研さんに努めています。デリケートな分野ですから受診を先延ばしにしがちですが、プライバシーにはできるだけ配慮しています。何か気になることがあれば、早めの受診をお勧めします。

外来診療日

月・火・木・金曜（9:30～13:00、15:30～19:00）
水曜（9:30～13:00）、土曜（9:30～14:00）

定評のある泌尿器疾患専門医リスト

部位別	医療機関名・診療科	医師名	所在地	TEL
泌尿器疾患全般・泌尿器がん	広島市民病院 泌尿器科	江原 伸	広島市中区基町 7-33	082- 221-2291
	JA広島総合病院 泌尿器科	加藤昌生	廿日市市地御前 1-3-3	0829- 36-3111
	市立三次中央病院 泌尿器科	丸山 聡	三次市東酒屋町 10531	0824- 65-0101

整形外科

マツダ病院　整形外科

月坂 和宏 副院長

安芸郡府中町青崎南 2-15
TEL 082-565-5000

【スタッフ】奥原淳史（膝・足専門）・林 聖樹（膝専門）・露口勇輔（膝・足専門）・菊川和彦（肩専門）・田中正宏（骨粗しょう症・リウマチ専門）・住元康彦

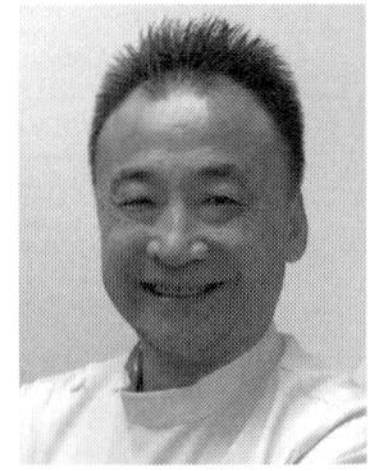

つきさか・かずひろ
1986年広島大学医学部卒。広島大学病院などを経て、2000年よりマツダ病院勤務。日本整形外科学会・整形外科専門医。日本整形外科スポーツ医学会代議員。中部整形外科災害外科学会評議員。日本リハビリテーション医学会認定臨床医。日本スポーツ協会公認スポーツドクター。サンフレッチェ広島・チームドクター。

実績・成績　整形外科手術／1059例
うち膝関節疾患手術／301例

（以上、科、2018年）

治療

一人ひとりの治療のニーズを見極め「使える」膝に

膝関節疾患の傾向は年代によって違う。若い人ではスポーツなどによる前十字靭帯損傷、半月板損傷、離断性骨軟骨炎などが多い。高齢者では変形性膝関節症、膝関節骨壊死などの変性疾患が多くなるという。

治療は、保存治療と手術治療に大別される。保存治療には減量などの生活指導や運動、薬物治療、ヒアルロン酸製剤の関節内注射、装具療法などがある。薬物治療は急性炎症による痛みを抑える薬のほか、近年では長期間続く慢性の痛みを和らげる薬が種々開発されている。

郵 便 は が き

料金受取人払郵便

広島中央局
承 認

4081

差出有効期間
2022年 3 月
15日まで

期間後は
切手を
お貼り下さい

7 3 2 8 7 9 0

412

広島市東区山根町27-2

南々社

「迷ったときの医者選び広島
診療科編」編集部 行

□□□-□□□□	ご住所	
		男 女
ふりがな お名前		Eメール アドレス	
電子メールなどで南々社の新刊情報等を　1. 希望する　2. 希望しない			
お電話 番　号	(　　　)　　　ー	年齢	歳
ご職業	1. 会社員　2. 管理職･会社役員　3. 公務員･団体職員　4. 自営業　5. 主婦 6. シルバー世代　7. 自由業　8. 学生　9. その他（　　　　　）		
今回お買い上げの書店名 市区 町村　　　　書店			

このたびは、南々社の本をお買い上げいただき、誠にありがとうございました。今後の出版企画の参考にいたしますので、下記のアンケートにお答えください。ご協力よろしくお願いします。

書　名	迷ったときの医者選び広島　診療科編

Ⅰ．この本を何でお知りになりましたか。

1．新聞記事（新聞名　　　　　　　　　）　2．新聞広告（新聞名　　　　　　　　　）
3．テレビ・ラジオ（番組名　　　　　　　　　）　4．書店の店頭で見つけて
5．インターネット（サイト名　　　　　　　　　）
6．人から聞いて　7．その他（　　　　　　　　　）

Ⅱ．この本を買おうと思ったのはどうしてですか（いくつでも○）。

1．よい医者を探したいから　2．いまの医者に不満があるから
3．治療方法を参考にしたいから　4．いざというときに備えておきたいから
5．その他（　　　　　　　　　）

Ⅲ．この本に対する評価をお聞かせください。

●実力医師の紹介ページについて

・医師の掲載人数	1．多い	2．適当	3．少ない
・医師一人の記事量	1．多すぎる	2．ちょうどよい	3．もの足りない
・記事の内容	1．役に立つ	2．どちらでもない	3．もの足りない
・興味を持った項目	1．実績・成績	2．プロフィール	3．アドバイス
●巻頭リポート	1．役に立つ	2．どちらでもない	3．もの足りない
●解説	1．役に立つ	2．どちらでもない	3．もの足りない

●役に立つ記事はありましたか。

●価格についてはどのような評価ですか。

1．安い　2．手ごろ　3．高い(手ごろな価格:　　　　　円)

Ⅳ．この本に対するご意見・ご感想や、医師情報などについてお聞かせください。

ご提供いただいた情報は、個人情報を含まない統計的な資料を作成するために利用いたします。

若年者のスポーツ外傷による疾患では、内視鏡(関節鏡)手術が選択されることが多い。前十字靱帯損傷には、ハムストリングなど別の部位の腱を移植する前十字靱帯再建術を行う。従来、靱帯損傷はスポーツに致命的だとされていたが、近年の技術の発達により競技へ復活できるケースが多くなっている。

半月板損傷では、可能な限り温存をめざす。半月板のうち血管が通っていない部分は自己再生しにくく、自然に癒合することは難しい。この場合は治癒促進のためにフィブリンクロットという患者自身の血液から作られる糊のようなものを断裂部に挟み込んで縫合する。

同科ではこうした最新の治療法をできるだけ取り入れている。だが再発の可能性が高いケースでは切除した方がよい場合もあり、症状や年齢などの条件、断裂形態や活動性などを考慮して治療法を選択する。

変形性膝関節症など変性疾患の手術には、脛骨の一部を切って脚の変形を矯正し、膝にかかる痛みを和らげる膝周囲の骨切り術や、人工関節置換術などがある。同じ疾患でも人によってさまざまな違いがあり、患者の年齢や運動量、生活状況などによって治療のニーズはそれぞれ異なる。それを見極め、バランスの取れた最適な治療をすることが私たちの務めだと、同副院長は語る。

月坂副院長からのアドバイス

膝に悩みのある方は、まず専門的に診てもらって、どこがどう悪いのか自分で知ることが大切です。若年者はしっかり治療して悪化しないように。高齢者は完全に治すとは考えず、上手に付き合いながら治療して「使える」膝にすることを考えましょう。

外来診療日

月・火・金曜 (8:45 ~ 11:00)

広島市立広島市民病院 整形外科

曽田 是則 主任部長

広島市中区基町 7-33
TEL 082-221-2291

【スタッフ】中村光宏（2020 年4月より県立広島病院赴任予定）

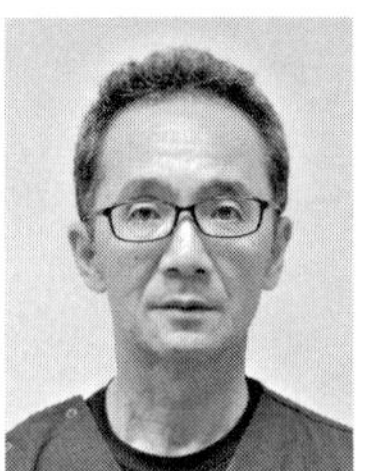

そだ・よしのり
1990年広島大学医学部卒。1990年広島大学整形外科、1992年広島県立身体障害者リハビリテーションセンター、1994年松山赤十字病院、1996年庄原赤十字病院副部長、2000年広島鉄道病院科長を経て、2002年より現職。

実績・成績 人工膝関節置換術／192件
膝関節鏡手術／約190件（うち、靭帯関連手術／約60件）
（以上、曽田、2018年）

治療

変形性関節症からスポーツ外傷まで膝関節の回復を担う

健康寿命の延長とともに、活動性の高い元気な高齢者が増える一方、変形性膝関節症による疼痛を訴える高齢者も増加している。国内の人工膝関節手術は最近10年間で1.7倍と激増しており、同院では、曽田主任部長を中心に年間約200件の手術を担っている。かつては日本人の特有の「我慢が美徳」との精神から「70歳を超えてから受ける手術」という認識が支配的だったが、近年では痛みをやみくもに我慢せず、早期に手術に踏み切るケースが増えている。

人工膝関節にはさまざまな機種があるが、同主任部長は関節の安定に寄与する靭帯を可能な限り温存することが好ましいと考え、変形前の膝に戻すことを目標に、機種を選択している。しかし、そのためには経験はもちろんのこと、十分な知識と技量が必要となるため、医師個々のレベルアップが急務であると主張する。

また、同院では高齢者に対する手術だけではなく、若年者の膝のスポーツ外傷にも力を入れている。半月板損傷(はんげつばんそんしょう)や前十字靭帯損傷に対する関節鏡を用いた手術（年間約200件、うち靭帯再建術約60件）が中心となる。半月板損傷に対する治療としては縫合術、切除術があるが、その適応は厳密に決定し臨機応変に手術している。

また、前十字靭帯損傷においては、かつては断裂した靭帯を全て取り除き、ハムストリングの一部（半腱様筋腱(はんけんようきんけん)）を移植し再建していたが、広島大学整形外科の膝グループによる研究成果に則り、近年はレムナント（遺残組織）を最大限温存し、移植腱による補強術が主流となっている。この方法のメリットは、手術後の膝関節が、より正常に近い状態に回復する可能性があること。

このように、同科では高齢者のみならず、若年者含め幅広い年齢層に対する膝疾患の手術を行っている。高齢者だからといって、歩くことを諦めず、まずは医療機関を受診して、自分の膝をしっかりと評価してもらい、必要であれば適切な治療を受けることで、QOL（生活の質）向上を図ることができると考えている。

曽田主任部長からのアドバイス

膝関節に何らかの異常を感じたら、早めに医療機関を受診して適切な評価をしてもらいましょう。膝専門の先生とじっくりと相談し、十分に納得した上で、治療を選択し、健康寿命のさらなる延長を図りましょう。

外来診療日

木・金曜（8:30 ～ 11:00）
※かかりつけ医から医療連携室を通じて事前予約が望ましい
※診療日要確認（変更の可能性あり）

広島大学病院 整形外科

中前 敦雄 講師

広島市南区霞 1-2-3
TEL 082-257-5555

【スタッフ】安達伸生（教授）・石川正和・亀井豪器・大本武児・加納利哉・仲田恭平・猫本明紀

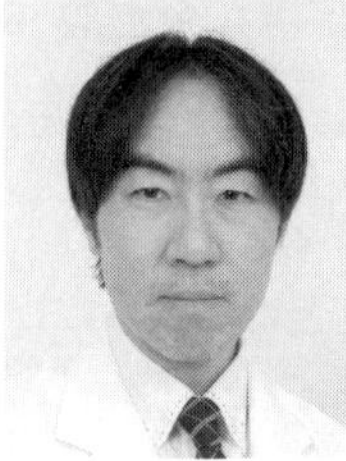

なかまえ・あつお
1998年広島大学医学部卒。関連病院を経て、2005年ノルウェー・オスロスポーツ外傷研究センター（留学）。広島大学病院、広島大学大学院を経て、2018年4月より現職。日本整形外科学会専門医。JOSKAS関節鏡技術認定医。サンフレッチェ広島チームドクター。日本スケート連盟強化スタッフ。日本スポーツ協会公認スポーツドクター。

実績・成績 手術症例数／約240件、うち膝関節鏡手術約130件
（以上、膝グループ、2019年）

治療

スポーツのために膝関節組織を温存した治療を手がける

同科は、プロ・アマチュアを問わずスポーツ愛好家が痛めることの多い膝関節に対する治療を得意としている。

中前講師は、膝関節外科・スポーツ医学・再生医療を専門とする安達主任教授のもと、膝のスポーツ外傷に多く見られる靭帯損傷や半月板損傷などに対する治療を行っている。安達教授・同講師ともにJOSKAS関節鏡技術認定医であり、仕事やスポーツの現場への早期復帰を願う人たちに対応できるよう、治療では主に関節鏡（内視鏡）を用いた低侵襲手術を心がけている。

同科では、膝の靭帯損傷や半月板損傷に対し、傷んだ組織をできるだ

け温存する手術を行っている。例えば、膝の半月板損傷について、最近までは損傷部位を部分的に切除することが多かった。この場合、短期でスポーツに復帰できることが多い一方、半月板が本来持つクッション機能が失われて関節軟骨が傷み、スポーツを長く続けられなくなるケースも少なからずあった。

現在は、可能な限り半月板修復・縫合を行うことで膝関節の機能をできるだけ保ち、長くスポーツができるようにすることをめざしている。膝の靭帯断裂の手術においても、損傷した靭帯を可能な限り温存することで、自分の腱で作った移植組織（再建靭帯）の機能を早期に向上させるようにしている。

同院は、プロ・アマチュアを問わず幅広く県内のスポーツチームのサポートを行っている。同講師も、サンフレッチェ広島のチームドクターとして試合などに帯同して治療を行うほか、日本スケート連盟の強化スタッフなども務めている。

また、同講師はスポーツ外傷研究の先進国であるノルウェーで、膝関節にある前十字靭帯の損傷について、発生のメカニズムや予防、治療までトータルに研究した経歴があり、「膝のスポーツ外傷を予防するには、FIFAが推奨する外傷予防のためのトレーニングプログラム『FIFA 11＋』が有効です。インターネットで動画も公開されており、どんなスポーツにも応用できる内容です」と話す。

中前講師からのアドバイス

スポーツで膝をひねったときに軽い捻挫と思っていても、靭帯損傷が生じていることがあります。放置していると半月板や軟骨が傷み、治療が難しくなる場合があります。少しでも痛みや違和感が続いたり腫れたりするようなら、専門医を受診するようにしてください。

外来診療日

水曜（8:30 ～ 11:00）

広島大学病院　整形外科（人工関節・生体材料学）

石川 正和 准教授

広島市南区霞 1-2-3
TEL 082-257-5555

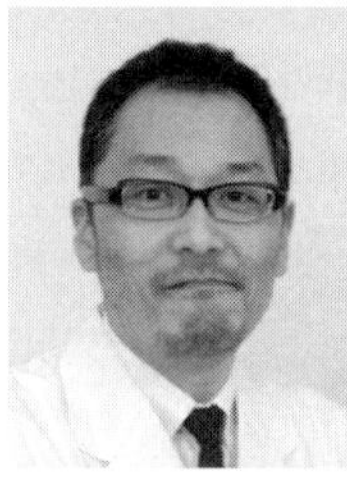

いしかわ・まさかず
1998年徳島大学医学部医学科卒。島根医科大学整形外科（研修）、同大学院修了。2003年神戸先端医療振興財団（国内留学）。2009年Case Western Reserve University（米国留学）。2013年広島大学整形外科（助教）、2019年より現職。整形外科専門医。など

実績・成績　離断性骨軟骨炎に対する手術(経皮的ドリリング、骨軟骨片固定含む)／7件
自家培養軟骨移植術／4件、骨切り術／32件、人工関節置換術／32件
（以上、科、2019年）

治療

変形性膝関節症に対する新しい予防・治療法開発をめざす

同院は、膝（ひざ）関節の損傷に関して高い専門性を持っており、長年蓄積されてきた幅広い研究実績で開発されてきた高度な手技で、多くの患者を診療している。

変形性膝関節症は有病者数が3000万人いるとされ、有症状者数にあっては1000万人といわれている。関節軟骨（なんこつ）は、一度損傷されると修復や再生が困難な組織で、その治療は困難とされ変形性膝関節症へと進行するため、同科では軟骨損傷に焦点を当て、変形性膝関節症の予防・治療法の開発に挑戦し続けている。

小児の場合、①サッカーや野球などの高い活動性に伴って生じる離断性（りだんせい）

骨軟骨炎（骨軟骨組織の剥離）、②外側円板状半月とその損傷、③膝の靱帯損傷、④膝蓋骨脱臼、などが軟骨損傷につながるとされている。こうした小児期の軟骨損傷は、適切に治療されないと早期に若年性変形性膝関節症を生じる。同大学では、特に上記①②の症例が多く、原因の究明から治療まで一貫した研究を行っている。

中高年患者では、下肢の凹脚変形などによる変性を主体とした半月板損傷から軟骨損傷が進行し、変形性膝関節症を生じることがある。また、下肢の骨折（交通事故など）に伴う変形を主体とした変形性膝関節症も存在し、このような下肢の変形に対しては骨切り術などを施行しており、可能な限り患者自身の膝関節温存を心がけている。

変形が高度で骨切りの適応外となる場合は、可能な限り骨や靱帯を温存する人工膝関節置換術を行っている。同大学では、正確な骨切除が可能となるナビゲーションシステムを導入しており、また、人工関節を設置する際にセメントを使用せずインプラント（正確な骨切除で自身の骨組織と人工関節が固着できる）を選択し、より低侵襲な人工膝関節置換術を行っている。

再生医療として、「軟骨損傷に対する自家養軟骨移植術」を越智同大学長（同科第４代主任教授）が開発し、その後、安達現教授に引き継がれて2013年から保険適用となった。現在まで、約100例を越える手術実績がある。

同大学では、変形性膝関節症の新たな予防・治療法開発のため、広島地域の先駆の研究機関として基礎・臨床研究を行っており、患者に還元できるように努力している。

石川准教授からのアドバイス

若い方でスポーツをしていて、膝に違和感・痛みがあるようであれば、早めに専門医にかかりましょう。また、中高年の膝痛を生じている方は、早めの受診で治療法が変わります。早めの受診と対策をしましょう。

外来診療日

水曜（9:00 ～ 11:30）

広島大学病院　整形外科（脊椎・脊髄外科）

亀井 直輔 准教授

広島市南区霞 1-2-3
TEL082-257-5555

【スタッフ】中前稔生ほか

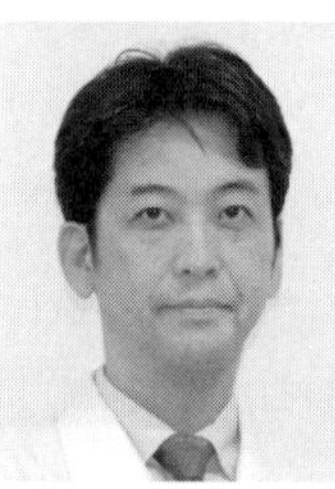

かめい・なおすけ
1997年広島大学医学部卒。松山赤十字病院、広島鉄道病院、理化学研究所、広島大学病院再生医療部・未来医療センター（助教、講師）を経て、2019年4月より現職。日本脊椎脊髄病学会指導医。脊椎脊髄外科専門医。

実績・成績 脊椎・脊髄手術／139例、腰部脊柱管狭窄症／38例
脊髄症・神経根症(靭帯骨化症を含む)／24例、脊椎・脊髄損傷／20例、腫瘍／18例、感染／17例、脊柱変形／11例、その他／11例
（以上、科、2019年）

治療

最先端技術・機器を導入、高度で低リスクの手術治療に実績

現在では、健康寿命の伸びに伴って80歳代の高齢者患者もQOL（生活の質）を維持したいと望むようになり、これまでは敬遠していた脊椎（せきつい）・脊髄（せきずい）手術を選択するようなってきている。そのため、同院でも手術数に占める高齢者の割合は増加している。また、同院は公的・基幹病院としての役割から、腫瘍（しゅよう）や感染症の重篤（じゅうとく）患者や合併症の治療が必要な患者に対し、他診療科との連携で治療効果・実績を上げている。

手術は、患者への身体的な負担が少ない低侵襲（ていしんしゅう）手術を採用している。

顕微鏡視下手術や、直接切開する部分が最小限で済む内視鏡手術では、1cm未満の皮膚切開で挿入可能な微小の最新器具を導入。背骨の安定のために固定をする手術でも、必要な部分のみを切開して行う低侵襲な術式を取り入れている。

また、AR・MR（拡張現実・複合現実）技術を積極的に取り入れ、症例によってさまざまな進展様式がある腫瘍切除術などでは、手術前の計画はもちろん、手術中でも執刀医が専用のゴーグルを装着し、患者の患部に直接、3Dの立体映像で正確な状態を投影。腫瘍の実際の位置を確認しながら手術できるため、腫瘍を摘出するために必要な骨の切除を最小限にし、血管や神経と腫瘍との位置関係を3次元的に正確に把握することで、侵襲やリスクを低減することが可能になった。

脊髄機能モニタリング（全身麻酔時の神経障害を分かりやすくするため、神経に電気を流しながら手術）は脊髄腫瘍の手術や固定術の合併症予防に有効で、また、脊椎ナビゲーションシステム（固定術の際にネジなどの材料を入れる場所や骨を削る位置などを3次元画像で確認できる）は同院が県内で最初に導入した。診断でも、MRI・CTの画像診断に加え、頭蓋磁気刺激法（脊髄・神経障害が客観的に診断可能）を用いた運動誘発電位測定など、基幹病院ならではの最先端の診断を実施している。

亀井准教授は、患者自身も治療のメリットやリスクを判断できる情報をきめ細やかに提供し、患者本人の希望に添った手術や内服治療、注射によるブロック治療など、幅広く選択できるよう心がけている。

亀井准教授からのアドバイス

整形外科とは関係ないと思っても、「手や足がしびれる」「トイレが近くなる」など気になる症状があれば、近隣の整形外科に相談してください。悪くなると治療も困難になるため、早期受診を心がけましょう。

外来診療日

初診／月曜（8:30～11:00）、再診／木曜（8:30～11:00）　※予約制

広島市立安佐市民病院
整形外科・顕微鏡脊椎脊髄センター

真鍋 英喜 副院長　藤原 靖 主任部長

広島市安佐北区可部南 2-1-1
TEL 082-815-5211

【スタッフ】大田 亮・古高慎司

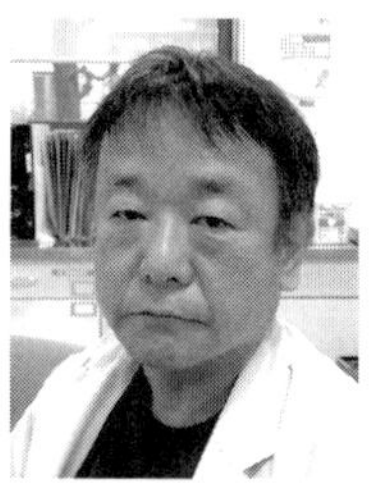

まなべ・ひでき
1982年広島大学医学部卒。松山赤十字病院、広島共立病院などを経て、1990年広島市立安佐市民病院。整形外科部長、同主任部長を経て、2014年より現職。日本整形外科学会専門医、日本整形外科学会認定脊椎脊髄病医、日本脊椎脊髄病学会脊椎脊髄外科指導医、日本体育協会公認スポーツドクター。

実績・成績 脊椎・脊髄手術／803例（科、2018年）
内訳／頚椎症性脊髄症164例、頚椎後縦靭帯骨化症32例、腰部脊柱管狭窄症424例、腰椎椎間板ヘルニア87例、脊髄腫瘍25例など。固定術はわずか31例で全体の3.8%

治療

脊椎・脊髄の全手術例を最新の顕微鏡視下で実施

国内でもいち早く顕微鏡脊椎脊髄手術を導入した病院の一つで、開設以来約２万例の脊椎脊髄手術の大部分を顕微鏡視下に行ってきた。2018年４月から「整形外科・顕微鏡脊椎脊髄センター」と名称を変更し、診療・手術を充実させている。顕微鏡による頚椎脊柱管狭窄症の手術症例数は全国トップである。

顕微鏡手術は、アームで吊り下げた双眼の手術用顕微鏡を用いる手術。手術野を10倍程度まで立体的に拡大でき、小さな皮膚切開でも安全確実に手術が行える。固定術が多い腰椎すべり症や、前方手術が選択されることの多い頸椎椎間板ヘルニアを含めて、ほぼすべての手術を顕微鏡視下後方除圧術で実施。髄内腫瘍を含めた脊髄腫瘍も顕微鏡を用いて手術しており、県外からの患者も多い。

最先端の医療機器も積極的に導入している。「術中移動式３次元CT」では、術中Ｘ線透視装置を180度回転させることでCTのような３次元画像を撮影し、適切な手術ができているか術中に確認。従来の術中CTと比べ、非常にコンパクトなので簡単に撮影ができる。

「術中CTナビゲーションシステム」は、術中移動式CTで撮影した画像をもとに、どこを手術しているか術中に教えてくれる。正確に場所を知ることができれば、安全確実な手術が可能となるが、ナビゲーション情報を見るために術野から目を離すことは時間のロスになる。これを解決するために「手術用AR顕微鏡」と呼ばれる「拡張現実」技術を用いた新しい顕微鏡を導入。顕微鏡の視野内に情報を表示する技術で、手術中に顕微鏡から目を離すことなく、３次元ナビゲーション情報を参照しながら手術を行うことができる。

新しいシステムでは、３次元情報をもとに手術を実施。伝統的な顕微鏡脊椎脊髄手術手技と最新鋭の医療技術を癒合させた「顕微鏡視下３次元脊椎脊髄手術」によって、安全確実な手術を提供している。

真鍋副院長からのアドバイス

顕微鏡の方が視野が明るく、安全性も高いといえます。痛みが強いときはもちろん、手が使いにくい、歩きにくいなどの神経症状が現れたときには、早めに受診してください。高齢の患者さんでも、手術は心配ありません。

外来診療日

真鍋※／火・木曜（午前）、藤原／火・水曜（午前）、いずれも要紹介状
※ 2020 年4月よりヒロシマ平松病院赴任予定、診療日要確認

JA広島総合病院 整形外科

田中 信弘 主任部長

廿日市市地御前 1-3-3
TEL 0829-36-3111

【スタッフ】藤本吉範（病院長）・山田清貴・平松 武

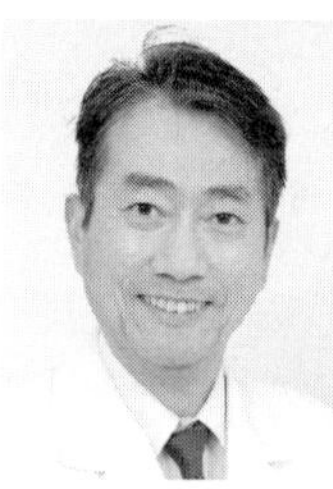

たなか・のぶひろ
1990年広島大学医学部卒。広島市民病院、広島三菱病院などを経て、1997年広大大学院。米国ラッシュ医科大学留学。2004年広島大学病院助手、2009年同診療准教授、2018年より現職。日本脊椎脊髄病学会認定脊椎脊髄外科指導医・日本脊椎脊髄病学会評議員。

実績・成績 脊椎・脊髄手術／213例。うち顕微鏡手術180例、内視鏡手術1例（以上、田中、2018年度）
脊椎・脊髄手術／968例。うち顕微鏡手術793例、内視鏡手術9例（以上、科、2018年度）
※狭窄症やヘルニアの手術が全体の7割を占める。

治療

脊椎・脊髄手術に実績、セメント治療も

同院は広島県西部地区の基幹病院として、地域の病院、医院の先生と密接に連携を取りながら、診療を進めている。同科の2018年度の初診患者数は2753人で、手術件数は1325例、脊椎（せきつい）・脊髄（せきずい）疾患の手術が約900例と多いのが特徴。また、脊椎脊髄外科の指導医が常勤４人、非常勤も含めると５人体制をとっており、全国でも有数である。

同科では、体に負担の少ない最新の低侵襲（ていしんしゅう）治療にも取り組んでいる。

高齢者の背骨が骨粗しょう症のため弱くなっていると、無理な姿勢やちょっとした負荷がかかるだけで骨が潰れ、圧迫骨折が生じることがある。腰や背中の痛みが続き、長期間の安静を余儀なくされる。さらには骨折が正しく癒合せず、背骨のバランスが不安定になったり、曲がったりしてしまうことがある。このような病態に対して従来は、長期間のベッド上での臥床やコルセットによる治療のほか、脊椎固定術といった体への負担が大きな手術をすることもあった。

しかし近年、特殊な手術器具と医療用セメントを用いて体の負担なく圧迫骨折を治すことが可能となった。風船のついた針を骨折した中心部に挿入し、風船を骨の中で膨らませた後、セメントを充填して背骨を矯正する。この手術は、血管へのセメント漏出などの合併症が極めて少なく、手術直後から劇的に痛みが改善するのが特長。手術は通常1時間程度で終わり、骨セメントは手術中に固まる。

また、椎間板(背骨と背骨の間のクッションの役割を持つ)の内部にある髄核が後方に飛び出て、神経が圧迫されて起こる椎間板ヘルニアの治療には、髄核に直接注射するヘルニコア治療を積極的に行っている。

同科ではヘルニアや狭窄症、固定術が必要な症例まで、導入した最新機器も使いながら、患者により適合した手術を行っている。

田中主任部長からのアドバイス

現在多いのが、脊柱管狭窄症の患者さんです。手や足のしびれなど気になる症状があれば、近くの整形外科を受診してください。悪くなると治りにくいので、早期に受診し、適切なタイミングで治療することが大切です。

外来診療日

月・水・木曜、※田中主任部長は月・木曜　※要紹介状
※ 2020 年4月より JR 広島病院整形外科赴任予定、診療日は要確認

中国労災病院 整形外科

濱﨑 貴彦 部長

呉市広多賀谷 1-5-1
TEL 0823-72-7171

【スタッフ】笹重善朗・益田泰次・藤本英作　ほか8人

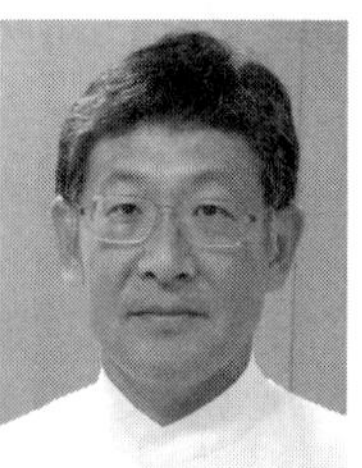

はまさき・たかひこ
1998年広島大学医学部医学科卒。広島大学医学部附属病院整形外科、広島市立安佐市民病院、公立世羅中央病院、広島鉄道病院、国立病院機構呉医療センター中国がんセンター、安芸太田病院等を経て、2019年から現職。日本脊椎脊髄病学会認定指導医、日本骨粗鬆症学会認定医、日本整形外科学会認定専門医。

実績・成績 外来患者延べ約200人／月（2018年）
脊椎手術約400例（2016〜2018年）

治療

的確な診断に基づいた低侵襲手術と術後のQOL維持・向上に尽力

脊髄・脊椎疾患には、神経の病気（脊髄・馬尾神経とそこから伸びる末梢神経）と、骨の病気（上位頸椎〜腰仙椎）とが混在する。原因としては、加齢変化による変性疾患や、転倒や交通事故などによる外傷、がんの転移など多岐にわたる。レントゲンやCT、MRI、骨密度検査などの画像検査や、採血結果などを参考に診断するが、重要なのは症状の経過を示す病歴と患者個々の身体所見、そして何よりも、患者自身が何に困っているのかの愁訴を把握することである。

高齢化が進む呉医療圏では、腰部脊柱管狭窄症や頸椎症性脊髄症などの変性疾患が増加傾向にある。これらの病気は、骨や靭帯によって神経が押さえられて、手足の痺れや巧緻運動障害、歩行障害など、日常生活動作に影響を及ぼす神経障害をきたす。症状の改善や進行予防のためには手術が必要となるが、罹患する年齢層が高いため70〜80歳代はもちろん、90歳以上の超高齢での手術もまれではない。

神経を圧迫する骨や靭帯を取り除くための、明るく拡大した顕微鏡下での除圧手術は、低侵襲で広島地区の治療の“お家芸”といえる。その精緻で繊細な技術を継承しつつ、同科では手術用顕微鏡を国内の最新鋭機器に更新したり、骨を安全に削るための従来の高速回転ドリルに加えて、削開と吸引が同時に可能な超音波手術器を導入するなど改善に余念がない。その結果、手術翌日での離床や現役世代の早期社会復帰、高齢者の合併症予防につながっている。

また、骨粗しょう症を基盤とする骨折の患者も多い。まずはコルセットでの保存的治療を行うが、なかなか痛みがひかない場合には手術を行う。骨折部をバルーンで矯正してセメントを詰める経皮的椎体形成術を行ったり、いくつかの小さな皮切からスクリューやロッドを挿入する低侵襲な脊椎固定術を行っている。破綻した背骨の安定性を獲得することで、痛みが早く取れて離床につながる。

骨折の治療後には、骨粗しょう症に対する治療が必要で継続が重要となる。現在、呉市では「骨粗しょう症重症化予防プロジェクト」を運用し、行政と医療（医科・歯科・薬科・勤務医・開業医・メディカルスタッフなど）が連携して治療・ケアを行う仕組みを構築している。同科ではその一役を担い、市民のQOL（生活の質）の維持や向上に貢献している。

濱﨑部長からのアドバイス

限られた外来時間の中でも、患者さんはもちろんご家族の希望を最大限に把握し、最適となる治療法を提供したいと考えています。そのため、かかりつけ医と連携し、きちんとしたヒアリングを行った上で、スムーズな診療を心がけたいと思っています。

外来診療日

月（8：15〜12:00）・木曜（8:15〜17：00）
※予約制、初診は紹介状を持参

いずみ整形外科クリニック

泉 恭博 院長

広島市中区吉島西 1-24-30-4F
TEL 082-241-2131

【スタッフ】鳥井浩司（副院長）・手術協力（志村司副所長チーム〈県立身障者リハセンター〉・藤本吉範院長チーム〈JA 広島総合病院〉）

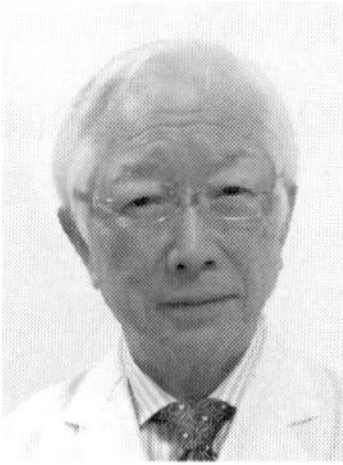

いずみ・やすひろ
1967年久留米大学医学部卒。広島大学整形外科教室入局。1969年より立川米国空軍病院で側彎症治療を修得、1971年広島大学病院側弯症外来開設。1990年より現職。第26回日本側彎症研修会・会長。日本側彎症学会名誉会員。など
執筆／「側弯症治療の最前線・基礎編・分担執筆」（医薬ジャーナル社）、「今日の整形外科治療指針・第8版・第18章／脊柱変形 腰部ショイエルマン病」（医学書院、2020年10月刊行予定）など

実績・成績 脊柱側彎症(中・重度)治療登録患者数／4943症例（50年間）、新患数／100例前後（年間）
※開業医の治療実績は国内トップクラス。手術は協力病院で対応。

治療

「広島方式」診断治療を開発・確立した側彎・後弯症の第一人者

背骨が横方向に弯曲することを「側弯変形」、前後方向に弯曲することを「後弯変形」と呼ぶ。これらの変形は、成長や負荷、加齢につれて悪化し、日常生活に支障をきたしてくる。側弯変形は、原因不明の特発性が８割を占め、患者の８割が女性で、10歳前後の女子児童では約４％に症例が見られる。

泉院長は、全国でも数少ない脊柱変形の第一人者。早期から児童の学校検診などに着目し、検診方法も含めた普及に関わってきた。起立位・前屈時の背部シルエット画像による診断は前例がなく「広島方式」と呼ばれ、

児童・思春期からの脊柱変形予防に貢献してきた。

同クリニックでは、デジタルカメラを転用したシルエッター(自動体型撮影機)を使用し、変形を計測・評価しながら治療方針を決定している。背骨の曲がった角度が、15度以下で経過観察、20～25度以上で装具療法、30～40度未満で矯正装具、40度以上で矯正手術が考慮される。

コルセットのような矯正器具に、パッドを使用して脊柱のねじれを矯正しながら側方弯曲を正すなど、さまざまなアイデアと改良を加え、1981年に独自開発した「広島型装具」は背部隆起が矯正されると評価されている。

手術については、身体への負担が大きい難手術となり、中高年では、矯正固定された上下での椎間板障害などの症状を引き起こす可能性も高く、可能な限り避ける方針を取っている。仮に手術が必要な場合は、広島県立身障者リハビリテーションセンターやJA広島総合病院の施設を利用し、経験豊富なチーム体制により、不安の少ない矯正固定手術を実施している。

現在も、学校検診を保育園・幼稚園へと拡大するなど、発育期に異常を早期発見できるよう、クリニックを離れた活動に注力。また、家庭での朝夕の身長計測を啓発しており、10・11歳時で身長の伸びが少なく、朝夕の身長差が2cm以上の場合には脊柱変形の疑いがある。外遊びが少なくなって腹筋が弱い子どもは、脊柱変形につながるため注意が必要である。

小児脊柱変形の専門医は全国でも数少なく、同クリニックと同院長を頼る他県からの相談も多い。

泉院長からのアドバイス

正常で柔軟な脊柱状態を形成するためには、幼児期から、身体運動や遊びを可能な限りさせることが大切です。また、家庭でも毎年、身体の左右非対称から起立位・前屈テストで背部を見て、異常があると感じたら整形外科に相談してください。

外来診療日

側彎症外来／予約制　※英語での対応も可

広島県立障害者リハビリテーションセンター
整形外科

安永 裕司 所長

東広島市西条町田口 295-3
TEL 082-425-1455

【スタッフ】藤井二郎・澤 幹也

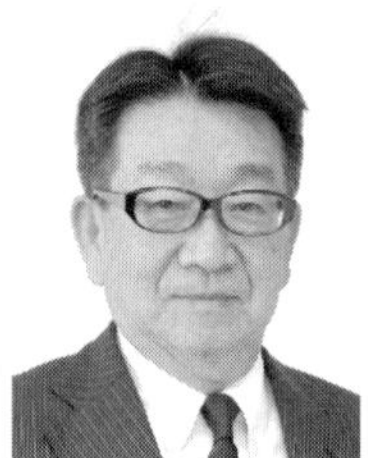

やすなが・ゆうじ
1980年広島大学医学部卒。1988年松山赤十字病院整形外科副部長。1992年に広大に戻り、2005年から人工関節・生体材料学教授。日本股関節学会理事。米国整形外科学会で2008、2009年に教育研修講演。2013年日本股関節学会会長。2016年より現職。

実績・成績 股関節手術／4000例以上（うち人工関節手術70%、残りが骨切りなどの温存手術）※人工股関節の手術時間は60分
寛骨臼回転骨切り術／510例 ※手術時間は120分以内。
（以上、安永、累計）

治療

寛骨臼回転骨切り術など関節温存手術に実績

安永所長は、変形性股関節症(へんけいせいこかんせつしょう)などの股関節疾患の治療に力を入れている。手術では可能な限り、患者自身の股関節を温存することを原則にしている。年齢が若い場合は温存が中心で、高齢者では人工関節手術が中心となり、全体の７割が人工関節手術。

変形性股関節症は、股関節を形成する臼蓋(きゅうがい)と大腿骨頭(だいたいこっとう)の軟骨がすり減って、スムーズな関節としての機能が果たせなくなる病態である。４

つの「病期」があるが、前期・初期の場合は、寛骨臼回転骨切り術となる。回転する臼蓋の関節軟骨で、骨頭を覆うことができるため、関節の安定性を得ることが可能。90％以上の人が、20年経過しても関節機能が良好に維持されている。進行期で軟骨がかなり摩耗していたり、骨頭変形が強かったりした場合には、大腿骨外骨切り術などの関節温存手術も実施している。

進行期・末期になると、人工関節置換術が中心になる。近年、軟骨の代用となるポリエチレンの耐久性の向上が著しい。また最小侵襲手術が注目されているが、「人工関節置換術で重要なことは、感染や脱臼などの術後早期の合併症を起こさずに、できるだけ長持ちさせること。無理に小さい皮膚切開で手術をすると、関節内が見えにくく、時間がかかることによる感染率や脱臼率の上昇、耐久性の低下につながることもある」と同所長は指摘する。

同院では、確実なリハビリも心がけている。手術後１週間前後で退院した場合、人工関節などの合併症である肺塞栓が自宅で起きると大変危険である。このため３～４週間は入院して、リハビリを行っている。

「人工股関節の材質改善により耐久性が向上したとはいえ、人生100年時代となった現在、50年以上の耐久性を保証することはまだ誰にもできません。ですので、若年者に安易に人工股関節置換術を行うべきではありません」と同所長は強調する。

安永所長からのアドバイス

初期の段階では、股関節の症状よりも、大腿部の痛み、だるさの症状が出ることも多いです。このような症状が出た場合には、レントゲンをきちんと撮って、調べることが大切です。早期治療を行えば、温存治療の可能性も高くなります。

外来診療日

月・水曜（午前）

国立病院機構呉医療センター・中国がんセンター 整形外科

山崎 琢磨 医長

呉市青山町 3-1
TEL 0823-22-3111

【スタッフ】下瀬省二・濱田宣和・蜂須賀裕己・泉田泰典・藤森 淳・高田剛志・力田高徳・石橋栄樹

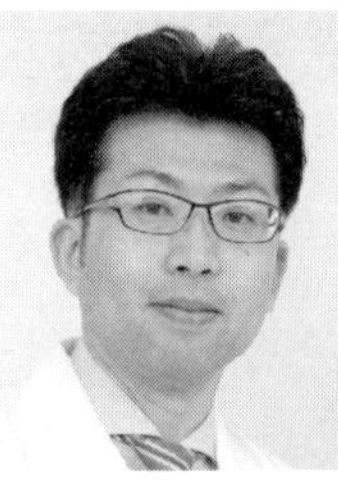

やまさき・たくま
1995年広島大学医学部卒。松山赤十字病院、中電病院、広島市立安佐市民病院、中国労災病院などを経て、2002年広島大学に戻る。2015年に整形外科（人工関節生体材料学講座）准教授。2019年4月から呉医療センターリハビリテーション科科長兼整形外科医長。日本整形外科学会専門医、日本整形外科学会脊椎脊髄病認定医、日本股関節学会認定股関節鏡技術認定取得医。日本整形外科学会認定スポーツ医。

実績・成績
人工股関節手術／約100例（2018年）、累積500例以上
骨切り術／約30例（2018年）、累積150例以上
股関節鏡手術／約10例（2018年）、累積170例以上
呉医療センターに赴任後も股関節手術を1か月に10例以上手がけている。

治療

股関節の病状に応じた最適な治療法を提案

股関節疾患には加齢に起因するもの、けがや病気などに起因するものなど多様であるが、外来による積極的保存治療のほか、骨切り術、股関節鏡手術、さらには人工股関節手術など、患者にとっての最適な治療法を探っている。

寛骨臼形成不全（かんこつきゅうけいせいふぜん）があり、関節の変形がさほど進行していない変形性股関節症では、関節温存を中心に考えた、寛骨臼回転骨切り術が適応になる。寛骨臼の周りをドーム状に切り、寛骨臼を前外方に回転させて骨頭

荷重面全体を覆うようにし、負荷を分散させることで関節症の進行予防を図っている。

また股関節唇損傷の治療として、関節唇の傷ついたところを縫い合わせる股関節鏡手術も行っている。関節鏡という細いカメラで関節の中をのぞきながら、傷んだ関節唇を縫合、削るなどの治療である。

山崎医長が力を入れているのが、前外側アプローチによる人工股関節手術である。これまでの後方アプローチと比べて、股関節の前方から進入することで、股関節の制動に必要な軟部組織を温存した手術ができる。狭い術野で行うので手術侵襲は比較的少なく、手術後に最も懸念される合併症である脱臼の危険性を減らすことができる。

また同科では、人工股関節手術に対して、県内でも希少なナビゲーションシステムを導入している。ナビゲーションシステムは股関節の形状や位置情報を案内してくれるシステム。このシステムを使うことで、術前計画通りの角度で人工関節を設置することができる。

外来診療ではX線やCT、MRIなどの一般的な検査のほかに、股関節外の筋や腱、靭帯、神経などの軟部組織についても超音波検査などによる検査を行っている。そして、超音波ガイド下の注射療法により症状の発生部位を探り、効果的な保存療法の提案を心がけている。

山崎医長からのアドバイス

股関節周囲の痛みなど困ったことがあれば、ぜひ受診してください。痛みの原因を探り、それに適した治療をご提案します。手術では患者さん各々に最適な方法を考えベストを尽くします。

外来診療日

水曜（午前・午後）　※うち午後は人工関節外来

広島大学病院　整形外科（人工関節・生体材料学）

庄司 剛士 助教

広島市南区霞 1-2-3
TEL 082-257-5555

【スタッフ】大田悠貴・坂 英樹・井上 忠・加藤雄一・藤原祐輔・住井淳一

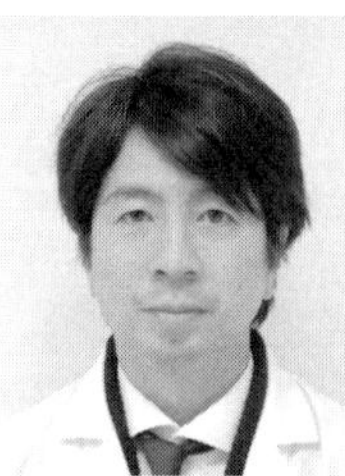

しょうじ・たけし
2004年金沢大学医学部卒。広島大学大学院医系科学研究科（人工関節・生体材料学）。広島大学病院、中国労災病院、広島市民病院などを経て、2014年より現職。スイスBern大学（研修）。日本整形外科学会専門医。日本股関節学会評議員。日本関節鏡・膝・スポーツ整形外科学会（JOSKAS）評議員。

実績・成績 人工関節手術／80%、骨切りなどの関節温存手術／10%、骨盤骨折などの外傷に対する手術／10%　（以上、庄司、年間）

治療

痛みの原因を追究し、病状に応じた適切な治療法を選択

庄司助教は、小児から成人までの幅広い股関節(こかんせつ)疾患に対して、患者の痛みの原因や病状を把握し、患者各々の病状に応じた治療法を選択しながら診療を行っている。手術療法では、可能な限り股関節を温存することを念頭に、患者各々の状況や希望を鑑みて手術法を選択して行っている。

外来診察では、入念な問診や診察に基づき、超音波(ちょうおんぱ)（エコー）やレントゲン、CT、MRI、また、同院独自の特殊撮影法を用いて画像診断を行い、総合的に痛みの原因となる病態を把握し、患者各々の病態に応じた治療法を選択することに注力している。

手術では、小児疾患から成人の変性疾患(主に変形性股関節症)、大腿骨頭壊死症、また、骨盤骨折や大腿骨近位部骨折に代表される外傷疾患まで、幅広く手術を行っている。

成人の股関節疾患の中で最も頻度の高い変形性股関節症では、日本人の約８割が寛骨臼形成不全(股関節の受け皿の形状が浅い)に起因すると考えられており、病状が初期の患者では、関節温存手術（関節の不安定性の改善を目的とした骨切り術など）が適応となる。また、若年〜青壮年期に発症する大腿骨頭壊死症の患者では、骨切り術等で可能な限り自己の関節を温存することが必要となる。同院では、これまで数多くの関節温存手術を行ってきたが、術後10年経過した後も、90％以上の患者で痛みや関節機能が良好に維持されている。

変形性股関節症が悪化、または大腿骨頭壊死症で病期が進行した患者では、人工関節置換術が適応となる。これまで、人工股関節置換術を受けた患者は、術後に脱臼や人工関節の緩みなどの合併症を避けるため、日常生活の制限を設ける施設が多かった。

同院では、こうした術後合併症の軽減のための数多くの研究を行い、現在では、前方系アプローチを含めた筋腱温存手術や、ナビゲーションシステムを用いた正確なインプラント設置を行うことで、術後脱臼の回避が可能となり、日常生活動作に制限がなく生活することが可能となっている。

庄司助教からのアドバイス

関節の痛みの原因はさまざまで、ご自身の病状に応じた治療を受けることが重要です。関節の痛みや違和感を覚えたら、まずは積極的に専門医を受診しましょう。痛みを取り除いて充実した生活を送れるよう、個々の患者さんに合った治療法を検討しております。

外来診療日

水・木曜 (9:00 ~ 11:00)　※紹介状要

サカ緑井病院　整形外科

寺山 弘志 病院長

広島市安佐南区緑井 6-28-1
TEL 082-879-0099

【スタッフ】坂 信一・宮内 晃・布施好史・中野壮一郎・高沢皓文・木下博之（麻酔科）

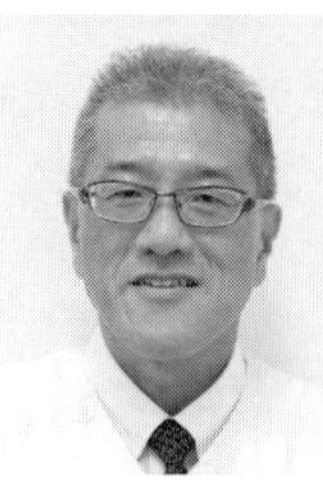

てらやま・ひろし
1993年広島大学医学部卒。中電病院、松山赤十字病院、大朝ふるさと病院を経て、2014年より現職。日本整形外科学会専門医。日本股関節学会。日本人工関節学会。西中国外傷研究会（幹事）。

実績・成績 人工股関節／220例、人工膝関節／67例、骨折／151例
（以上、寺山、2018年度）

治療

変形性股関節症に対する人工股関節置換術で高い実績

寺山院長は、股関節（こかんせつ）の痛みに対して2010年から最新のALSA法を用いた低侵襲（ていしんしゅう）人工股関節手術（MIS-THA）を行っており、その実績は1000例を超える。

中高年層に多い股関節周辺の痛みや足を動かしづらくなる原因の多くは、変形性股関節症と考えられている。痛みを取るためには、痛み止めの内服や股関節への注射などが有効だが、いずれも対症療法となるため、次第に股関節の変形破壊が進む。そこで、痛みで歩けなくなったときの有効な治療法の一つが人工股関節置換術（ちかんじゅつ）である。手術をするか、痛みを我慢するかは患者の考え方次第で、将来への不安などを鑑みると、元気

なうちに手術を選択する患者も増えている。

人工股関節置換術とは、骨盤側と大腿骨側の損傷部分を取り除き、すべて人工物に取り換える手術をいう。人工関節は、大腿骨の中に金属製の「ステム」とよばれるものを埋め込み、骨盤側に受け皿となる「カップ」とその中に高分子ポリエチレン製の「ライナー」を組み込むことにより、スムーズな関節の動きが得られる。

最近の手術では、皮膚の傷口を小さくするだけでなく、股関節前方や前側方からアプローチし、股関節周辺の筋肉をほとんど切らない方法が増えている。これは、筋肉を切らずに隙間から股関節に侵入するため、人工関節が脱臼するリスクを大幅に軽減し、術後の早期からリハビリを行えるのが利点。ほとんどの患者が術後１日目から歩行訓練を開始し、多くの人が、傷の痛みがあっても関節そのものの痛みが取れて、動きやすさを実感している。通常、２～３週間で退院となる。

しかし、人工関節は使えば使うほど摩耗する。現在の人工股関節は20～30年の耐久性が保証されているが、激しい運動などを行うと当然、摩耗は早くなる。若年で人工股関節にした場合には再手術が必要な場合があるが、60歳代後半～70歳代で入れた場合には一生ものと考えることができる。

注意点として、歯周病など体の中の菌が人工関節に入って炎症を起こすことがあげられる。「股関節が腫れた」「持続して痛み」があるなどの場合は早めの受診が必要で、術後の定期的なメンテナンスが重要となる。

寺山病院長からのアドバイス

患者一人ひとりのお悩みをしっかりとお聞きし、患者さまに丁寧な説明を心がけています。変形性股関節症を抱えている方に、交流や最新の情報提供を行う「のぞみ会」という友の会があります。ぜひ参加してみてください。

外来診療日

月～土曜（9:00～12:00、15:00～18:00）※木・土曜は午前のみ

県立広島病院 整形外科

望月 由 副院長・主任部長

広島市南区宇品神田 1-5-54
TEL 082-254-1818

【スタッフ】井上博幸・松尾俊宏・西田幸司・松下亮介

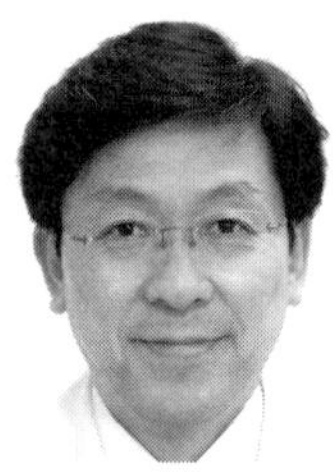

もちづき・ゆう
1983年広島大学医学部卒。県立広島病院、広島大学病院整形外科准教授などを経て、2008年より現職。同院副院長兼任。日本整形外科学会認定整形外科専門医。日本肩関節学会理事。日本体育協会スポーツドクター。広島カープ球団チームドクター(肩関節部門)など。

実績・成績 内視鏡手術/約200例(腱板損傷100例、反復性脱臼30例、関節唇損傷40例、反転型人工肩関節置換術30例、以上、望月、年間)

治療

肩関節の低侵襲手術や組織再生術に精通

望月主任部長は肩関節外科の診療全般を幅広く手がけており、特に、低侵襲(ていしんしゅう)の内視鏡手術(関節鏡視下手術)について国内でも早期から取り入れている。

また、腱板損傷(けんばんそんしょう)や反復性脱臼(はんぷくせいだっきゅう)、関節唇損傷(かんせつしんそんしょう)に対して、関節鏡を使った低侵襲で高度な関節形成術を行っている。内視鏡手術は、術後の痛みや傷口が小さくて済み、手術創(そう)もほとんど目立たないため患者に好評。

同院では腱板損傷などに関して、欠損した組織の再生に力を入れてきた。損傷された組織に対しては、自分の体の他の組織を使って修復・再建する方法が一般的だが、再損傷した場合には選択枝が少なくなり、適切な方法がないのが現状である。そこで、自分の体の組織の一部を犠牲にすることなく、腱板や靭帯(じんたい)の再生を臨床的に行っている。

さらに、肩が上がらない患者に対して、2014年４月から国内での使用が認可された新しい治療法の反転型人工肩関節置換術(ちかんじゅつ)があり、積極的に施行している。この術式は①肩の手術経験が累計100例以上（鎖骨(さこつ)骨折以外)、②50例以上の腱板手術、③日本整形外科学会が定める講習会の受講など、実施できる医師に基準が設けられている。

変形性肩関節症でも、腱板が残っている場合には変形した部分を取り除いて、通常の骨の構造と同様の形をした通常型人工肩関節に交換する。一方、腱板が修復困難で機能改善が望めない場合には、反転型人工肩関節置換術(変形した部分を取り除いて、反転型人工肩関節を使用)を行う。反転型人工肩関節の場合、通常の肩関節の頭と受け皿の構造が真逆の形態になっているが、それにより腱板の力がなくても三角筋の力で挙上(きょじょう)が可能となり、関節の安定化と挙上動作の改善が期待できる。

また、スポーツ選手に対するスポーツ医学にも積極的に取り組んでおり、小学生や中学生のスポーツ外傷から、プロ野球選手の損傷まで幅広く手がけている。特に、野球肩に総称される関節唇損傷や腱板損傷は多く、手術的な治療のほかパフォーマンスの指導も行っている。

望月主任部長からのアドバイス

体の中でもよく使い、酷使される肩関節は、さまざまな障害を起こします。肩の痛みが続く場合は、専門医の受診をお勧めします。スポーツ選手の手術もこれまで多く手がけています。

外来診療日

月・水・金曜（午前）

マツダ病院　整形外科

菊川 和彦 主任部長

安芸郡府中町青崎南 2-15
TEL 082-565-5000

【スタッフ】月坂和宏（膝専門）・田中正宏（骨粗しょう症・リウマチ専門）・奥原淳史（膝・足専門）・林 聖樹（膝専門）・露口勇輔（膝・足専門）・住元康彦

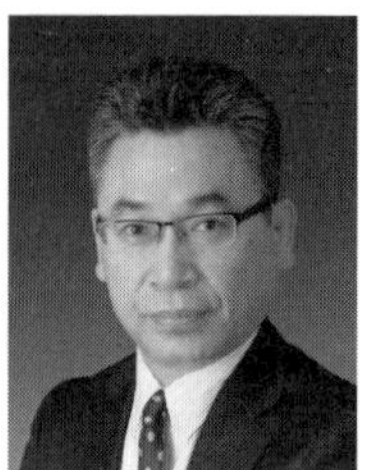

きくがわ・かずひこ
1991年広島大学医学部卒。マツダ病院、広島大学病院などを経て、2007年よりマツダ病院。日本整形外科学会整形外科認定専門医。日本肩関節学会代議員。中部日本整形災害外科学会代議員。日本最小侵襲整形外科学会代議員。日本体育協会スポーツドクター。マツダラグビー部チームドクター。

実績・成績 肩関節疾患手術／約250例（腱板150例、脱臼50例、人工関節置換術30例等）

（以上、菊川、年間）

治療

リバース型人工関節置換術などの高度な手術にも対応

肩関節は上下・前後・回転などさまざまに動き、体の中で最もよく動く関節だが、それだけに構造も複雑で、疾患を正しく診断することが重要である。

肩の症状で受診する患者の悩みで最も多いのは「痛み」「動きの制限」だが、疾患によって治療法が異なる。最も多い疾患は一般的な肩関節周囲炎で、いわゆる“五十肩”である。治療の基本は、消炎鎮痛剤（しょうえんちんつうざい）やヒアルロン酸注射などの保存療法で、動きの制限が改善しない場合は手術も検討する。

腱板断裂も、痛みと動きの制限が主症状である。棘上筋（肩関節で上腕骨を取り巻くように付いている）など４つの腱のいずれかが破れてしまう疾患で、保存療法が無効な場合は手術治療となる。上腕骨にアンカーを打って特殊な糸などで切れた腱を縫合固定するが、内視鏡による鏡視下手術が大半を占める。ただし、「腱の損傷が大きい」「切れてから長期間経過」などの場合には、大腿筋膜などの移植や他の筋を移行する手術となる。

痛みに次いで多いのは、脱臼による「不安定感」の訴えである。外傷などで骨頭が前方へ脱臼・亜脱臼などを起こすと、関節包付着部などの剥離・断裂や、関節窩前縁の骨折などの損傷が生じる。これらの損傷が治癒しないまま残存し、日常生活やスポーツなどで脱臼を起こしやすくなることを、反復性脱臼や亜脱臼という。「また外れるかもしれない不安から、思うように活動できない」という悩みに対して、根治には手術が有効である。スポーツ選手に対しては、種目や年齢、レベルに応じた手術法を選択し、術後はパフォーマンスに応じた指導を行っている。

加齢により関節軟骨がすり減って痛みが生じる変形性肩関節症に対しては、保存療法のほか症状が進行すると人工関節置換術を行う。さらに変形が進んで腱板が修復困難となった重症例では、従来は有効な治療法がなかったが、2014年よりリバースショルダー手術（反転型人工肩関節置換術）が行えるようになった。通常の肩関節の頭と受け皿が真逆の構造になっていて、肩の動きが甦える。施術できる医師はまだ限られており、同部長は、県内でもこの手術が可能な数少ない医師の一人である。

菊川主任部長からのアドバイス

肩は体の関節の中で一番よく動く難解な関節で、さまざまな障害を起こします。痛みが続いたり脱臼への不安感がある方は、早めに専門医を受診してください。スポーツ選手の手術も多く手がけています。

外来診療日

菊川／月・水・木曜（8:45 ～ 11:30）

広島大学病院 整形外科

横矢 晋 診療講師

広島市南区霞 1-2-3
TEL 082-257-5555

【スタッフ】安達伸生・中西一義・亀井直輔・中島祐子・四宮陸雄・中前稔生・兒玉 祥・生田祥也

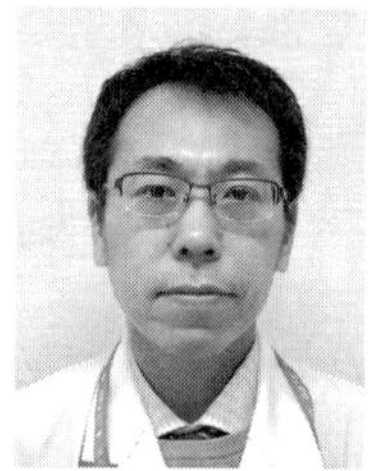

よこや・しん
1999年広島大学医学部卒。2010年より現職。日本整形外科学会整形外科専門医。日本整形外科学会認定スポーツ医。日本体育協会認定スポーツドクター。広島県医師会スポーツ医部会委員。公益社団法人広島県体育協会スポーツ医・科学委員。広島東洋カープチーフチームドクター。

実績・成績 腱板断裂手術／130件、人工関節手術／20件、肩関節脱臼／10件、骨折／50件、サイレントマニピュレーション／20件　（以上、横矢、2018年）

治療

独自に開発した最新の治療法を提供

肩関節疾患で代表的なものの一つに、腱板断裂がある。比較的小さな場合は、注射や消炎鎮痛剤などの保存療法のほか、侵襲の少ない関節鏡手術が主流だが、断裂が広範囲に及ぶ場合は、筋前進術（肩甲骨から腱板を剥がして外へ引き出す）を行う。また、同科独自の治療法に、筋前進術を行った部位を人工生体材料で補強する方法がある。横矢診療講師の研究を臨床応用したもので、再断裂率が約15%と、他施設の報告と比較しても格段に低い。

凍結肩（いわゆる五十肩）は、急性期には非常に痛みが強いため、安静を保つ消炎鎮痛治療と共に、ステロイドなどの注射により炎症を抑える。保存的治療では炎症が収まりきらない場合には、拘縮した関節包を関節鏡下手術で切開する。サイレントマニピュレーション（日帰り手術が可能）は、肩周囲の神経のみに麻酔をかけて痛みを感じない状態にし、肩関節をさまざまな方向に動かして関節包を破り広げる有用な治療法だが、リスクファクター（喫煙歴、糖尿病など）のある患者には向かないため、的確な治療法を見極めることが大切である。

外傷などで起きる肩鎖関節脱臼では、独自に開発した鏡視下靭帯再建術を行う。受傷後1か月以内であれば、人工靭帯を用いて患者自身の組織で修復させる。3か月以降の慢性期であれば、前腕にある自身の腱を移植して再建する。

骨粗しょう症などで起きやすい上腕骨近位端骨折では、手術で髄内釘やプレートを入れる。同講師は、MIPO（最少侵襲プレート骨接合術）という手術法で、上下の二箇所のみを皮膚切開しプレートを挿入する。骨折部位を展開しないため、骨癒合（骨の修復）にも有利で、髄内釘を使うより固定力も高い。

同診療講師はスポーツ医療にも注力しており、野球のピッチャーなどがかかりやすい投球障害の治療でも知られる。投球障害の病態はさまざまなため原因の見極めは難しいが、非常に重要でもある。また、自身が野球のピッチャーだった経験をふまえ、肩に故障をもたらす原因を全身の状態から判断することを得意とする。患者の気持ちも理解しやすいため、希望もできるだけ叶えた治療を心がけており、スポーツ医療や独自に研究開発した治療法などで、他医師と一線を画している。

横矢診療講師からのアドバイス

私は、子どもの頃から野球が大好きな野球少年でした。肩関節に興味を持ったのも、そのためです。野球少年の皆さんの気持ちがわかるドクターですから、困った方々に丁寧に相談に乗らせていただきます。

外来診療日

横矢：初診／水曜（9:00 ～ 11:00）、金曜（13:00 ～ 15:00）
　　　再診／水曜（9:00 ～ 13:00）、金曜（13:00 ～ 16:30）

広島大学病院　整形外科

四宮 陸雄 診療講師
中島 祐子 准教授（運動器超音波医学共同研究講座） 兒玉 祥 助教

広島市南区霞 1-2-3
TEL 082-257-5555

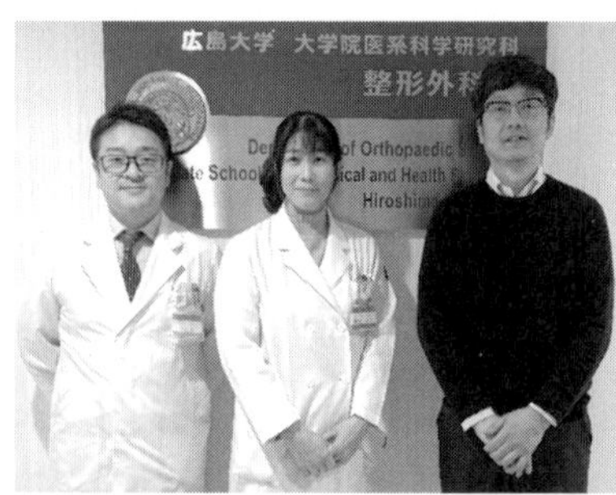

しのみや・りくお（右）
2001年島根医科大卒。日本整形外科学会認定専門医。日本手外科学会認定専門医。

なかしま・ゆうこ（中央）
1998年東京女子医科大卒。日本整形外科学会認定専門医。日本手外科学会認定専門医。日本超音波医学会認定超音波専門医。

こだま・あきら（左）
2003年広島大学医学部卒。日本整形外科学会認定専門医。日本手外科学会認定専門医。

実績・成績 上肢手術（肘より末梢）／250件、マイクロサージャリー（外傷による組織欠損・腫瘍の再建、切断四肢の再接着手術など）／25件
（以上、科、2019年）

治療

マイクロサージャリーによる再接着や組織移植に定評

近年、整形外科領域でも急速に普及が進む超音波検査(ちょうおんぱ)(エコー)を先駆けて導入し、診断・治療に生かしている。従来のレントゲン検査ではわからなかった腱(けん)や神経損傷の部位・程度を詳細に見極められるほか、微細な骨折も把握が可能。

また、マイクロサージャリー(微小外科手技)による再建術後の血流障害を、超音波検査を用いて早期診断することで、成功率が90%を超える。

さらに、手や肘の関節に対する関節鏡を用いた低侵襲（ていしんしゅう）手術はもとより、近年では、手指の関節にも関節鏡視下手術を適応して良好な術後成績を収めている.

手は複雑な構造をしているため、治療には高いレベルの専門的知識と技術が必要となる。「自分が関わる患者さんを不幸にしないように治療に臨んでいます」と語る四宮講師は、得意とするマイクロサージャリーや関節鏡などを駆使して、機能改善・外見改善の両立をめざした治療を行う。また、四肢（しし）の骨軟部（こつなんぶ）腫瘍切除後に生じる組織欠損にも、手外科治療で培われた知識や技術を導入することで再建を行っている。

変形性関節症（関節の軟骨（なんこつ）がすり減ったり、関節の周囲に骨の棘（とげ）が生じたりして痛みや変形が生じる）などでは、同科で開発した創外固定器を使用し、人工関節以外の方法で治療を行う。

そのほか、手や肘のスポーツ障害の患者も多く、いわゆる“野球肘”といわれる関節の軟骨が損傷される疾患には、正常に近い関節を再建するため膝（ひざ）からの骨軟骨移植も実施し、競技復帰も可能にしている。また、靭帯（じんたい）損傷についても患者の状態に応じた再建術を施行している。

同院では、先天異常の患者の手術が約１割を占めており、マイクロサージャリー術式をはじめ、創外固定器を用いた骨延長術や新たな人工材料の使用などを併用するなど、患者各々に最適な治療を実践している。

四宮診療講師からのアドバイス

手のけがや使いづらさ、痛み、しびれ、変形などがありましたら、専門医を受診してください。外傷による機能障害に関しても、マイクロサージャリー手技を用いた再建が適応となることもあるので、ご相談ください。

外来診療日

火曜（受付 8:30 ～ 11:00）　※四宮／ 2020 年４月より四肢外傷再建学講座と兼任予定、診療日は要確認

国立病院機構東広島医療センター 整形外科

今田 英明 医長

東広島市西条町寺家 513
TEL 082-423-2176

【スタッフ】岸 和彦・森亮・渋谷早俊・宇治郷 諭・角 悠司

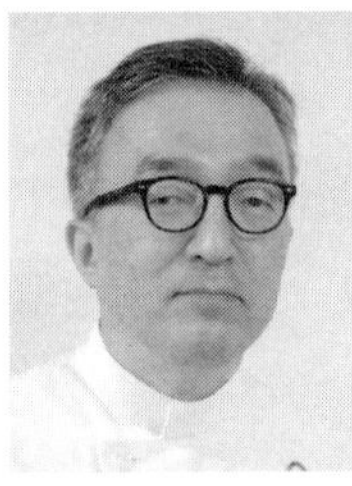

いまだ・ひであき
1991年大分医大（現大分大学医学部）卒。2002年広島大学大学院修了。県立広島病院、土谷総合病院などを経て、2004年から現職。日本整形外科学専門医。日本手外科学会専門医。日本手外科学会代議員。日本肘関節学会評議員。日本骨折治療学会評議員。広島外傷研究会世話人。西中国外傷治療研究会世話人。広島野球障害検診世話人。ほか

実績・成績 手・肘の総手術数（科、2014～2018年）／約1700例
総手術数（科、2018年）／約900例、うち手・肘に関する手術約350例
（うち外傷約200例、野球肘・テニス肘等のスポーツ障害約40例）
（以上、科）

治療

手・肘の外傷や変形、スポーツ障害の治療に高い実績

同科は、広島県中央医療圏における中核的急性期病院としての役割を担っており、外傷（骨折、脱臼（だっきゅう）、腱（けん）・靱帯（じんたい）損傷など）の症例が多いのが特徴。科全体で最新の知識と理論に基づいた治療プランの作成と実践に取り組んでいる。

その中でも手・肘（ひじ）の外傷が多く、今田医長のマイクロサージャリー（小さな血管の吻合（ふんごう）・神経の縫合）など、最新の技術を用いた高い治療実績には定評がある。

さらに新鮮外傷だけでなく、手肘の外傷後の機能障害や、腱鞘炎・手根管症候群・手指の変形（ヘバーデン結節、変形性CM関節症など）といった慢性疾患に対する機能再建を目的に、県内各地から多くの患者が来院する。

また同医長は、肘・手のスポーツ障害のスペシャリストでもあり、専門的な立場から治療を行っている。手術（遊離体摘出術、関節形成術など）では、関節鏡を利用することで切開を可能な限り最小にし、早期リハビリが可能となるよう心がけている。また、上腕骨小頭離断性骨軟骨炎、いわゆる外側型野球肘といわれる肘の関節軟骨が損傷される障害には、正常に近い関節を再建するため膝からの軟骨移植も行い、県内外からも多くの患者が治療に訪れている。また、上腕骨外側上顆炎（テニス肘）に対する手術治療についても、中四国地方有数の実績を誇っている。

術後のリハビリテーションについては、リハビリスタッフとの緊密な連携で細やかな指導を行っているのが特徴。例えば野球選手については、実戦復帰までの具体的なプログラムを基に、野球経験者のリハビリスタッフが定期的なアドバイスを行い、家族や指導者との連携を図りながら患者各々の状態に応じた適切なリハビリ指導を実践している。また、遠方の患者でも十分な治療効果が獲得できるように、紹介医と連携しつつ広いネットワークを活用したリハビリ環境の構築に努めている。

さらに同医長は、2015年より広島大学整形外科教室と協力して、県下の少年野球チームを対象に広島野球障害検診を行っており、少年野球選手に生じる障害の早期発見と予防にも注力している。

今田医長からのアドバイス

手・肘は繊細で複雑な構造を持ち、日常生活や仕事、スポーツ活動に直結する極めて重要な器官です。治療の際には、十分な説明を受けて納得することが何より大切です。最善の治療法を一緒に考えましょう。

外来診療日

月・火・金曜（受付 8:30 ～ 11:30）※予約制、初診は紹介状持参要

広島大学病院　整形外科

中佐 智幸 講師

広島市南区霞 1-2-3
TEL 082-257-5555

【スタッフ】生田祥也

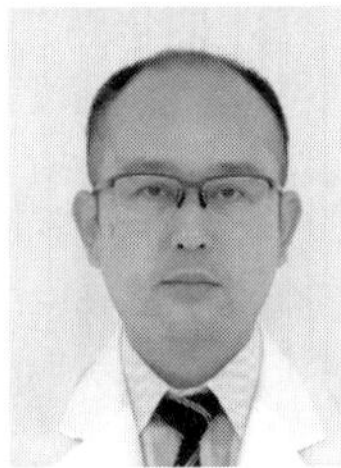

なかさ・ともゆき
2001年島根医科大学卒。中国労災病院、広島市民病院を経て、2004年広島大学整形外科。2015年松山赤十字病院。2016年より現職。日本整形外科学会専門医。日本足の外科学会評議員。日本関節鏡・膝・スポーツ整形外科学会評議員。日本リウマチ学会専門医。

実績・成績　足の外科手術／190例
関節鏡手術／95例、足関節外側靭帯修復術／26例、扁平足矯正手術／7例
外反母趾手術／26例、変形性足関節症手術・関節固定術／24例
人工関節置換術（人工距骨含む）／5例　骨切り術／5例（以上、科、2019年）

治療

足関節鏡・後足部鏡を用いた低侵襲手術に定評

中佐講師は、足の変形や足関節の損傷などの「足の外科」が専門。変形性足関節症や外反母趾、距骨骨軟骨損傷、扁平足障害、足関節外側靭帯損傷、三角骨障害、足底腱膜炎、リウマチ足、腓骨筋腱脱臼、足根骨癒合症、強剛母趾、アキレス腱付着部症、先天性内反足など幅広く診療にあたっており、足関節鏡や後足部鏡を用いた低侵襲手術に積極的に取り組んでいる。

「足は地面に接する唯一の器官ですので、生活の質に直結します。治療では、患者さんの年齢や病状などはもとより生活環境や趣味なども勘

案し、生活の質の向上につながるよう、患者さん一人ひとりに最適の治療を提供することを心がけています」と同講師は力を込める。

近年増えているといわれる「変形性足関節症」では、変形が軽度であれば足底板（インソール）などで治療を行い、大きく変形している場合などは手術となる。関節固定術（足関節の軟骨を取り払って骨と骨をくっつける）や人工足関節置換術（変形した関節を人工足関節に入れ替える）だけでなく、下位脛骨骨切り術（脛骨を切って関節の傾きを矯正）などの足関節機能を温存する治療も行う。

「外反母趾」については、軽度の変形は靴の見直しや、足指のストレッチや足底板による治療などを行う。それらの保存治療後でも症状が続く場合や、重度の変形がある場合は、骨切り術などの手術治療となる。変形の度合いをはじめ、親指以外の指の脱臼の有無など患者によって状態がそれぞれ異なるため、複数の術式を組み合わせて手術を行い、さまざまな変形に対応する。また、関節リウマチによる足の変形についても、可能な限り関節を温存する手術を実施して好成績を収めている。

また、スポーツ損傷の一つである「距骨骨軟骨損傷」の症例も多く手がける。基本的に自然治癒することが少ないため、症状が続く場合やスポーツへの復帰をめざす場合は手術が有効な選択肢となるが、患者の年齢や損傷部の状態などに応じて、骨穿孔術や骨軟骨片固定術、骨軟骨柱移植術、骨移植術などを行う。同医師は、この疾患の研究で「日本足の外科学会」学術奨励賞を受賞している（2018年）。

中佐講師からのアドバイス

「足や足首にずっと痛みがある」「変形している」などの症状がある方は、ぜひ専門医にご相談ください。外反母趾や関節リウマチの患者さんは、「病気だから仕方ない」とあきらめたり思い込んだりせずに、受診してみてください。

外来診療日

月・水曜（受付 8:30 ～ 11:00）　※初診は月曜のみ

寛田クリニック

寛田 司 理事長・院長

広島市南区稲荷町 3-20　トーレ稲荷町 2F
TEL 082-261-7030

【スタッフ】理学療法士 19 人・アスレチックトレーナー4人・トレーナー9人（うち、兼柔道整復師5人）・鍼灸師3人・診療放射線技師3人・臨床検査技師1人・看護師7人・医療事務 10 人

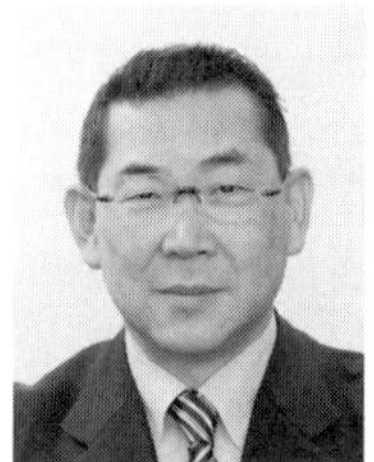

かんだ・つかさ
1982年東海大学医学部卒。広島大学医学部整形外科教室入局、広島県立障害者リハビリテーションセンター、マツダ病院、JA吉田総合病院などを経て、1995年寛田クリニック開院。日本整形外科学会認定医、日本リハビリテーション学会臨床認定医、日本医師会認定健康スポーツ医、元サンフレッチェ広島FCチームドクター、広島ドラゴンフライズチームドクター、アンジュヴォオレ広島チームドクターなど。

実績・成績 総来院患者数／400人
（1日平均、2018年度）

治療

スポーツ医療の経験を生かした運動療法中心の全人的医療

同院は、スポーツ医療経験のノウハウを生かした、運動療法中心の医療を提供しているクリニック。運動療法はスポーツ選手に限らず、高齢者など一般患者にも適用し、「高い水準のスポーツ医療は、全人的な医療にもつながる」という。「良質の医療を最高のホスピタリティで」がスローガン。県内におけるスポーツ医療の先駆けでもある。

同院は、診療部門・検査部門・リハビリ部門に分かれている。単なるねんざと判断して適切な治療を行わないと、重篤（じゅうとく）になるケースもあり、

「早期発見・早期治療・早期復帰」をモットーに、まずは問診に力を入れている。疾患部分だけでなく、けがの原因を探ることが重要と考えるからだ。また、MRIやX線撮影、骨密度測定、超音波など最新の検査機器を使いながら、患者の負担を軽減し、患者に合ったオーダーメイドの医療を提供している。

リハビリは、痛みを和らげたり、体の機能を回復させたりする効果がある。同院では、一般患者向けの通常のリハビリ、高齢者向けのリハビリ、そしてスポーツ選手が競技復帰を目指すアスレチックリハビリなど、目的に応じた最適なリハビリを行う。

特に力を入れているのが、「ドイツ徒手医学」である。数ある徒手療法の中でも唯一、医師により医学として体系づけられた治療法である。「ドイツ徒手医学会」を構成する組織である「ドイツ筋骨格医学会」のメンバーは、世界サッカー連盟（FIFA）に医事委員として参加するなど、先端医学の一つでもある。寛田院長は、このドイツ筋骨格医学会の日本アカデミー代表理事を務めている。

また、「スパイン ダイナミクス療法」も取り入れている。これは、「痛みは背骨と骨盤の状態に影響を受けやすい」という、過去の経験・研究から導き出された治療概念を基にしたもので、同院では、この療法による腰痛・肩こりなどの慢性疼痛の治療に取り組んでいる。

寛田院長からのアドバイス

私たちは不調な部分を診るだけでなく、不調を抱えるその人自身を丸ごとサポートし、人間が本来持っている自然治癒力を高めることに努めています。院内の理学療法士をはじめ、すべてのリハビリスタッフが、リハビリに必要な論理・実践方法を取得できるよう、研修にも力を入れています。

外来診療日

月～土曜（9:00 ～ 12:30、15:00 ～ 18:30）
※土曜午後は 17:00 まで、※学会出席等で院長不在の場合もあるため、要確認

中国労災病院 整形外科

笹重 善朗 副院長

呉市広多賀谷 1-5-1
TEL 0823-72-7171

【スタッフ】益田泰次・藤本英作・濱崎貴彦・堀 淳司・中﨑蔵人・中邑祥博

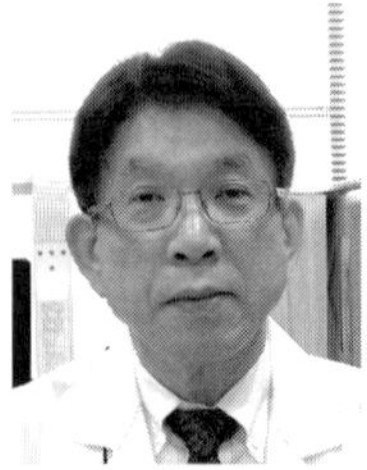

ささしげ・よしあき
1981年広島大学医学部卒。松山赤十字病院などを経て、広大に戻る。越智光夫教授（現・広大学長）のもとで指導を受ける。1990年中国労災病院、1999年主任部長、2016年より現職。日本整形外科学会専門医・指導医、日本リハビリテーション専門医・指導医。

実績・成績 整形外科手術1594例（1867件）。このうち、上肢・下肢骨折約580例、人工関節180例、脊椎手術150例、膝や肩関節の内視鏡手術100例（以上、科、2018年）。

治療

骨幹端部および関節内骨折治療に高い実績

骨折は肩、肘（ひじ）、手首、手指、股関節（こかんせつ）、膝（ひざ）、足首など、体のさまざまな部位で発生するため、症例は膨大な数に上る。一人ひとりの病状に応じて、保存療法、手術療法のどちらがベストかを見極め、変形や関節の動きの制限、痛みなどの後遺症を残さない治療に力を注いでいる。

特に骨折の中でも難しいとされる、関節に及ぶ骨折（骨幹端部や関節内骨折）の治療では、豊富な経験の蓄積により高い治療実績を上げている。専門性が高い治療法に加え、一貫したリハビリテーションとソーシャルワーカーなどのコメディカルスタッフとの協力により、早期の社会復帰や職場復帰を実現している。

呉地区の高齢化率は全国2位で、高齢者の骨折（骨粗しょう症を基盤に発生する骨折）が目立っている。中でも大腿骨近位部骨折は最も頻度が高い骨折で、関節内で折れる場合(大腿骨頸部骨折)と関節外で折れる場合(大腿骨転子部骨折と大腿骨転子下骨折)に分類される。関節内の骨折では人工骨頭置換術やスクリュー固定術を、関節外の骨折では髄内釘固定術やプレート固定術を実施。著しい日常活動の低下が予測される場合は、超高齢者(90歳以上)でも積極的に手術を行っている。

同院では膝関節から股関節、肩関節、手、脊椎・脊髄まで、全身の整形外科疾患に対応しているが、特に、膝の人工関節手術は年間120例を超え、県内トップクラスの実績を誇る。近年、術中の正確な骨切りを行うために、フルナビゲーションシステムが導入された。

一方、スポーツ外傷や労働災害等によって発生する靭帯や腱の断裂では、内視鏡による靭帯再建や腱の修復手術を、また、限局する関節内の骨軟骨損傷では、骨軟骨移植や自家軟骨培養移植を行っている。

さらに、変形性膝関節症の初期にみられる、関節の炎症に伴う痛みや軟骨の破壊を抑制する治療法としてＰＲＰ療法（多血小板血漿治療）が、今秋開始の予定である。

笹重副院長からのアドバイス

各関節から脊椎まで多分野の専門医がいますので、的確な診断と治療が可能です。特に、これらの領域で起こる外傷後の障害をできる限り最小限にするよう、初期治療から高度専門治療まで、経験豊かなスタッフが対応しています。

外来診療日

火曜（受付 8:30 ~ 11:00）

リハビリテーション

広島大学病院 リハビリテーション科

木村 浩彰 診療科長・教授

広島市南区霞町 1-2-3
TEL 082-257-5555

【スタッフ】牛尾 会（医師）・理学療法士 30 人・作業療法士 9 人・言語聴覚士 6 人

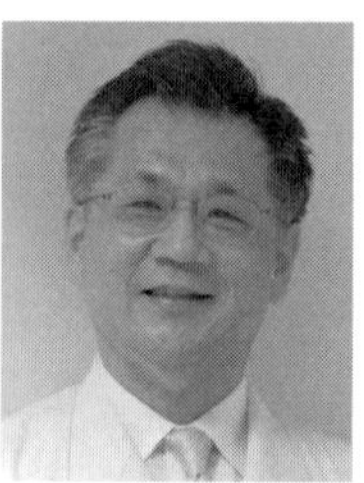

きむら・ひろあき
1988年広島大学医学部卒。JA尾道総合病院、安佐市民病院、広島県立身体障害者リハビリテーションセンター等を経て、2010年7月より現職。日本リハビリテーション医学会特任理事・専門医・指導医。日本義肢義具学会、日本運動器学会所属。

実績・成績
脳卒中（他脳疾患・脳外傷含む）／9349人
脊髄損傷（他脊髄疾患含む）／1903人
リウマチ（他骨関節疾患含む）／12054人
呼吸・循環器疾患／122556人

（以上、科、2018年度）

治療
オーダーメイドの治療プログラムと地域連携の構築

リハビリテーション(以下、リハビリ)科の役割は、脳卒中等によって生じた半身麻痺(まひ)や言語障害などの回復と、不自由さがあってもその人らしい生活を可能にすることである。また、改善が困難でも、不自由さがひどくならないようにすることもリハビリの役割である。

しかし､脳の損傷部位によってさまざまな症状が複合して現れるため､型にはまったリハビリ治療では効果が出にくい。そのため、一人ひとりの患者に適したオーダーメイドの治療プログラムが必要となる。

同科では、各分野の先進医療を追求する大学病院の利点を生かし、他の診療科と協力しながら高レベルのリハビリを行っている。対象疾患は整形外科疾患、脳血管障害、心疾患、糖尿病、肥満、神経筋疾患、脊髄損傷、関節リウマチ、切断、スポーツ疾患など多岐に渡る。

手術後のリハビリも多く、ICU・高度救命救急センターと連携した緊急手術後のリハビリや、関節手術や身体再建後、がん手術後のリハビリも行う。手術前からオリエンテーションを行い、手術の翌日には歩行訓練を開始して、静脈血栓や肺炎などの合併症を防いでいる。また、広島では対応できる病院が少ない心臓手術後や心不全のリハビリも行っている。

大学病院という性格上、がん患者に対するリハビリが最も多い。手術による急性の機能低下に対する周術期リハビリだけでなく、化学療法や生活支援まで長期的に関わることが多い。特に、思春期・若年成人（AYA世代）のがん診療において、就学・就労や結婚、スポーツなど多岐にわたる問題に関わることが増えてきた。

また先進的なリハビリとして、ロボット装具「HAL®」を用いたリハビリも行っている。ロボットを医療に用いているのは世界中で日本だけであり、2016年から筋ジストロフィーなどを対象に保険適応となっている。また、同科では２台のHAL®（S・M各サイズ）を備えており、十数人の患者にHAL®を用いたリハビリを提供している。

木村教授からのアドバイス

患者さんの「病気で困っていることをどうにかしてほしい」という思いを叶えることがリハビリです。患者さんやご家族がどういう生活を求めているかしっかりとお聞きし、リハビリ専門スタッフが協働して実現していきます。

外来診療日

月・火・木・金曜（午前、受付 8:30 ～ 11:00）
※予約制（紹介状や事前予約がない場合は、担当医・担当科の希望に添えない場合あり）

広島県立障害者リハビリテーションセンター

志村 司 副所長

東広島市西条町田口 295-3
TEL 082-425-1455

【スタッフ】安永裕司（所長）・宮下裕行（副所長）・近藤啓太（リハ部長）・医師 17 人・理学療法士 24 人・作業療法士 21 人・言語聴覚士 11 人など

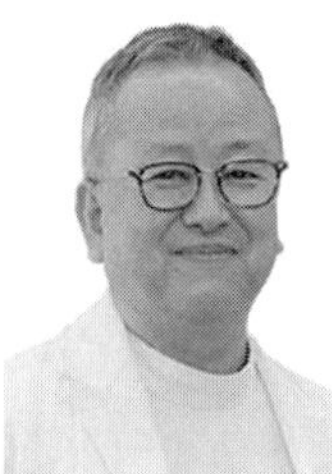

しむら・つかさ
1990年広島大学医学部卒。1994年広島県立障害者リハビリテーションセンター着任。2005年より肢体不自由児施設「若草園」園長。2016年より現職（兼任）。障害児者医療・小児整形外科専門。日整会専門医・指導医・産業医。

実績・成績 手術総数：小児整形外科手術／約100例、人工関節手術／約220例、手の外科手術／約500例、脊椎外科手術／約150例ほか　（以上、センター、年間）
外来訓練（平均100人／日）・訓練入院（平均80人／日）など、専門的にリハビリを実施

治療

障がい児者リハビリの中枢を担う広島県の拠点病院

東広島市にある同センターは、広島県における障がい者医療・福祉・リハビリテーション（以下、リハビリ）の中枢を担い、外来をはじめ入院患者のための拠点病院である。

広島市東区に肢体（したい）不自由児施設「若草園」として創設され、1965年に現在地に移転。1978年に同センターが設立されて以来、障がい者のリハビリを兼ねたスポーツ交流センターや高次脳機能センターなどが併設された。同センターの志村副所長は、脳性麻痺（まひ）患者をはじめ障がいを持つ多くの患者を診

療している。

脳性麻痺の出生頻度は1000人に1～2人程度で、県全体で年間約40人とされており、各々の症状に合わせた診療を行っている。

若草園は、障がい児（18歳未満）および小児整形疾患の入院施設として県内唯一の施設で、手術・訓練・療育の各目的で患者の症状に対応した診療を行っている。また、患児のみならず、家族とともに入院訓練が受けられる親子入院が可能。小児整形外科の症例では、先天性股関節脱臼（股関節が抜けている）や先天性内反足（足が体の内側に屈曲）、4歳頃からの膝・股関節痛、歩行時痛で発症するペルテス病、脚不均等症（左右の足の長さが異なる）など、多くの小児疾患にも対応している。

高次脳機能センターでは、脳梗塞や脳出血などをはじめ、交通外傷や転落などで脳機能に障害が起きたときの後遺症として、認知機能（物忘れ等）、記憶障害、感情喪失、空間認識障害など、さまざまな症状に合わせたリハビリを行っている。

一般入院病棟においても、手術後だけでなく脳性麻痺二次障害、難病・脳卒中後、整形外科慢性疾患などのリハビリを専門的に行っている。また、家族や本人の福祉的心理的サポートでは各専門のケースワーカーが対応しており、ソーシャルワーカーが精神的支援や社会復帰支援、地域生活支援などを行っている。

同副所長のモットーは、「本人の持っている能力を最大限活用できるようにする」ことで、医療・教育の両面から患者と家族の「療育」に力を注いでいる。

志村副所長からのアドバイス

障がい児を長期的に診ていく上で、かかりつけ医を含めた在宅医療と当センターの入院機能との連携を強化し、障がい児者医療の地域間格差を埋めていく基幹病院でありたいと思っています。

外来診療日

月・木曜（9:00～12:00）、木曜（13:00～15:00）　※基本的には予約外来

広島県高次脳機能センター

近藤 啓太 センター長

東広島市西条町田口295-3(広島県立障害者リハビリテーションセンター内)
TEL 082-425-1455

【スタッフ】関根真悠（医師）・相談員３人・看護師１人・作業療法士13人・言語聴覚士７人・公認心理師４人

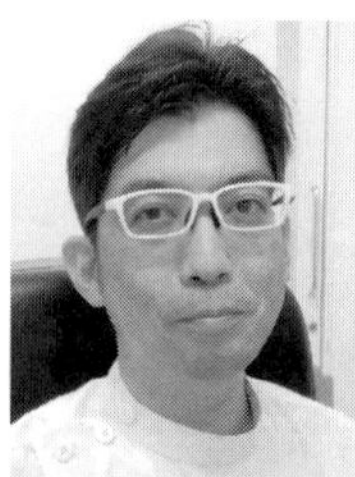

こんどう・けいた
2001年広島大学医学部卒。東広島医療センター、広島市民病院、広島大学病院脳神経内科を経て、2007年広島県高次脳機能センター着任。2011年副センター長、2016年より現職。広島県自立支援協議会委員、広島県高次脳機能障害連絡協議会副会長。高次脳機能障害家族会シェイキングハンズ顧問。

実績・成績 入院患者数／約9200人、外来患者数／約6700人（以上、開設以降）
新規受診患者数／約100人（2018年度）

治療

高次脳機能障害者の社会復帰・生活を全力でサポート

高次脳機能障害とは、病気や事故によって脳に損傷を受け、その脳の損傷が原因で、認知機能や情動機能に脱落症状が残存し、日常生活や社会生活に制約がある場合をいう。記憶障害・注意障害・遂行機能障害・社会的行動障害があげられ、脳の損傷部位に応じてさまざまなパターンで生じ、日常生活や社会生活を送る上でハンディキャップとなる。

高次脳機能障害は「脳機能低下による判断力・理解力の障害」であるが、外見からはその障害があることは分かりにくく、「見えない障害」

と表現されることもある。当事者自体も自分の障害に気付きにくいという特徴もある。同センターでは、分かりにくい障害を適切に評価・診断し、適切な支援が受けられるように、患者や家族などの支援者に指導を行い、地域で安心した生活を送ることができるようサポートしている。

高次脳機能障害の診断・評価には①脳画像検査での損傷部位の確認、②神経心理学的検査、③行動観察などが重要。初診では、交通事故・転落などの外傷性脳損傷が４割、脳出血・脳梗塞(のうこうそく)などの脳血管障害４割、それ以外が２割。高次脳機能障害となる場合の医療的な流れは、広島県では「急性期病院(救急病院)→リハビリ病院(回復期)→高次脳機能センター→生活期・社会復帰」となる。

同センターの役割として、回復期リハビリ病院での入院リハビリ（最長６か月まで）が終了した後も、生活復帰・社会復帰のために医療的にリハビリが必要な場合に患者を受け入れ、入院や外来でのリハビリを実施している。

同センターの患者はリハビリ病院(回復期)からの紹介で訪れる人が多い。社会復帰をめざすために通う患者の年齢層は40 ～ 50歳代が多い。同センターでは､認知リハビリとして「機能回復」と「代償手段の獲得」の二本立てで実施している。高次脳機能障害者の社会復帰は、医療的治療のみでは完結することは少なく、さまざまな福祉機関や就労支援機関との連携にも力を入れている。

近藤センター長からのアドバイス

当院は完全予約制となっております。受診を希望される際には、まずは当センターのコーディネーターに連絡をいただき、受診の際には、かかりつけの医師からの紹介状や脳画像などを事前に準備していただけると、診察がスムーズにいきます。

外来診療日

月～金曜（午前／９：00 ～ 12：00、午後／13：00 ～ 13：30）

広島市総合リハビリテーションセンター・広島市立リハビリテーション病院

杉原 勝宣 医療科主任部長

広島市安佐南区伴南 1-39-1
TEL 082-848-8001

【スタッフ】西川公一郎・加世田ゆみ子・池田順子・髙木幸子・櫛谷聡美・六車朋子・田中奈津美

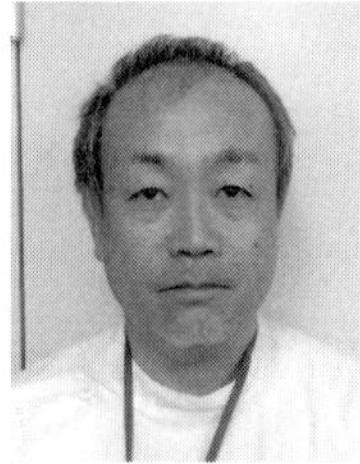

すぎはら・かつのぶ
1995年防衛医科大学校卒。同年防衛医科大学校リハビリテーション部入局、2002年厚生連土浦協同病院、2007年藤田保健衛生大学七栗サナトリウム（現・藤田医科大学七栗記念病院）。同年10月広島市総合リハセンター（現・広島市立リハビリテーション病院）準備室勤務、2017年より広島市更生相談所長兼務、2019年より現職。リハビリテーション医学会専門医・指導医。

実績・成績 入院患者数（2018年度）／脳血管障害・頭部外傷253人、脊髄損傷26人、その他整形疾患108人、神経難病66人、合計453人。
外来理学・作業・言語療法も実施（介護保険との併用は不可）

治療

医療と福祉が連携し、地域や職場の復帰まで支援

　疾病や事故による中途障害者に対し、相談・評価から医療・訓練、就労援助までの総合的なリハビリテーションサービスを一貫した計画のもとに提供する複合施設。ソーシャルワーカーが常駐する全体の窓口「総合相談室」、更生医療のさまざまな相談に対応する「身体障害者更生相談所」、職場や地域へ復帰するための社会的リハビリを行う「自立訓練施設」、および「リハビリテーション病院」から成る。

　病院では発症後2か月以内を基本に、2～6か月の間入院して1日最大3時間の高度集中リハビリテーションを行っている。頭部外傷や脳血管疾患に伴う高次脳

機能障害、大腿骨や股関節、脊椎の骨折など対象疾患は幅広い。中でも、手足の切断で義足・義手などの義肢装着訓練が必要な状態や脊髄損傷、神経難病（パーキンソン病、ギランバレー症候群、多発性硬化症、脊髄小脳変性症など）など、熟練した専門医が必要な分野にもしっかり対応していることが特徴だ。

リハビリテーション科医２人、脳神経内科医４人、整形外科医１人、歯科医１人の常勤医が現在在籍しており、うちリハ専門医は４人が取得している。また、理学療法士36人、作業療法士31人、言語聴覚士14人、臨床心理士１人、看護師74人、看護補助者16人とスタッフおよび医療機器も非常に充実している。

入院が決まると、医師、各療法士、看護師、ソーシャルワーカーが話し合って個別プログラムを作成し、一貫した計画のもとチーム医療でリハビリを実施する。そのため、在宅復帰率は82.0％にも及ぶ（平均在院日数は77.9日）。原則、回復期病棟対象の患者のリハビリを中心に行っているが、脳神経内科医も多く在籍していることから、一部の神経難病においては、機能改善目的の集中リハビリの相談を受け付けている。

医療保険での理学、作業、言語療法の外来リハ、訪問リハも一定の枠内で行っている。また、2018年度からは介護保険での訪問リハ、訪問看護も開始した。

自立訓練施設は、介護保険非対象（65歳未満）の肢体不自由や、高次脳機能障害の方の通所・入所での利用で、職場や地域への復帰を目標としている。約3.9ヘクタールの敷地内には、屋外歩行訓練が可能な遊歩道やスロープもあり、落ち着いた環境の中でリハビリに取り組むことができる。

杉原主任部長からのアドバイス

大切なのは、きちんと評価・訓練ができる専門の病院でリハビリを受けていただくこと。入院している期間だけがリハビリではありません。退院後の生活につながる所まで、医療と福祉が連携し、患者さんと一緒に取り組んでいきます。地域や職場への復帰を目指す施設としてぜひご利用ください。

外来診療日

月～金曜（9:00 ～ 11:00）　※完全予約制。受診を希望される方は、必ず事前に医療支援室（082-849-2801）まで連絡を。

広島市総合リハビリテーションセンター
広島市立リハビリテーション病院 脳神経内科

加世田 ゆみ子 副院長
池田 順子 主任部長

広島市安佐南区伴南 1-39-1
TEL 082-848-8001

【スタッフ】櫛谷聡美・六車朋子

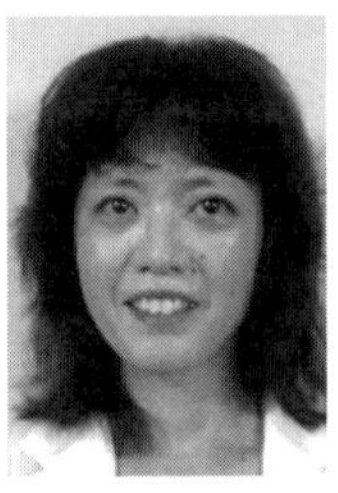

かせだ・ゆみこ
1982年九州大学医学部卒。九州大学神経内科、Indiana大学、広島大学第三内科、翠清会梶川病院副院長などを経て、2008年より現職。

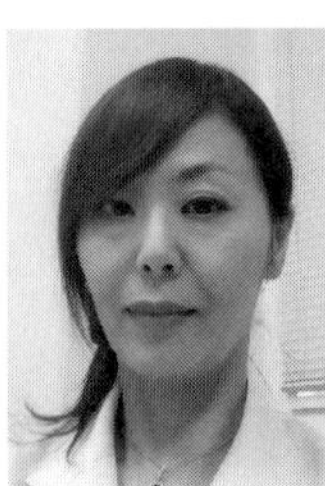

いけだ・じゅんこ
1992年島根医科大学医学部卒。広島大学第三内科、川崎医科大学などを経て、2008年より勤務。2019年より現職。

実績・成績 脳卒中患者数／197人（2018年度）、神経難病患者数（2008年４月～2019年３月）／パーキンソン病357人、脊髄小脳変性症140人、多系統萎縮症70人、多発性硬化症・視神経脊髄炎103人、ギラン・バレー症候群91人

治療

在宅復帰を目標とした回復期 365 日リハビリに定評

回復期リハビリテーション(以下リハビリ)とは、急性期を経て、リハビリを集中的に行って効果が期待できる場合に、日常生活動作（ADL）や歩行の自立などを目的として行う理学療法・作業療法・言語聴覚療法などの医療をいう。脳卒中などに対してリハビリを行うことで、ADLが向上して自宅復帰率が上がる。

同院では、土日祝を含めた365日体制で充実したリハビリを提供しており、退院時に医療機関や介護保険サービスへの詳細な情報提供など、丁寧なサポートを心がけている。外来リハビリでのフォローアップ体制も行っており、65歳以下の場合は自立訓練施設（同院併設）の利用と外来リハビリで社会復帰を支援している。

また、同院は神経免疫疾患のリハビリにも力を入れている全国有数の施設。神経難病の中で、多発性硬化症や視神経脊髄炎、ギラン・バレー症候群など神経免疫疾患の急性増悪後は、回復期リハビリの適応となる。多発性硬化症では、ステロイドパルス療法など急性期治療後のリハビリが機能回復を高め、重症のギラン・バレー症候群は、回復に数年かかることがあるため自立訓練施設と協力して復職までサポートしている。

パーキンソン病・脊髄小脳変性症・多系統萎縮症・多発性硬化症（慢性進行型）などの神経難病に対しては、外来リハビリと1か月程度の短期集中リハビリ入院を行っている。リハビリで運動不足による機能低下部分の回復を行い、また、パーキンソン病・脊髄小脳変性症・多系統萎縮症に対する薬物調整や磁気刺激治療の組み合わせで機能改善を行っている。神経難病(進行性)の患者が骨折や肺炎などを併発した場合は、回復期リハビリの対象となり積極的にリハビリを実施している。

加世田副院長・池田主任部長からのアドバイス

脳卒中や神経難病は、いずれもリハビリが有効です。良い状態を維持できるよう、リハビリを継続することが大切です。

外来診療日

月～金曜（午前・午後）　※要予約

西広島リハビリテーション病院

岡本 隆嗣 院長

広島市佐伯区三宅 6-265
TEL 082-921-3230

【スタッフ】医師 10 人・理学療法士 約 50 人・作業療法士 約 40 人・言語聴覚士 約 15 人・音楽療法士 3 人・看護介護スタッフ 約 90 人

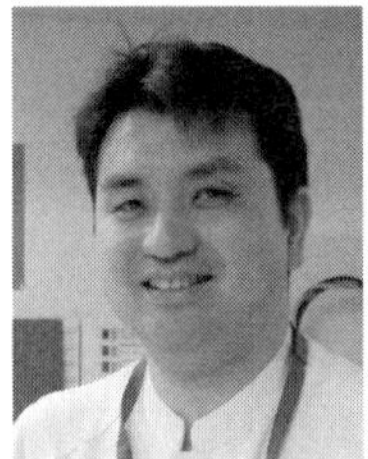

おかもと・たかつぐ
2001年東京慈恵会医科大学医学部卒、リハビリテーション医学講座入局。東京都立大塚病院、神奈川リハビリテーション病院などを経て、2007年着任。2011年11月より現職。日本リハビリテーション医学会専門医。回復期リハビリテーション病棟協会常任理事など。

実績・成績 2018年の患者数／609人
患者一人1日当たりの平均リハビリ実施時間／173分、平均単位／8.7
在宅復帰率（厚生局届出基準）／81%

治療

チーム医療と集中的な回復期リハで早期回復・自宅復帰を実現

脳卒中や大腿骨（だいたいこつ）骨折などの治療後に後遺症状を軽減する目的で行われるのが、回復期リハビリテーション（以下リハビリ）である。同院は回復期の入院リハビリを行う専門病院であり、3病棟139床で365日、毎日高密度なリハビリを提供している。日本医療機能評価機構による病院機能評価の本体審査・付加機能両方の認定を受けている、全国でも数少ないリハビリ専門病院の一つである。

回復期リハビリでは、発症後の早期から多くの量の訓練を集中的に行うことで、より早く・より良く改善することが明らかになっている。同院では院長・副院長をはじめとする医療スタッフが急性期病院を訪問し、情報収集・早期受け入れに努めている。病棟では最大15職種の専門職からなるチーム体制で患者と家族をサポートし、目標と計画を立案して集中的なリハ・ケアを実施する。チームをまとめる医師は10人在籍しており、うち４人はリハビリ科専門医の資格を持っている。このような充実した体制のもと、2018年は平均8.7単位のリハビリを提供し、81％（厚生局届出基準）の在宅復帰率を実現した。

さまざまな手法や機器の導入にも力を入れている。「NEURO」は東京慈恵会医科大学附属病院で考案された、手指の麻痺（まひ）を改善するための治療法で、主に発症後１年以上の患者に対して行っている。そのほか、転倒を防ぎ難しい動作も安全に練習できる「天井走行リフト」や、腰に装着し足の動きをモーターでアシストする「HONDA歩行アシスト」、KINECTを利用した関節可動域測定装置「MMV鑑-AKIRA-」、近赤外光を用いて脳の活動をリアルタイムに測定する「SMART NIRS」など、リハビリの効果を高め、効果を測定するために、さまざまな機器を積極的に導入している。また、「神経学的音楽療法」は、音楽を用いてリハビリの効果を高める手法で、３人の音楽療法士がさまざまな訓練方法を提供する全国的にも珍しい取り組みである。

同院は、特に脳卒中後の言語障害や嚥下（えんげ）障害のリハビリで実績がある。電気刺激を与えて嚥下筋力の向上を図る「バイタルスティムモバイル」や、舌の運動機能を測定する「舌圧測定器」などを導入しているほか、飲み込む力が低下した人向けにとろみ付き飲料が購入できる自動販売機も院内に設置している。

岡本院長からのアドバイス

回復期リハビリ病院を選ぶときは、「一日当たりのリハビリの量」「スタッフの数」「治療実績の公開」「リハビリ専門の医師はいるか」「治療のシステムは整っているか」「退院後のフォロー体制は十分か」などを確認すると良いでしょう。

入院リハビリ希望の場合

かかりつけ医に相談の上、事前の申し込みが必要

広島共立病院　リハビリテーション科

吉川正三 医師
澤 衣里子 医長

広島市安佐南区中須 2-20-20
TEL　082-879-1111

【スタッフ】理学療法士 23 人・作業療法士 13 人・言語聴覚士 7 人

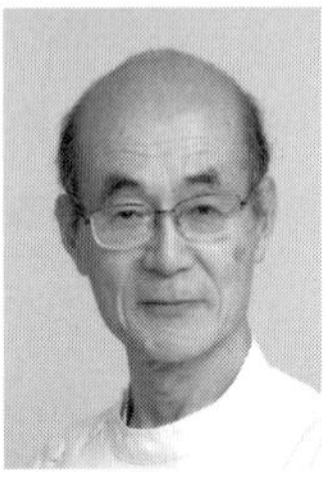

よしかわ・まさみ
1987年広島大学医学部卒。広島大学病院脳神経外科、松江赤十字病院脳神経外科、五日市記念病院脳神経外科などを経て、2016年から現職。日本医師会認定産業医。日本リハビリテーション医学会専門医。日本脳卒中学会専門医。日本脳神経外科学会専門医。

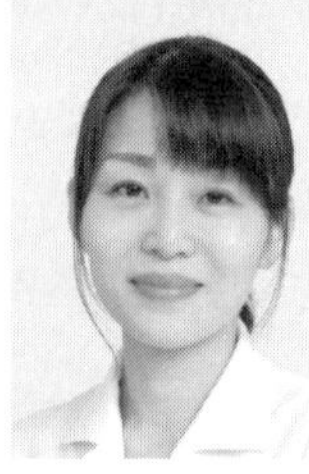

さわ・えりこ
2009年川崎医科大学卒。広島大学病院リハビリテーション科、広島市立リハビリテーション病院を経て、2018年より現職。日本リハビリテーション医学会専門医。

実績・成績 脳血管疾患／352人、廃用症候群／714人、運動器疾患／913人、呼吸器疾患／51人、心臓疾患／216人、合計／2246人

(以上、科、2018年度)

治療

全人的アプローチからリハビリに取り組む

同科では、WHOで採択されたICF（国際生活機能分類）に照らし「一人の人間に対して全人的に医学的アプローチを行う」という信念のもと、急性期から回復期、そして予防を含む生活期まで切れ目のないリハビリテーションを提供している。地域に根差した総合病院というメリットを生かして、急性期から栄養サポートチームや呼吸器ケアチーム、褥瘡(じょくそう)(床ずれ)対策チームなどと連携してリハビリにあたり、医療ソーシャルワー

カーが自宅退院や社会復帰のためのアドバイスを行うなど、患者一人ひとりの生活に寄り添う視点から、“マインド”を持った診療を行っている。

また、リハビリにとって非常に重要な嚥下(えんげ)造影検査を、週に一度行っている。カンファレンスも綿密で、入院その日から始まり、一週間後・約一か月後と定期的に行うほか、共有したい情報がある場合は休み時間を利用して迅速に集まっている。退院後の通所リハビリは個別訓練も提供しており、他には少ない言語聴覚士による一対一の訓練ができることも特徴。脳卒中後遺症などによる失語症や言語障害はコミュニケーションを取る上で大きな障害となるので、患者の生活の質を高めるためにも欠かすことのできないリハビリだといえるだろう。

同科では、脳卒中によるリハビリ患者が多数を占めている。吉川医師は、リハビリ専門医であるとともに脳神経外科専門医でもあり、患者のフォローアップのため、了承を得た上で頭部のMRI・MRA検査を経過に従って実施している。これにより、脳の機能の回復度合いが分かり、リハビリの効果を確認できることに加え、再発の危険性を推測することが可能となる。

また外来では、痙縮(けいしゅく)(脳卒中や神経疾患で認める脳の異常緊縮)に対して、ボツリヌス毒素を注射するボトックス療法も行っている。近年は、緩和ケア病棟でのリハビリにも取り組んでおり、今後は生活期でのリハビリ(通所リハビリ)をさらに充実させていく。

吉川医師・澤医長からのアドバイス

「人は努力をする限り迷う」という言葉があります。リハビリが必要になり、落ち込まれることもあるかと思いますが、今ある機能を生かして人生を再構築していくことは可能です。もう遅いということはありません。あきらめずに始めましょう。

外来診療日

水・木曜 (8:30 ~ 11:30) ※予約制

メリィホスピタル リハビリテーション科

上田 健人 回復期リハビリテーション病棟医長

広島市安佐南区大塚西 3-1-20
TEL 082-849-2300

【スタッフ】上田貴代（医師）・理学療法士 32 人・作業療法士 21 人・言語聴覚士9人

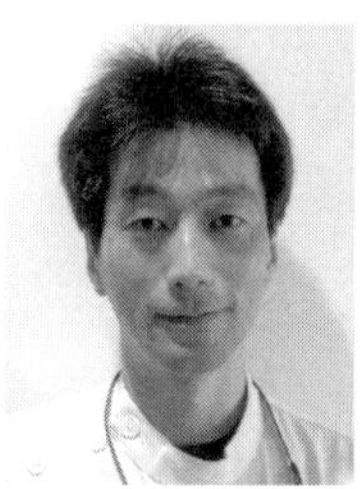

うえだ・たけひと
2001年広島大学大学院医系科学研究科修了。理学療法士としての仕事を経て、2013年島根大学医学部卒。広島共立病院、広島市立リハビリテーション病院、広島大学病院を経て、2018年からメリィホスピタルに勤務。

実績・成績 脳血管障害・頭部外傷／59人、脊髄損傷／6人、神経難病／4人、整形疾患／58人、廃用症候群／15人　（以上、科、2018年度）

治療

退院後も安心して生活できる回復期リハビリを実践

同院は2018年春に開院した新しい病院で、回復期リハビリテーション(以下、リハビリ）病棟・地域包括ケア病棟・療養型病棟で計199床を備える。主に急性期病院を退院した患者に対し、残存機能の強化をベースとしたリハビリを提供。サービス付き高齢者向け住宅を併設していることもあり、高齢者や重症度の高い患者の利用が多く、他科の医師や大学病院、その他の病院と連携して全身管理を行いながらリハビリを実施している。

リハビリ室には、ベルト電極式骨格筋（こっかくきん）電気刺激法や天井走行リフト（安全に歩行練習が可能)など最新機器を備えている一方で、マットは敢えて置いていない。従来は「患者がマットに横になって療法士が手足を動かす」というリハビリが一般的だったが、機能を改善するためには「自分でやるという強い意志が必要」という考えのもと、スタッフが支援しながら患者に主体的に動いてもらっている。

「回復期病棟では一日3時間の個別リハビリを行いますが、残りの21時間を寝て過ごしては意味がありません。リハビリ時間以外も、病状や体力を見極めて、集団体操やレクリエーション、机上作業などを行い、ベッドから離れて過ごすことが大切です」と上田医長。理学療法士の資格も持ち、その経験を生かして各療法士と協力しながら、最適なリハビリを提供している。

同院では安全・安心に食事を楽しんでもらえるよう、摂食や嚥下（えんげ）（飲み込み）機能のリハビリにも力を入れている。脳卒中になると嚥下機能が障害され誤嚥性肺炎（ごえんせいはいえん）になる危険があるため、口から食べることが不可能になりかねない。しかし、適切な評価・訓練・指導を行えば、再び口から食べることが可能になる場合もある。嚥下造影検査や嚥下内視鏡検査という詳細な評価をしながら、食べる姿勢や食事の形態、嚥下訓練の内容を医師・言語聴覚士・看護師で相談・決定しリハビリを進めていく。

退院後の生活の準備を行うことが、回復期リハビリの役目である。同院では、医師・療法士・看護師・ソーシャルワーカーなどが集まり、患者や家族と一緒に、退院に向けて必要な支援を検討するカンファレンスを行っている。その後、自宅を訪問して動作を確認し、必要な場合はリフォームについてのアドバイスも行う。

「当たり前のことをすべての患者さんに、高い専門性を持ってできるかどうかが大事です。新しい病院ですので、良いことはどんどん取り入れて、修正を続けていきます」

上田医長からのアドバイス

ご本人やご家族が少しでも幸せに生活できるよう、新しい状況に適応するための支援をすることがリハビリに携わる人間の役割です。何でも気軽に相談していただき、一緒にこれからの生活に取り組んでいきましょう。

メリィホスピタルの外来診療について

メリィハウス、メリィデイズの入居者の訪問診療や往診が中心。
一般外来の受付はしていない（一部の紹介患者を除く）。

アマノリハビリテーション病院

天野 純子 理事長

廿日市市陽光台 5-9
TEL 0829-37-0800

【スタッフ】医師 21 人・看護師 56 人・理学療法士 42 人・作業療養士 23 人・言語聴覚士 8 人・その他 101 人

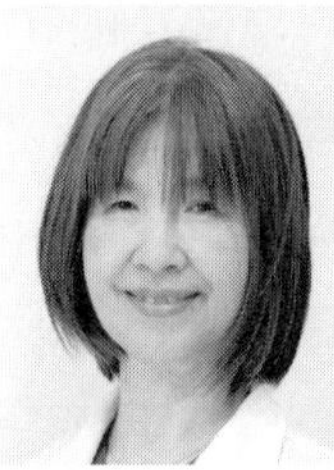

あまの・じゅんこ
1987年東海大学医学部卒。広島大学第一外科教室入局。加計町立病院、県立広島病院で初期研修医。1993年アマノリハビリテーション病院開業。日本リハビリテーション学会専門医・認定医。総合診療科特任指導医。

実績・成績
入院患者数／42198人（年）、平均入院患者数／115.3人（日）
外来患者数／18418人（年）、平均外来患者数／63.1人（日）、平均在院日数／60.9日
回復期リハビリテーション病棟在宅復帰率／86.6%
地域包括ケア病床在宅復帰率／92.3%　（以上、2018年）

治療

多様な疾患に対応したリハビリを幅広い年齢層で実施

「0歳から100歳までのリハビリ」という目標のもと、急性期を脱し、回復期・維持期を経て生活期のレベルに移行できるまでの、入院・通院による医療的なリハビリを提供している。対象は、整形外科疾患(一般的な骨折から脊髄(せきずい)損傷まで)や脳血管疾患、神経・筋疾患、内臓疾患(心臓、肺等)などあらゆる領域に及ぶ。

0～18歳までの障害のある子どもたちに対しては、理学療法・作業療法・言語療法を実施。小学生を対象としたコミュニケーション支援やグループ訓練も行い、ほかの子どもたちとの関わりを意識できるような環境で、リハビリを通して

社会へ一歩足を踏み出していくきっかけづくりに努めている。

成人のリハビリも、医師や理学療法士、看護師、栄養士、臨床工学技士、スポーツトレーナーなどが幅広く関わるチーム医療で行っており、心臓病の患者が低下した体力を回復し、快適で質の高い生活を維持していくための心臓リハビリに定評がある。高齢者に対しては、自宅での生活を想定した訓練が可能なADL室を備え、自宅環境の改善や在宅での自主トレーニング指導を中心としたリハビリを行う。

また、コンピュータ制御の機器を使ったスマートリハビリにも力を入れており、ロボット歩行補助トレーニング機「ウェルウォーク」（脊髄障害や脳卒中後の麻痺を持つ患者用）、全身振動刺激機器「ウェレンギャング」（バランス感覚を鍛える）、「反重力トレッドミル」（空気によって負荷を調整し、自然歩行での訓練が可能）などを導入している。

同院の確かな医療安全と信頼のおけるリハビリは、海外から派遣された調査官による厳重な審査を経て評価され、2016年に、国内で初めて国際団体「CARF(Commission on Accreditation of Rehabilitation Facilities)」の認定を受けた。

2019年には、生活ベースでのリハビリにも対応した「あまのコミュニティーケアプラザLaLa」を開設（廿日市市串戸）。放課後等・高齢者デイサービスなどの施設や、障害者就業・生活支援センターのほか、病後児保育に対応できる保育園やコミュニティホール（一般の人も利用可能）も備えており、さまざまな世代の交流を通して「地域に貢献できるリハビリ」の実現をめざしている。

天野理事長からのアドバイス

病気や障害を持たれていても、あきらめる必要はありません。自分らしい生活を送ることは可能です。当院は、あらゆる年代や疾患に対応できる質の高い効率的なリハビリを目標としております。

外来診療日

月～土曜（9:00 ～ 12:00）

形成外科

広島大学病院 形成外科

横田 和典 教授

広島市南区霞 1-2-3
TEL 082-257-5555

【スタッフ】永松将吾・佐々木彩乃・内木敏雄・河本 遥

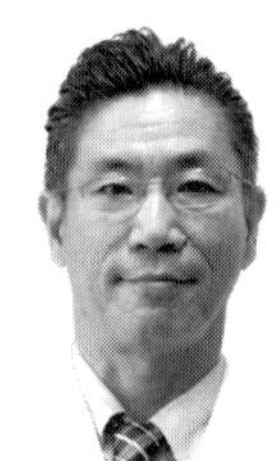

よこた・かずのり
1990年広島大学医学部医学科卒。広島大学病院整形外科、昭和大学形成外科学教室、聖マリア病院形成外科、亀田総合病院形成外科などを経て、2007年学位取得、2011年広島大学病院形成外科教授。日本形成外科学会専門医。

実績・成績 手術症例数450例／悪性腫瘍切除後の再建240例（うち乳房再建73例）
難治性潰瘍／48例
先天異常／23例

（以上、科、2018年）

治療

多くの実績をもとに高度な再建医療を提供

体の一部を失うような大きな手術や事故で、組織の欠損や創傷（そうしょう）が残存する場合に、健常な場所から組織を移植する、あるいは欠損した組織をほかの部位の組織で代用し補う再建手術を多く手がける。

同院では外科系のほとんどの科で大規模な手術を行うため、広範囲の腫瘍（しゅよう）を切除する手術では術後に機能障害が残存し、創（きず）を閉鎖するのが困難な症例もあるため、科を超えて合同で診療・手術に携わることも多い。

顎顔面（がくがんめん）領域の再建は年間40～50例に上り、口腔内（こうくうない）がんなどで顎骨（がくこつ）を欠損した症例では、腓骨や肩甲骨などの一部を移植して血管縫合する顎再建を行う。また、食道がんで食道の大部分を除去した場合は、残った食道と腸を接合するが、血管吻合を追加することでより腸管の機能を高める。いずれも大規模手術となるため、県内では同院以外にごく少数の施設で行われているのみだが、それぞれ年間10例ほどの実績がある。

先天異常による疾患については、四肢では多指（趾）症、合指（趾）症、巨指（趾）症、裂手（足）症など、顔面では小耳症、埋没耳、副耳、唇裂、口蓋裂などが診療対象となる。また、幼少時期には目立たなくても、成長とともに徐々に変形が進んでくる疾患や、漏斗胸なども対象とする。特に唇裂、口蓋裂に対して同院は唇顎口蓋裂総合成育医療センターを立ち上げ、取り組んでいる。

長期の障害や疾病に伴う長期臥床により生じる褥瘡や、糖尿病、四肢血行障害に伴う下肢潰瘍には、手術のみならず集学的な治療を必要とする場合もある。これらの疾患に対しても、他診療科と連携し治療にあたっている。

同科では、疾病や障害によって患者が低下あるいは失った機能や形態を改善することで、社会生活の質を向上し、より豊かで幸せな生活を送るためのお手伝いができるような医療の提供をめざしている。スタッフ数は多くはないが、健康保険で可能なすべての形成外科診療を幅広く実践している。

横田教授からのアドバイス

事故や手術で大きな創が残ったり、創が癒えて目立つ変形が残っては日常生活もままなりません。心配や不安を解消するのも形成外科の仕事だと思っていますので、気軽に相談してください。

外来診療日

木・金曜（午前）

広島市立広島市民病院 形成外科

木村 得尚 主任部長

広島市中区基町 7-33
TEL 082-221-2291

【スタッフ】身原弘哉・岡本 仁・秋田梨恵・山下弘鈴・山縣恭康

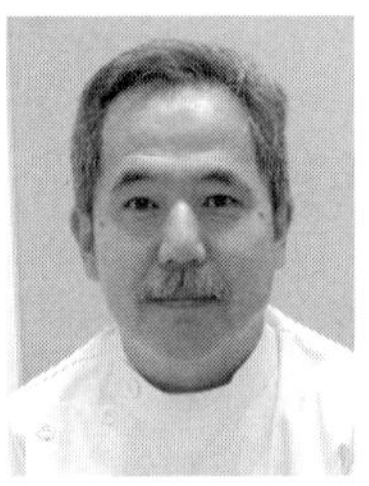

きむら・なりたか
1991年京都大学医学部卒。京都大学形成外科、広島市民病院形成外科副部長（施設責任者）などを経て、2012年より現職。口唇裂口蓋裂センターセンター長兼任。

実績・成績 口唇口蓋裂手術／108件（うち初回手術54件）、先天性耳介変形手術／29件、矯正治療／105件（以上、科、2018年）※埋没耳の8割は矯正治療（未手術）

治療

口唇口蓋裂における形成手術のエキスパート

木村主任部長は、口唇口蓋裂（こうしんこうがいれつ）（上口唇や口蓋が先天的に裂けている疾患。新生児約550人に１人の割合で生まれる）の手術を数多く手がけている。毎年、年間で100件前後の症例を治療し、県内はもとより島根や山口、愛媛からの患者も多い。

この疾患は外見だけでなく、言語や中耳炎（ちゅうじえん）、哺乳、顎（あご）や歯の発育など、子どもの成長の重要な部分に深く関わってくるため、同院では口唇裂口蓋裂センターを設立(2018年４月)。矯正歯科・言語聴覚士・口腔外科・耳鼻咽喉科・小児科などとチームを組み、細やかでハイレベルな治療にあたっている。

口唇裂は生後３か月頃、口蓋裂は１歳２か月頃に手術を行っているが、いずれも同院オリジナルで学会などに報告している術式で施行。治療は、乳児期のミルクの飲み方指導に始まり、手術を挟みながら高校生頃まで続き、歯並びや発音、聴力などをフォローしていく。最終的には、口唇や鼻の機能面・審美面で良好な形態を獲得することをめざしている。現在、症例数は中四国でトップの件数だが治療結果も同等と自負しており、さらに良い結果を残すために日々研さんしている。

同院では、先天性耳介変形（生まれたときから耳の変形や欠損がある）の治療にも力を入れている。単なる変形（立ち耳、折れ耳など）の場合は、早期に矯正を行えば手術せずに完治する場合も多いため、早期発見を県内の小児科や新生児科に働きかけている。また、副耳（耳の前などがイボ状に膨らむ）や小耳症（耳の組織欠損）、埋没耳（耳の上方部が皮下に埋没）など、さまざまな形態異常の手術も施行。埋没耳は装具で治す方法（未手術）にも習熟しており、良好な結果を残している。

木村主任部長からのアドバイス

口唇口蓋裂は出生前のエコーで分かることがありますので、ご希望の方はかかりつけ産科に相談してみてください。また、当院産科は子どもさんの唇顎口蓋裂の疑いでの緊急の出産に対応しています。先天性耳介変形の治療データでは、埋没耳・立ち耳・折れ耳は早期の治療開始が重要になります。月齢が早い場合、テープや矯正装具を装着するだけで完治することが多いため、遅くとも生後2か月までの受診をお勧めします。

外来診療日

火・金曜／8：30～11：00
月～金曜（耳の場合）／時間同上（全診察医が対応可能）
言語外来／火曜または木曜（月に数回）
※完全予約制（再診）、紹介状持参が望ましいがなくても診察可能

広島市立広島市民病院 形成外科

身原 弘哉 部長

広島市中区基町 7-33
TEL 082-221-2291

【スタッフ】木村得尚・髙屋亜矢子・山下弘鈴・岡本 仁

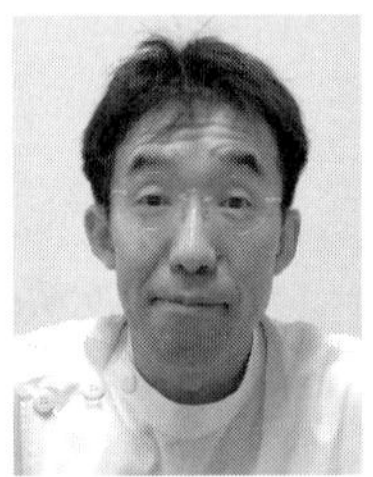

みはら・ひろや
1995年秋田大学医学部卒。京都府立医大皮膚科、京都第二赤十字病院形成外科、京都大学付属病院形成外科、長浜市民病院形成外科、公立豊岡病院形成外科を経て、2003年広島市民病院形成外科。日本形成外科学会専門医。形成外科領域指導医。皮膚腫瘍外科分野指導医。小児形成外科分野指導医。再建・マイクロサージャリー分野指導医。

実績・成績 乳がん関連手術症例数：腹直筋皮弁術6例、エキスパンダー46例、乳頭形成術46例、インプラント挿入77例　（以上、科、2018年度）

治療

乳腺外科との緊密な連携による乳房再建で全国的に高評価

同科は、全国でもトップクラスの乳がん手術数を行う乳腺外科との協力体制が整っており、年間50 ～ 60例の腫瘍摘出後の同時再建術（一次再建）を行っている。全摘後に期間を置いて行う二次再建や、乳輪乳頭形成術なども含めた乳がん関連手術全体の合計は、150例以上に上る。

乳房再建には、皮弁法(患者自身の体の組織〈自家組織〉を用いた再建術)とシリコンインプラントを用いた再建術がある（いずれも保険適用)。全国的な傾向と同様に、同科でもインプラントの割合が高かったが、従来使用されてきたテクスチャードタイプのインプラントに悪性リンパ腫の発症リスク（約0.03%、2019年の時点で国内では1例）があると欧米で指摘され2019年8月に製造中止・回収となり、現在は自家組織を中心に行っている（悪性リンパ腫の発症例がないとされるスムースタイプのインプラントは、2019年12月より販売される見込み）。

インプラントによる再建術は、乳がん切除部分以外の傷跡が残らず、手術の負担が少ないメリットがある。一方、自家組織の再建術は腹部皮弁術などがあり、腹部の脂肪を使うため大きな乳房や下垂乳房も再現がしやすい。手術では、内胸動静脈などと腹部の組織の血管をつなぐマイクロサージャリー（顕微鏡を使う血管吻合）も行っている。また、左右のバランスを取るために、乳がんではない乳房（健側）への乳房固定術（挙上）も行っている。乳輪乳頭形成では、皮膚移植しなくて済むよう刺青も導入している。

各手術には、腹直筋（腹部両側の大きな筋肉）への侵襲や、数%起こり得る血管閉塞などのリスクがある。身原部長は、患者の希望を最大限尊重し、それぞれのメリットデメリットを写真や図表を使いながら十分な説明に努めている。最近注目を集める脂肪吸引・脂肪注入についても、保険適用の開始に備えている。この術式は、自身の脂肪を吸引して乳房に注入する再建術で、最小限の傷での治療が期待される。

また、乳腺外科との連携も同院の大きな特徴で、乳がん切除での根治性と整容性の両立をめざす上で、長年の取り組みから相互理解が高く情報交換が円滑であることが、大きなメリットになっている。大谷主任部長（乳腺外科）と協力して考案した自然な形の乳房再建術は、医療情報誌に取り上げられた。

身原部長からのアドバイス

乳房再建は乳腺外科との良好な協力体制が重要で、当院での治療の特徴の一つです。同時再建だけでなく、切除後でも再建はできます。乳房再建は患者さんの希望で提供する治療ですので、いつでも気軽に専門医に相談してください。

外来診療日

月・火・木曜（午前）

広島大学病院　形成外科

永松 将吾 助教

広島市南区霞 1-2-3
TEL 082-257-5555

【スタッフ】横田和典・佐々木彩乃・内木敏雄・河本 遥

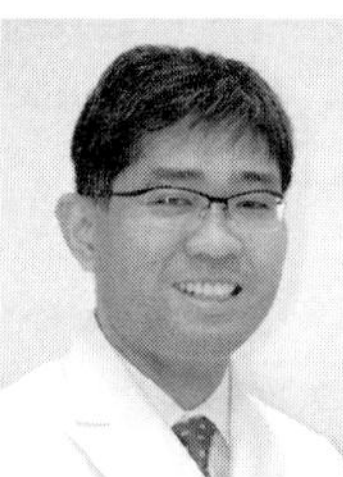

ながまつ・しょうご
1996年愛媛大学医学部卒。愛媛大学皮膚科形成外科診療班入局。宮本形成外科、静岡がんセンター再建形成外科、国立がん研究センター形成外科、県立広島病院形成外科を経て、2016年より現職。日本形成外科学会専門医。再建・マイクロサージャリー分野指導医。日本乳房オンコプラスティックサージャリー学会評議員。

実績・成績 乳房再建および関連手術／108例、マイクロサージャリー／60例（うち遊離組織移植55例）
各科内訳：耳鼻咽喉科・頭頸部外科25例、歯科口腔外科18例、食道外科8例、形成外科（乳房再建）6例、脳神経外科2例、呼吸器外科1例
（以上、科、2018年度）

治療

高い審美性と機能性を追求した再建手術に定評

同科では、けがや病気などで体の一部を失うような組織の欠損や創傷が残存する場合、健常な場所から組織を移植する再建手術を手がけている。

例えば、頭頸部がんや食道がんで喉（のど）・舌・顎（あご）などを失った場合、きちんと再建しなければ食事や円滑な会話は難しく、顔の形も大きく変形してしまう。乳房再建では、形だけでなく、下着の付けやすさや仕事へ復帰する際の配慮といった機能面まで気を配っている。このように、永松助教が手がける手術は通常の生活を送るための機能性はもちろん、外見上も可能なかぎり自然な形をめざしている。

同助教は、人工物・自家組織いずれの再建にも対応している。マイクロサージャリーを使った遊離組織移植や筋皮弁、動脈皮弁、植皮術など再建の選択肢を幅広く備え、一人ひとりの患者にあった術式を選択するようにしている。「形成外科の手術は、他科連携やチーム医療が必須になります」と同助教。耳鼻咽喉科・頭頸部外科や乳腺外科、消化器外科、脳神経外科など医科連携だけでなく、口腔領域の悪性腫瘍の切除後の再建や、下顎骨の金属プレート再建後のトラブル、放射線治療後の顎骨壊死の再建など、歯科口腔外科とも医科歯科の垣根を超えた患者中心のチーム医療を行っている。

乳房再建は手術全体の3～4割を占めており、2016年に保険適用になったこともあって、現在ではシリコン製人工乳房が主流になっている。同助教は、自家組織・人工物それぞれのメリット・デメリットを納得いくまで患者に説明した上で、可能な限り患者の希望に沿った再建を行うよう心がけている。

最も重視しているのが術後のフォローで、何年にもわたり経過観察を継続し、可能な限り追加手術や修正手術の要望に応じており、希望があれば、人工乳房から自家組織への入れ替えも可能。「乳房再建の場合、日常の生活で乳房を意識することがないくらい自然な状態であることがベストです。頭頸部がんで再建した場合では、きちんと食事ができているか、舌がちゃんと動いて話をすることができるかなど、機能面に特に気を配っています」

県内の総合病院には形成外科がない施設も多く、出張手術で対応することも多い。同助教は国内2か所のがんセンターで修得した再建・マイクロサージャリー技術を県内各地で教えており、後進の育成にも積極的に取り組んでいる。

永松助教からのアドバイス

がんの術後や、けが・火傷の傷痕・ひきつれなど、体の変形で悩みを抱えていらっしゃる方は専門医に相談してみてください。当科では、日常生活を快適に送れるよう、患者さん一人ひとりに合った治療法を提案しています。

外来診療日

火・金曜（各午前）※要紹介状

県立広島病院　形成外科

新保 慶輔 部長

広島市南区宇品神田 1-5-54
TEL　082-254-1818

【スタッフ】奥原裕佳子

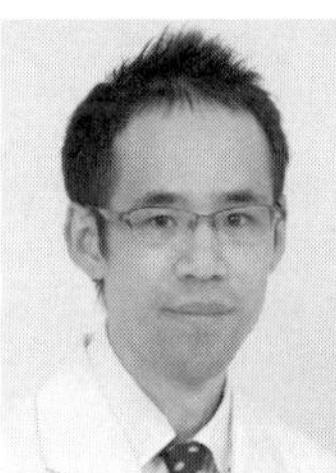

しんぽ・けいすけ
2004年広島大学医学部卒。神戸大学関連病院で研修後、広島大学病院を経て、2016年より現職。日本形成外科学会形成外科専門医。創傷外科学会専門医。乳房再建用エキスパンダー及びインプラント責任医師。皮膚腫瘍外科分野指導医。再建・マイクロサージャリー分野指導医。

実績・成績 乳房再建関連手術／24件
人口乳房と自家組織再建の割合は3：7程度で、自家組織再建の希望者多数 （以上、科、2018年度）

治療

患者の体や乳房の状態に応じて適切な再建方法を提案

形成外科では、体表に関するあらゆる疾患について、創傷（そうしょう）のケアや手術治療を行っている。再建外科分野の手術は、身体のあらゆる部位について他科とのチーム医療で取り組んでおり、乳がん手術後の乳房再建も、乳腺（にゅうせん）外科との密接な連携のもとに進めている。

乳がん手術では、女性にとって大切な乳房の形が損なわれることから、乳房温存手術などとともに乳房再建術も一般的に行われるようになってきた。乳房再建術には、近年保険認可となった人工乳房（シリコンインプラント）と自家組織による再建があり、同科ではいずれにも対応している。

インプラントの最大のメリットは、乳腺外科での乳がん切除手術の傷跡がそのまま利用でき、それ以上に傷が増えたり大きくなったりすることがないため、手術が手軽で体への負担が少ないこと。しかし、体の中にインプラントという人工物があると、何らかの形で違和感が出てしまい、仕上がりの質感の面でデメリットがある。また、シリコンは一生ものではないため、十数年〜数十年後に何らかの不具合が出てしまう可能性があり、長期保証の面でも問題がある。

一方、自家組織移植は、腹部や背中の皮膚と脂肪を血管がつながった状態のまま採取し、胸部に移植して再建するため、再建した乳房の質感は圧倒的に優れている。一度再建してしまえば一生ものであり、老化も体の他の部分と同程度に進行していくため、違和感がないことが特徴である。しかし、体の他の部分を犠牲にして行うため、手術の負担が大きくなるというデメリットがある。

同科では、インプラントと自家組織移植のそれぞれのメリット・デメリットを丁寧に説明した上で、患者の体や乳房の状態に応じて、適切な再建方法を選択してもらえるようにしている。また、乳がんに関しては、手術後に罹患することの多いリンパ浮腫に対する治療も行っている。

特に、リンパ浮腫に対する手術は近年大きく進歩しており、同院でも積極的に対応している。

新保部長からのアドバイス

近年の乳房再建の技術は着実に進歩してきており、脂肪注入や再生医療のさらなる発展が期待されます。当院では標準的な治療を第一に行っていますが、最新の知見を取り入れながらより良い方法を提示しています。

外来診療日

火・木曜（8:30 ~ 11:00）

JA広島総合病院 形成外科

長谷川 美紗 部長

廿日市市地御前 1-3-3
TEL 0829-36-3111

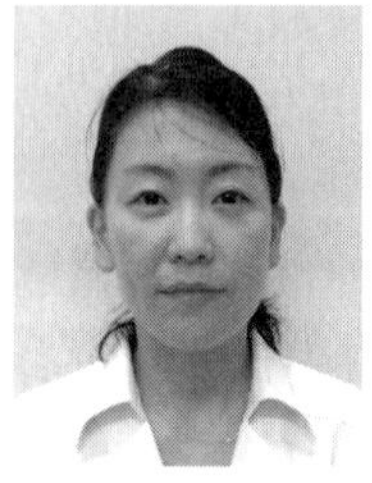

はせがわ・みさ
2003年広島大学医学部卒。2011年医学博士。広島市立安佐市民病院、東京大学医学部附属病院形成外科、広島大学病院形成外科勤務を経て、2012年から現職。日本形成外科学会専門医、日本形成外科学会小児形成外科分野指導医、日本創傷外科学会専門医。

実績・成績 皮膚・皮下・軟部良性腫瘍／50件、悪性腫瘍切除後再建／26件（乳房再建25件）
外傷／44件、眼瞼の疾患／35件（眼瞼下垂症26件）
褥瘡・難治性潰瘍／42件、瘢痕・瘢痕拘縮など／12件　その他／15件
（以上、長谷川、2018年）

治療

整容的満足度が高い患者主体のきめ細かい治療に定評

同科では、顔面から手足までの外傷や、皮膚・皮下など体表面の疾患や腫瘍(しゅよう)、乳房再建、先天異常など扱う部位は多岐にわたる。「見た目をどう取り戻すか」に主眼を置き、きめ細かい治療で患者の生活の質の向上を心がける。

他科から紹介される症例は、挫滅(ざめつ)(外部からの強い力で皮膚が圧迫を受けて内部の組織が破壊される）が強く重症化した外傷や、糖尿病性潰瘍(かいよう)、動脈硬化性疾患に伴う虚血性(きょけつせい)の潰瘍など、難治性のものが多い。傷んだ組織や壊死(えし)した組織が残っていると傷が治りにくいため、詳細に観察して傷を見極め、切除後にきれいに縫合している。

乳房再建は、乳腺外科と緊密に連携しながら施行している。乳房切除時の皮膚切開は、整容的な予後に大きく関わるため、変形が残らないよう配慮した皮膚切開線のデザインを乳腺外科医と相談の上、決定している。再建には、シリコンインプラントまたは自家組織を用いる方法があり、どちらも保険適用となる。

インプラントは胸の手術だけで完結するため低侵襲だが、内容物が漏れて肉芽腫などができることもあるため、定期的なメンテナンスのほか、将来的には入れ替えも必要となる。自家組織による再建では、下腹部の脂肪を血流のある筋肉とともに胸に移動させる腹直筋皮弁術を行う。下垂した大きな乳房の形成など、形や大きさのバリエーションは広がるが、腹部には大きな傷跡が残る。再建法は、詳細を説明した上で、患者自身に選択してもらう。乳房切除後の放射線治療などにより、時間を置いて行う二次再建や、乳輪乳頭の形成にも対応している。

眼瞼疾患の治療で増加傾向にある眼瞼下垂では、上瞼がくろめの中心にかかると上方の視野が欠けてくる。多くは加齢により、眼瞼挙筋（瞼を開く筋肉）と周囲組織の結合が緩むことで起こる。挙筋前転術や余剰皮膚切除術などの手術で結合の再構築を図るが、挙筋や周囲組織の状態は患者各々で異なるため、術中に患者に座ってもらい、瞼の開き加減を確認しながら、必要があれば手術内容の微調整を行っている。こうした個人差に配慮した治療により、一般的に高いといわれる再手術率も、同院では1％程度と好成績。挙筋が機能しない場合は、額の筋肉を利用した筋膜移植術を行い、瞼が開くメカニズムを変える方法にも対応している。

長谷川部長からのアドバイス

「けがや手術などで見た目が気になる」「傷が長期間治らない」「何科を受診すべきか分からない」など、何でもご相談ください。患者さんに幸せになっていただきたいと思っていますので、治療法や通院の回数など、相談しながら決めていきましょう。

外来診療日

火・金曜（午前）

宮本形成外科

宮本 純平 院長

広島市南区段原南２丁目3-22
TEL 082-264-8800

【スタッフ】宮本博子・藤岡弓朗・幸田清文・寺迫 潔

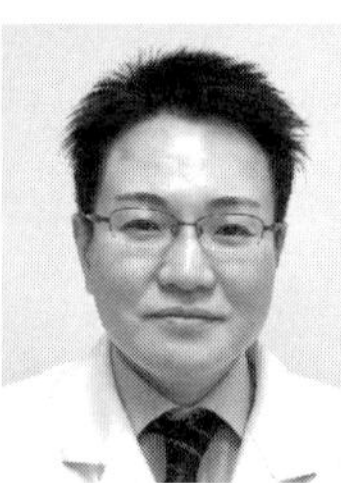

みやもと・じゅんぺい
2001年慶應義塾大学医学部卒。慶應義塾大学病院形成外科、東京都立清瀬小児病院外科、医学博士（2010年慶應義塾大学）、広島大学病院形成外科（助教）、宮本形成外科（副院長）を経て、2017年より現職。日本形成外科学会専門医。小児形成外科分野指導医。日本美容外科学会専門医。

実績・成績　入院手術／463件（うち、全身麻酔手術323件、局所麻酔手術140件）
外来手術／4859件　（以上、2018年）

治療

症状や状態に応じた的確なレーザー治療に定評

形成外科は、身体表面の変形や醜状を、機能だけでなく形態を改善することを専門にする科である。

同院は、顔面骨折や顎変形症などの治療数が豊富なことで知られる。先天的な頭蓋骨変形をはじめ、後天性欠損（乳がん手術後の乳房再建など）、傷跡、熱傷（やけど）、ケロイド、皮膚潰瘍、顔面神経麻痺、口唇裂、多指合指症といった、体表面の先天異常などへの形成外科的治療はもちろん、母斑(あざ)や皮膚の老化によるしみ、二重まぶた、しわとりなどの美容外科まで幅広く対応している。

手術に依らないレーザー治療では、作用の異なる８種類のレーザーと光治療器を導入。医学分野で応用されるレーザーなどは、あざ(赤あざ、青あざ、茶あざなど)、しみ、脱毛などに用いられる。

レーザーでは、色素レーザー(V-beamⅡ)、Qスイッチ付きアレキサンドライトレーザー、Qスイッチ付きルビーレーザーのほか、Nd:YAGレーザー、フラクショナルレーザー、炭酸ガスレーザー、ダイオード(半導体)レーザー、ロングパルスアレキサンドライトレーザーなど、それぞれ特性の異なる機器を備えている。光治療器のIPL(M22)は、広いスペクトルを持った光を用いてフィルターを変えることで、あざなどの色素性疾患から、皮膚の若返り、医療脱毛まで幅広く応用できる。

レーザー光線が体に及ぼす作用の主体は熱エネルギーのため、X線やガンマ線、紫外線などとは本質的に異なり、年月を経て後遺症が発生する危険性はほとんどない。レーザー治療は、症状に応じてメラニン色素や血管だけに吸収される特殊な波長の光を照射することで、光加熱分解により患部のメラニン色素やヘモグロビンのみ破壊し、周囲の正常な組織に影響を及ぼすことなく治療が可能。副作用はほとんどないが、症状や患者の状態に応じた、機器や照射時間の選択、アフターケアなど、適切な治療を見極める能力が必要である。

宮本院長は、形成外科・美容外科の両分野とも知識や経験が豊富で、的確な治療に定評がある。患者への説明や相談を重視しており、症状への苦痛、治療に対する不安など、患者の気持ちに寄り添った姿勢も評価されている。

宮本院長からのアドバイス

当院では、形成外科・美容外科全般の治療が可能です。心配なことや質問など、丁寧にご相談させていただきます。

外来診療日

月~金曜(8:30 ~ 12:00、15:00 ~ 18:00)、
土曜(8:30 ~ 12:00、13:30 ~ 15:00) ※木・日曜・祝日休診、初診予約制

名医がやさしく解説

美容整形をする前に知っておきたいこと

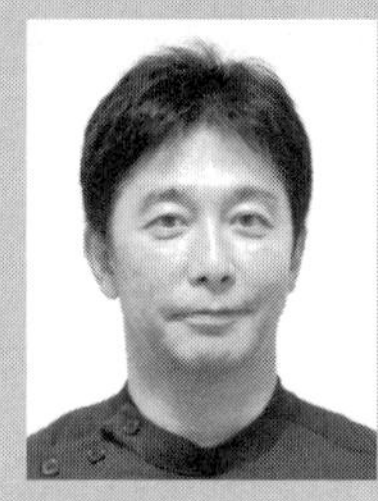

ナチュレ美容クリニック
長谷川 淳一 院長
はせがわ・じゅんいち
1993年広島大学医学部医学科卒。広島市民病院（研修）、安佐市民病院、広島大学病院、大手美容外科広島院院長などを経て、2014年ナチュレ美容クリニック開院。日本美容外科学会（JSAS）専門医。日本耳鼻咽喉科学会専門医。

メディアに取り上げられる機会も多く、身近な存在になった美容医療。体への負担が少なく、より安全な方法へと進歩している近年の美容外科は、施術内容の多様化やクリニック数の増加、美容外科の周知により、気軽に受診可能となっている。そこで、安心して受診するための注意点などについて、豊富な経験と実績に定評がある長谷川淳一院長に話を伺った。

美容外科は容姿の悩みを医療で解消

美容外科は形成外科の一部門で、容姿(見た目)を整えることを目的とした、いわゆる、美容整形の手術や治療を行います。どちらも「外見が美しくなるように治療する」という点で同じ外科領域ですが、形成外科は、身体に生じた組織の異常や変形、欠損などに対して機能や形態の改善をめざすのに対し、美容外科は、身体的には健常であっても容姿への悩みや、より美しく、若くなりたいといった方への医療行為が中心です。

そのため、病名が存在し、それに対応する保険術式がある形成外科治療は保険適用ですが、美容外科は、原則的に健康保険の適用外で自費診療です。また、「整形手術」という言葉の響きから「整形外科」と混同されている方も少なくありませんが、整形外科は、骨や関節、筋肉などの障害を治療する分野ですので、治療内容が全く異なります。

体の負担が少ない治療が発達してより身近なものに

容姿や体型への悩みは少なからず誰にもありますが、以前は、美容外科が特別な目で見られていたことも事実で、手術を受けたことを周りの人に隠す方がほとんどでした。しかし、最近は「自分に自信をつけるため」と、むしろ積極的に来院される方が多くなっています。

それぞれの悩みは人には分からないもので、その精神的な苦痛は病気と変わるものではありません。外見上の悩みや苦痛を解消することで自分に自信が生まれ、社会生活に適応しやすくなり、より明るい人生が送れるようになるという点で、美容外科は心療外科的な役割も含んでいると考えています。

また、それらがメディアで好意的に取り上げられることで美容医療が身近なものになり、中でも「プチ整形」と呼ばれる、ヒアルロン酸やボトックス注射による輪郭の修整やシワの改善、埋没（まいぼつ）二重まぶた手術などのメスを使わない手術は、まったくといってもいいほど抵抗のないものになりました。

顔のリフトアップの施術は、以前はメスを使うフェイスリフト手術が主流でしたが、メスを入れずに「スレッドリフト」という特殊な糸を皮膚の下に入れる方法や、「高密度焦点式超音波（しょうてんしきちょうおんぱ）(HIFU)」を皮下（ひか）に集中照射・浸透させることで、ダウンタイム（施術～回復までの期間）なく、肌の引き締めやたるみに対して効果を出せるようになりました。手軽に自信を得た実体験を友人に伝え、その紹介でエステサロンに行くような気軽な感覚で施術を希望し来院される方も多く、この傾向は年々増加しています。

医療脱毛やホクロ、シミの除去も、光やレーザー治療などで低侵襲（体への負担が少ない）に行うことができますし、豊胸手術もシリコンバッグ挿入手術だけでなく、注射（ヒアルロン酸など）で一定の効果を出すことができます。また、以前は脂肪吸引手術で行っていた皮下脂肪の減量も、最近では脂肪を溶かす注射（脂肪溶解注射）である程度減らすことができるようになりました。体内からのアンチエイジングとしての点滴治療も、日々改良されています。日進月歩で進化する低侵襲でリスクの少ない施術も、美容医療のハードルが低くなった理由だと思います。

施術前は時間をかけて主体性を持った話し合いを

容姿に対する「美しさ」の基準は、人によってさまざまです。美容外科のトラブルで多いのは「想像していた結果とまったく違う」というもので、この原因は、医師やカウンセラーとの話し合い不足がほとんどです。鼻の高さがほんの数ミリ、目元などはコンマ数ミリの違いだけで、印象は大きく異なってしまいます。そのバランスは、数値で客観的に決められたものではなく、最終的にそれを「美しい」と思えるかどうかは、その人自身の主観でしかありません。

そのため、「どの施術方法が最も安心・安全で理想に近づけるか」「体の負担（ダウンタイム）はどの程度なのか」「将来的な経過を考えると何がベストなのか」など、ゆっくりと時間をかけて話し合い、それぞれに納得できる施術を行う必要があります。

美容整形の施術に「絶対」といえるマニュアルはないので、お互いの考えを交換し、より良い方法を探す作業がカウンセリングには必要です。十分に話を聞いてもらえずに施術を受けたときには、目に見えない気持ちまで満足できる結果が得られるはずもありません。

自分の思いを担当医師に伝え、説明やアドバイスに納得した上で施術を受けるようにしてください。自身の大切な身体のことですので、主体性をもってカウンセリングを受け、慎重に進めることが大切です。

信頼できる美容外科を選ぶために

美容外科医は「魔法使い」ではありません。写真を持参して「これと同じに」と言われても、完璧に応えることはできませんし、体質なども加味した、医学的に可能な範囲での適切な施術をすることが求められています。

そのため、術式やリスク、費用、術後に必要なケアなどを、十分に時間をかけてしっかり話してくれる医師を選んでください。最初のカウンセリングは30分程度が一般的ですが、ほんの少しでも納得できない場合は、日を改めてでも、再度話をしてくれることが信頼できる医師といえるのではないでしょうか。また、カウンセラーと医師が異なる施設の場合、ニュアンスの違いが出ることもあるため留意した方がいいでしょう。

美容整形に関する情報は、インターネットやテレビ番組などで簡単に手に入れることができます。それらは、美容整形への認識を高めることにも役立っていますが、一方で、間違った情報を鵜呑(うの)みにしてしまう危険性もあります。雑誌などに「○○キャンペーン」「今だけ○○円」など、料金の安さだけを強調した広告も見受けられますが、費用だけで選ぶ方法は、最終的に最もリスクが高くなる（費用と内容が広告と実際でまったく異なる等）可能性があります。さまざまな情報に惑わされず、医師のカウンセリングを直接受けてみて、納得できなければ施術は受けず、別のクリニックへ相談すること(セカンドオピニオン)がお勧めです。

眼科

名医がやさしく解説

眼科の治療動向と県内の診療体制

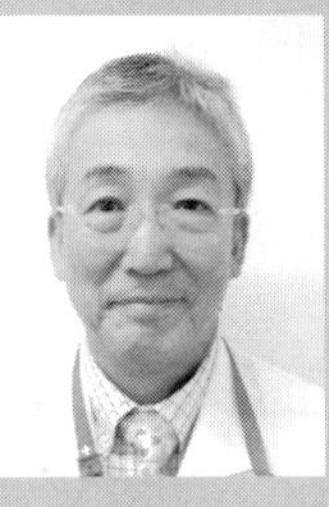

広島大学病院　眼科
木内 良明 教授・病院長
きうち・よしあき
1983年広島大学医学部卒。国立大阪病院、大手前病院などの勤務を経て、2006年より広島大学医学部教授。2018年広島大学病院病院長就任。日本眼科学会専門医・指導医。

現在、加齢に伴う眼疾患が増えている。人が外から得る情報の80%は眼から入るといわれており、視機能の保持には早期発見・早期治療が重要となる。主な眼疾患の治療動向や県内の診療体制について、広島大学病院の病院長でもある眼科の木内良明教授に話を伺った。

視機能の維持・改善が進化

眼科診療では、検査機器や薬剤、手術の手技や機器が進歩し、緑内障や加齢黄斑変性（かれいおうはんへんせい）など、かつては失明に至るような難治性の疾患も、視機能の維持や改善が可能になっています。こうした中、県内の眼科は全国平均を上回る水準を維持する努力を重ねており、中でも当科は、緑内障や角膜疾患、ぶどう膜炎をはじめとする炎症性眼疾患に関する診療と研究で、国内の中心的役割を果たしています。

一方、治療しても視力や視野が改善せず、視機能が弱まった（ロービジョン＝LV）患者さんに対しては、残された視機能を最大限に活用して自立した生活が送れるよう、極力支援するシステムが県内に広がりつつあります。当科は2009年にLV外来を開設し、行政と連携してインターネットでさまざまな情報を提供する、スマートサイトの立ち上げにも協力しています。現在LV外来は、県東部のJA尾道総合病院、広島市近郊や呉市のクリニックにも開設されています。

白内障

進行した白内障に対しては、濁った水晶体を超音波で砕いて取り出し、人工の眼内レンズを入れる手術をします。手術手技や医療機器の進化で、熟練眼科医による日帰り手術も可能になっています。眼内レンズも進化し、選択肢の幅が広がっています。遠くか近くの１か所にピントが合う単焦点レンズは解像度が良くなっています。

一方、遠くや近くの複数か所にピントが合う多焦点レンズもいろいろな種類が登場しています。ただ、多焦点レンズを入れる手術は自費診療となり、見え方も手術前と異なるため、十分な満足度が得られないこともあります。

緑内障

ダメージを受けた視神経は回復しないため、早期に発見し、基本的に眼圧を下げる治療を行って進行を遅らせることが大切です。病型に応じて薬剤、レーザー治療、手術を組み合わせて治療します。近年、薬剤は数種の薬を合わせた配合剤などが登場し、多剤を併用する患者さんの負担が軽減しています。

手術にも新しいアイデアが導入され、小さな切開創で侵襲を抑えて効果を上げるなど、さまざまな術式が増えています。最新の治療法で、2012年に保険適用となったインプラント挿入術（チューブシャント手術）にも、当科は早くから取り組み、眼圧維持のための術後管理などの臨床研究にも注力しています。難治性の緑内障に対して有効です。

糖尿病網膜症

糖尿病により網膜の血流が悪くなると、通常の血管よりもろい新生血管が発生します。血糖コントロールは治療の基本ですが、眼科的治療では新生血管の発生を予防するために、レーザーによる網膜光凝固を行います。症状が進行し、硝子体出血や網膜剥離を起こしている場合は、眼内に細い器具を入れ、混濁した硝子体や出血を取り除く手術を行います。

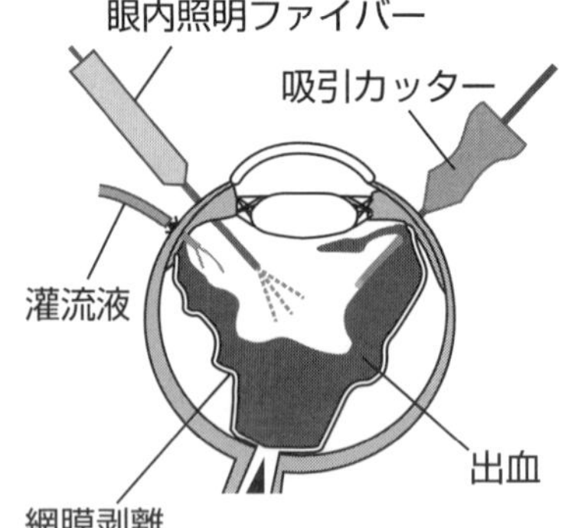

一般的な硝子体手術

最近は太さ0.4～0.5㎜の超極細の器具の登場で、切開創が小さく縫合の必要がなくなりました。

また、光学系の機器の開発が進み、内視鏡を使わず角膜の上から眼内を覗くことができ、広い視野を確保できるため、より的確な手術が可能になっています。

加齢黄斑変性

加齢に伴い、網膜中央の黄斑部に異常な新生血管が発生し、浮腫や出血によって視界のゆがみや視力低下が起こる疾患です。治療は、新生血管の成長に関わる物質（VEGF）の働きを抑える薬剤を、眼内に定期的に注射する抗VEGF療法が主流となっており、薬剤の種類も増えています。

この治療法は、かつて標準的な治療法であったレーザー治療に比べ低侵襲ですが、病型によっては、病変部に集まる特殊な薬剤を注射してからレーザーを照射する光線力学的療法と組み合わせて治療することもあります。

水泡性角膜症やドライアイなどの角膜疾患

水泡性角膜症は、角膜の裏側にある内皮細胞がダメージを受けて角膜に多量の水が溜まる疾患で、角膜が濁ったときには、角膜専門医による角膜移植が必要となります。眼の状態に応じて、部分的に表層だけ、あるいは内皮だけ移植するパーツ移植と、角膜のすべての層を移植する全層角膜移植があります。

ドライアイは涙の減少などが原因で、眼の表面の細胞が傷つきやすくなり、眼の不快感や視力低下を起こします。最近、日本で効果的な点眼薬が開発され、症状の改善につながっています。また、涙の出口である涙点をプラグで塞ぐ治療法もあります。しかし、ドライアイは実は非常に難しい疾患で、より良い治療のためには検査結果をしっかり読み込み、病態を確実にとらえて治療する専門の技術が必要です。

眼瞼下垂

顔を正面に向けたとき、瞼が瞳孔の上まで十分に上げられない状態をいいます。加齢による下垂が一番多く、上方の視野が狭く感じられます。治療は、上瞼の緩んだ筋肉と瞼の組織を結び直す手術を行います。

広島大学病院 眼科

木内 良明 教授

広島市南区霞 1-2-3
TEL 082-257-5555

【スタッフ】奥道秀明・廣岡一行・髙本有美子・湯浅勇生・村上祐美子ほか

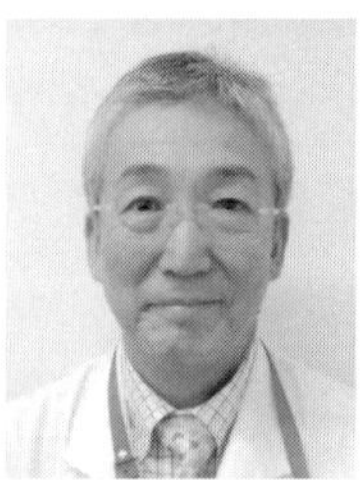

きうち・よしあき
1983年広島大学医学部卒。1990年米国イェール大学留学。帰国後、国立大阪病院、大手前病院などの勤務を経て、2006年より広島大学医学部教授。2018年広島大学病院病院長就任。日本眼科学会専門医・指導医。

実績・成績 緑内障手術件数（科、2018年）／649件（線維柱帯切除術、線維柱帯切開術、チューブシャント手術など）

治療

難治例に対するインプラント手術を県内で最も多く実施

緑内障診療の第一人者である木内教授は、同科の５人の専門医らとともに、進行例や難治例の診療に尽力している。緑内障は、ほかの疾患が原因で起こる続発性、ほかに原因がない原発性、先天性に大別され、原発性はさらに、房水（ぼうすい）の出口（隅角）が広い型と狭い型に分けられる。病型により治療内容が異なり、また緑内障と紛らわしい他の疾患もあるため、鑑別が重要となる。そのため、眼圧、眼底、視野などの基本検査に、網膜や前眼部の断層画像の解析などを加え、的確に診断する。

治療は、点眼による薬物治療やレーザー治療、手術により眼圧を下げ、進行を遅らせることが基本となる。薬物治療は有効性を見極めた薬剤から、個々の患者に最適なものを選択。まず1剤から始めるが、進行して薬剤の数が増えると、重度のアレルギーが出現することが多く、手術しても房水の通り道がすぐ塞(ふさ)がってしまうケースも多いという。また、加齢や認知症のために適切な自己点眼が難しい患者も増えているため、薬剤を使い続けるより、早期にレーザー治療や手術に移行し、薬剤に頼らない状況にする方が患者のメリットは大きいと考えている。

同科の手術件数は年間500例前後で、これは過去5年の間、全国1位の件数である。眼内にシリコンチューブとプレートを入れて房水の排出を図るインプラント手術は、基本的に難治例に行い、良好な成績を上げている。この手術は、ほかの手術とはメカニズムが全く異なるため、非常に重要となる術後管理も含めて、高い専門性と経験が必要となる。県内で施行しているのは同科が最も多く、これまで約200例に実施している。

同教授は、こうした効果的な治療に多くの医師が取り組めるよう、DVD付のテキストを作成。また西日本の学会でも、緑内障などの診療に関して臨床現場で役立つ講義を行い、本にまとめるなど医療レベルの底上げにも寄与している。

木内教授からのアドバイス

緑内障は、早期に発見して治療を始めれば、進行を遅らせることができます。早期発見のために、市町村の健診や人間ドックなどで眼底写真を撮り、眼科医に診てもらいましょう。

外来診療日

木内／水曜（午前・午後）、緑内障外来／月・木曜（午前・午後）
※要紹介状

JA広島総合病院 眼科

二井 宏紀 主任部長

廿日市市地御前 1-3-3
TEL 0829-36-3111

【スタッフ】馬場太郎

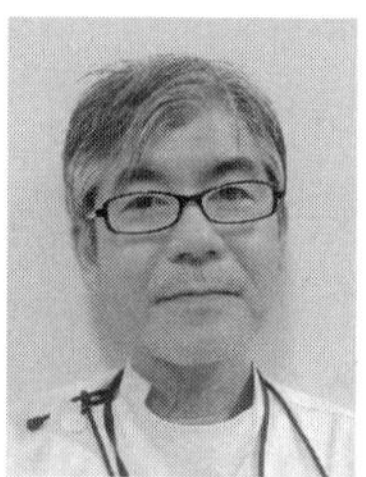

にい・ひろき
1986年福井医科大学卒。同年広島大学医学部眼科入局。木村眼科内科病院、済生会呉病院、米国イエール大学（緑内障の基礎研究）留学、広島大学病院を経て1999年より現職。日本眼科学会眼科専門医。広島大学臨床教授。

実績・成績 緑内障手術124例／線維柱帯切除術21例、白内障手術併用線維柱帯切除術２例、線維柱帯切開術24例、白内障手術併用線維柱帯切開術49例、白内障手術併用隅角癒着解離術５例、ほか23例（以上、二井、2018年度）

治療

的確な薬剤選択と眼内から行う手術で好成績

緑内障は、眼球内を循環する房水（ぼうすい）が眼外へ流出されず、眼圧が上昇して視神経が弱り、視野が徐々に欠けていく疾患で40歳以上の有病率が高い。

二井主任部長は、緑内障治療において豊富な臨床経験と1000例を超える手術実績を有し、確度の高い診療は県内外の医師からも厚い信頼を得ており、ほぼ全例が紹介患者となっている。

治療は眼圧を十分に下げて視神経への負担を減らし、進行を抑えることが目標となる。弱った視神経が回復することはないが、早期に発見して早い段階から治療することで、その時点での患者の状態が維持できるようになった。

メインの治療法は点眼で、９系統の中から患者に応じた薬剤を選択する。最近､異なった作用機序を持つ薬剤が一つになった合剤が複数登場。数本の点眼薬を必要とする進行例の患者にとって､負担は軽減している。点眼で十分な効果が出ない場合、手術を行う症例がほとんどだが、開放隅角緑内障などにはレーザー治療を追加する。だが効果は限定的なため、患者の年齢や仕事などを検討した上で行う。2018年度は28例に実施。

手術は何種類かあり、患者ごとに最適な手術を選択し術後管理にも力を注ぐ。そのうち線維柱帯切開術は確実性が上がる眼内法で行っている。

これは近年発表された術式で、１mm以下の極小切開創で行うため、眼外から行う手術と比べて侵襲が少なく、感染症や乱視など合併症のリスクも低い。そのため初期の段階からでも手術可能で、多くの薬剤を用いるよりは患者への負担が少ないという。切開術を行う際、白内障を合併していれば、眼圧の下がりがよい白内障・緑内障の同時手術を積極的に実施している。また閉塞隅角緑内障は、厚くなった水晶体を摘出するだけでも眼圧下降に有効なため、早期の白内障手術を積極的に勧めている。

二井主任部長からのアドバイス

緑内障は一生付き合う必要のある病気です。個人個人で治療は異なります。信頼できるかかりつけ医を持ちましょう。当院へはそこからの紹介となります。

外来診療日

月～金曜（午前）、手術は週３回（午後）　※要紹介状

広島市立安佐市民病院　眼科

末廣 龍憲 主任部長

広島市安佐北区可部南 2-1-1
TEL 082-815-5211

【スタッフ】山下裕子・宮田真弓子

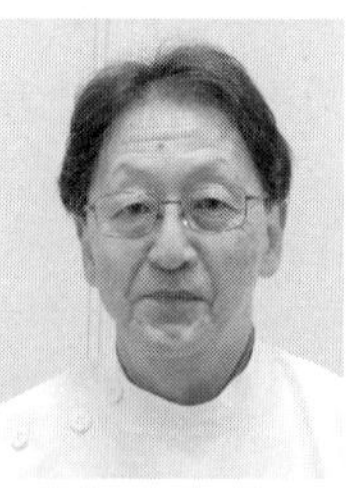

すえひろ・たつのり
1981年広島大学医学部卒。広島大学眼科学教室入局。同医学部助手、中国労災病院眼科部長、安佐市民病院眼科部長などを経て、2001年より現職。日本眼科学会専門医。PDT認定医。臨床研修指導医。広島県眼科医会常任理事。

実績・成績 白内障手術／591件、網膜硝子体手術／120件、緑内障手術／37件
眼瞼下垂／6件、抗VEGF抗体硝子体内注射／454件など
（以上、科、2018年度）

治療

他科と連携した難治性手術に高い評価

同科では、広島大学眼科の関連病院として手術を主体とした診療を行っている。総合病院という強みを生かし、代謝（たいしゃ）内科（糖尿病内科）とも連携して治療を行い、糖尿病患者の手術も数多く手がけている。「手術前に血糖コントロールのため、教育入院などを行ってから手術をすることもあります」と末廣主任部長。

糖尿病の代表的な合併症に、糖尿病網膜症（もうまくしょう）があげられる。この病気は、糖尿病により血糖が高い状態が続くことで、網膜に酸素や栄養を運ぶ毛細血管が損傷を受けて血管が詰まっていくのが特徴。これを補うため、目の機能が働いて新生血管を作り出すが、この血管が脆いため硝子体（しょうしたい）に出血し、さらに網膜剥（はく）

離が起きてしまう。同院では､病気の進行を抑えるため網膜光凝固術をまず行っており、ダイレーザーとパスカルの2台を使用している。パスカルは、広範囲を短時間で照射することが可能で痛みが少ない。

また、新生血管が破れて硝子体内で出血したときや網膜剥離が起こったときは、硝子体の出血や網膜の増殖膜を取り除く硝子体手術を行う。手術には、網膜全体を見ながら手術できる広角顕微鏡システムを使用している。術後に難治性緑内障（血管新生緑内障）を併発することがあるため、「術後の経過にはかなり気を配っています。進行した血管新生緑内障の克服のために、抗VEGF抗体を併用した緑内障手術を行っています」と同主任部長。

眼底の網膜の中央にある黄斑に障害が起こる加齢黄斑変性症は、放置していると失明にいたるが、国内でも高齢化に伴い患者が急増している。治療では、以前は光線力学療法が主でなかなか視力回復につながらなかったが、現在は抗VEGF療法（新生血管を縮小させる薬を眼球に注射）が主体となっており視力改善が期待できる。「光線力学療法と抗VEGF療法を組み合わせることで、注射の回数を減らすことができるというメリットもあります。ですが、注射は一度ではなく継続して行う必要がありますので、定期的な通院が必須です」

その他、同院で最も多いのが白内障の手術だが、麻酔科と連携しながら認知症や高齢者で全身麻酔が必要な手術も数多く行っている。同院の麻酔科は高レベルで、重症な全身疾患を持つ患者にも対応可能。近隣の眼科からも、全身麻酔目的の紹介患者が増加している。

末廣主任部長からのアドバイス

眼科疾患は自覚症状がないことが多く、知らないうちに病状が悪化したり、放置していると失明にいたるケースもあります。早期発見・治療のためにも、40歳代以降の方は眼科検診をしっかりと受けるようにしましょう。また、近くにかかりつけ医を持ちましょう。

外来診療日

初診／月・木曜（午前）　※紹介状要

みなもと眼科

皆本 敦 院長

広島市南区東本浦町 17-12-101
TEL 082-881-3600

【スタッフ】清水律子（副院長）・原 隆弘（視能訓練士）・医療事務４人・看護師５人（うち認定眼鏡士３人）・眼鏡、コンタクトレンズ交付担当１人

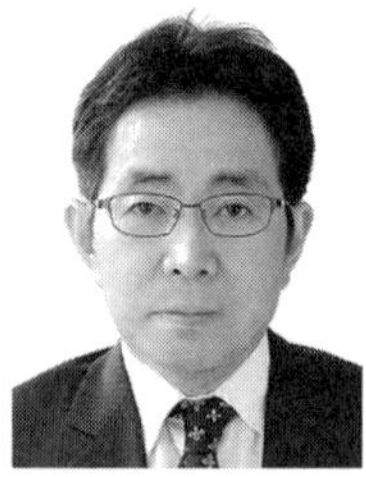

みなもと・あつし
1986年広島大学医学部卒。広島大学病院、庄原赤十字病院、英国ケンブリッジ大学（外科・眼科研究員）、広島大学眼科学（講師）、文部科学省在外研究員として米国クリーブランド・クリニックコール眼研究所（留学）、広島大学大学院視覚病態学（助教授）などを経て、2006年より現職。日本眼科学会専門医。医学博士。

実績・成績 白内障手術(日帰り)／551件、その他手術（結膜、眼瞼など）／22件（以上、クリニック、2019年）

治療

病態に関する的確な診断力に厚い信頼

皆本院長は、20年にわたる病院勤務で培った臨床経験と、英国・米国への研究留学で得た知見を基に、地域医療に貢献すべく14年前に開業。技術や知識のアップデートを心がけながら、専門領域の網膜硝子体疾患（もうまくしょうしたい）をはじめ、白内障や緑内障、アレルギー性角結膜（かくけつまく）疾患などさまざまな眼疾患の診療に注力している。

同院長は、精度の高い医療を提供することを目標に掲げ、診断・治療機器の充実や更新を図っている。かかりつけ医として、小児を含めた患者の将来の視機能維持を見据えた治療を心がけるとともに、視覚障がいのある

患者の診療においても、日常生活に有用な「見え方の質（Quality of Vision）」の向上をめざす。その診療姿勢や眼疾患を見逃さない確かな診断力は、患者や他の医師などから厚い信頼を得ている。

現在、網膜硝子体疾患の中でも加齢黄斑変性や糖尿病黄斑症、黄斑浮腫を伴う網膜静脈閉塞症などの黄斑疾患への対応を求められる機会が増えている。黄斑は網膜の中心にあり、形態や色を見分ける役割を担う。黄斑疾患では「歪む」「視界の中心がぼやける」などの症状が現れ、放置すると中心視機能が永続的に低下するため、早期発見・治療が大切である。そのために、光干渉断層計（OCT）を用いて網膜や視神経の断層像を解析し、的確な診断を行う。治療においては、長期にわたり良好な視機能を温存することを目的とし、疾患や患者の状態によって、効果の優れた抗VEGF薬などの眼内注射、レーザー治療、手術などから最適な治療法を推奨する。

かつて専門領域であった硝子体手術は、４年前まで同クリニックでも執刀していたが、現在は広島大学病院をはじめとする他施設に紹介している。白内障については、開業後、年間300～500例前後の日帰り手術を実施している。挿入する眼内レンズには、単焦点・乱視矯正・多焦点の３タイプがあり、患者の状態や希望を勘案して選択する。多焦点レンズに関しては、慎重に適応を判断している。

同クリニックには、日本眼鏡技術者協会の認定眼鏡士の資格を持つスタッフ３人が在籍しており、眼科手術後の患者や小児患者の眼鏡なども調整ができるようにしている。

皆本院長からのアドバイス

どんな疾患でも早期発見・治療が大切です。眼に関して不調や気になることがあれば、それぞれの患者さんごとに、最適な治療についてアドバイスするように心がけています。

外来診療日

※詳細はホームページ要確認

やまね眼科

山根 健 院長
平田 潤子 副院長

広島市佐伯区旭園 4-27
TEL 082-923-1146

【スタッフ】看護師：吉松 聡（他３人）、視能訓練士：下迫由佳（他２人）

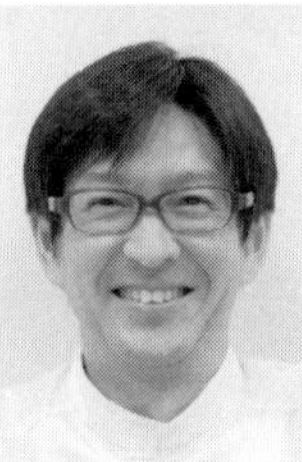

やまね・けん
1995年関西医科大学卒。広島大学医学部眼科学教室入局。県立広島病院、中電病院、北九州総合病院、広島大学病院、吉島病院を経て、2017年より現職。網膜疾患が専門。PDT認定医。

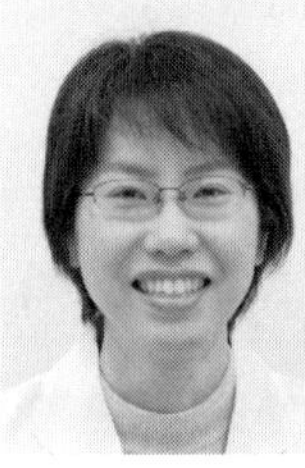

ひらた・じゅんこ
2000年広島大学医学部卒。広島大学医学部眼科学教室入局。広島大学病院、県立広島病院、済生会呉病院、広島赤十字・原爆病院（部長）を経て、2018年より現職。網膜疾患が専門。PDT認定医。

実績・成績 手術症例数：白内障／589件、網膜硝子体／288件、その他（翼状片・内反症など）／39件
光線力学的療法／26件、抗VEGF薬硝子体注射／601件（以上、2019年）

治療

難治例にも高い実績を誇る網膜硝子体のエキスパート

同クリニックは、白内障をはじめ、糖尿病網膜症（もうまくしょう）、網膜剥離（はくり）、加齢黄斑（おうはん）変性など、網膜の病気に関するエキスパート。２人の網膜硝子体（しょうしたい）専門医による診察では、患者に検査結果の画像を見せながら、しっかりと説明して納得してもらった上で治療方針を決定している。

糖尿病網膜症は、腎（じん）症や神経障害とともに糖尿病三大合併症の一つであり、国内では失明原因の第３位になっている。糖尿病網膜症が進んで眼球内に大出血が起きたり、増殖膜（ぞうしょくまく）ができて網膜が剥がれ始めているような場合は、硝子体

手術を行う。同クリニックでは、大学病院と同等クラスの最新の網膜硝子体手術用機器を導入しているため、低侵襲かつ短時間での手術が可能となっている。

また、眼内内視鏡を使って手術をしていることも特徴の一つ。「目の中は丸いため、上から見たときに死角ができてしまいます。内視鏡を使用することで、眼球圧迫することなく、確実かつ安全に手術を行うことができます」と山根院長。術中の痛みや炎症も軽く、手術による障害を減らすことができることもメリット。硝子体手術に関して高い実績を持つ同クリニックには、県内はもとより、県外から訪れる患者も多い。

加齢黄斑変性は、網膜の中心部に異常が起こるため、物が歪んで見えたり、視力が次第に低下していく病気。欧米では、成人の失明原因の第1位になっており、近年は国内でも増加している。治療は、抗VEGF薬（抗血管新生薬）を目に注射するのが主流で、新生血管の成長を促すVEGFの働きを抑え、新生血管を縮小させる作用がある。

注射だけでは効かない場合、特殊なレーザーで治療を行うPDT（光線力学的療法）を併用しており、この療法をクリニックで行っているのは、県内では同クリニックのみ（2020年1月現在）。「専用レーザーを導入したことで、病態に応じた治療を選択できるようになりました。早く見つけるほど治療が有効になりますので、眼科の定期検査を心がけてください」

白内障手術では、乱視用眼内レンズや多焦点眼内レンズなど、多様な眼内レンズに対応しており、また、水晶体の支えが弱いような難症例の白内障手術も行っている。

山根院長からのアドバイス

網膜疾患は、早期発見・治療が何よりも大切です。特に、糖尿病を抱えている方は定期的な検診が必要です。糖尿病網膜症は、病気がかなり進行するまで自覚症状がなく、最悪の場合は失明してしまうこともあります。

外来診療日

月・水・金（午前・午後）、火・木・土（午前）

広島大学病院 眼科

近間 泰一郎 診療教授

広島市南区霞 1-2-3
TEL 082-257-5555

【スタッフ】戸田良太郎・出口香穂里・末岡健太郎・岩川佳佑・宍道紘一郎

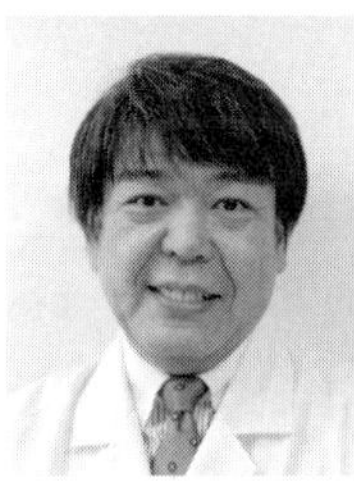

ちかま・たいいちろう
1991年富山医科薬科大学医学部卒業後、1999年山口大学大学院医学系研究科修了。山口大学医学部附属病院、宇部興産中央病院を経て、2009年山口大学大学院医学系研究科准教授、2011年広島大学大学院医歯薬学総合研究科准教授。2017年より広島大学病院眼科診療教授。日本眼科学会専門医・指導医、臨床遺伝専門医。インフェクションコントロールドクター（ICD）。日本角膜移植学会理事。日本角膜学会評議員。日本眼感染症学会評議員。

実績・成績 角膜移植手術／約100件（全層角膜手術約40件、パーツ移植手術約60件）
翼状片手術など前眼部手術／約100件
（以上、近間、2018年）

治療

角膜移植手術の症例と実績は西日本でトップレベル

外からの光を屈折させて、網膜に像を結ぶレンズの役割をしている角膜。角膜ヘルペスなどによる角膜の混濁する疾患や、円錐角膜など角膜の変形がある場合、アイバンクから提供された透明な角膜を移植する手術を行っている。近間診療教授は年間で約100件もの角膜移植手術を手がけており、西日本でトップレベルの実績を持つ。

角膜は目の表面から「上皮」「実質」「内皮」の３層に分けられる。これまでは、この３層すべてを移植する全層角膜移植が主流であったが、ここ数年、同診療教授が手がけているのは角膜の悪い部分だけ取り換えるパーツ移植が中心。例えば内皮の細胞が傷ついたり、減少したりすることによって起こる水疱性角膜症や、角膜内皮ジストロフィなどは内皮だけを移植している。

パーツ移植は全層移植に比べ、拒絶反応などの合併症のリスクが低いのが特徴。パーツ移植には深層層状角膜移植術、表層角膜移植術、角膜内皮移植などがあるが、同診療教授はどの部位に異常があるかを正確に判断し、豊富な経験からそれぞれの術式のメリット、デメリットを十分に熟知した選択を行っている。

使い捨てコンタクトレンズの普及により、角膜感染症で来院する患者が増加。特に、２週間の頻回交換使い捨てコンタクトレンズのケア方法の誤りによるトラブルが多く、角膜上皮びらん、角膜潰瘍（かいよう）、点状表層角膜症など、さまざまな症状が出ている。

中でも痛みを伴い治療が長期に及ぶアカントアメーバ感染症。水道水にも存在すると考えられているアカントアメーバが主に消毒の不十分なコンタクトレンズに付着し、傷ついた角膜に入り込んで起こる。同院では、アカントアメーバ以外でも感染症を疑う場合、早期に診断し治療を開始するが、角膜に傷ができると白い濁りとひずみが視力障害につながるので、早期受診の大切さを呼びかけている。

近間診療教授からのアドバイス

普段あまり意識しない角膜の存在ですが、病気になると本当につらいです。さまざまな原因で角膜の病気は起こります。角膜移植だけが治療ではありません。患者さん一人ひとりに適した治療を一緒に考え提供します。

外来診療日

月・木曜　※初診の方は月曜。紹介状必須

広島大学病院 眼科

原田 陽介 講師

広島市南区霞 1-2-3
TEL 082-257-5555

【スタッフ】日山知奈

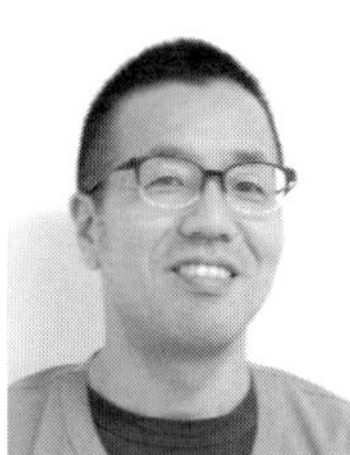

はらだ・ようすけ
2005年神戸大学医学部卒。広島大学病院、三次中央病院、高知大学（その間Northwestern University留学）を経て、2017年から現職。日本眼科学会専門医。

実績・成績 ぶどう膜炎外来件数／40〜50人（1日）
非感染性ぶどう膜炎に対する抗TNFα製剤導入／約40例（2019年6月まで）
白内障手術／約200件（年間）
硝子体手術／約200件（うちぶどう膜炎関連は約20件、年間）
緑内障手術／約10件（年間）

治療

ぶどう膜炎でステロイドを軽減する治療を積極的に導入

目の中に炎症を起こすぶどう膜炎。通常はカスミ目、飛蚊症（ひぶんしょう）、充血、目の痛み、視力の低下といった症状が現れる。ぶどう膜炎は非感染症と感染症で大きく分けることができ、非感染症の代表的なものに肺、目、皮膚に類上皮（るいじょうひ）細胞の塊ができるサルコイドーシス、急激に視力が低下する原田病、炎症のたびに視力の低下が起こるベーチェット病などがあげられる。そのほか、全身性エリテマトーデス、糖尿病、関節炎などが原因になることもある。感染症としてはヘルペスウイルス、サイトメガロウイルス、結核などが考えられ、細菌が原因によるものは数日のうちに症状が重症化することもある。

ぶどう膜炎によって炎症が続くと、白内障や緑内障といった合併症を引き起こし、失明にいたる危険性もあるため、炎症の原因や症状にあわせて点眼や内服治療を行う。非感染性ぶどう膜炎については長期のステロイド投与が余儀なくされていた症例も多かったが、2016年には炎症の原因となるTNFαを抑える抗TNFα剤が認可され、難治性非感染性ぶどう膜炎の治療効果が大きく上がった。中間部、後部および汎ぶどう膜炎で使用できるということもあり、原田講師は治療で積極的に導入している。

同院の専門外来では、ぶどう膜炎の外来患者は1日40人～50人。原田講師はステロイドと免疫抑制薬を併用しながら、ステロイドの減量に注力をした治療のほか、合併症として白内障、緑内障を発症した場合は白内障手術や緑内障手術、硝子体（しょうしたい）の濁りが強い場合は硝子体手術を行うなど、難治性ぶどう膜炎に対して最先端の診療を実施している。

長期にわたって治療を続ける患者も多く、一人ひとりに最適な治療とアドバイスを行い精神的なサポートにも注力している。また、ぶどう膜炎はサルコイドーシス、リウマチ、膠原病（こうげんびょう）といった全身疾患を伴う場合も多く、同院内のリウマチ内科、小児科、呼吸器科などと密接に連携を取りながら診療している。

原田講師からのアドバイス

ぶどう膜炎はさまざまな症状があります。そのまま放置しておくと、著しく視力を損なう危険性もあります。既存の治療でなかなか症状が改善しない方や、ステロイドに頼らない治療を希望の方は、一度専門医にご相談してください。

外来診療日

水曜、金曜（網膜外来）　※初診の方は水曜午前。要紹介状

木村眼科内科病院

木村 徹 名誉理事長

呉市宝町 3-15
TEL 0823-22-5544

【スタッフ】木村 亘・山川良治・木村友剛・木村 格・木村 聡・武田哲郎・久保敬二・木村 治・視機能訓練士 19 人

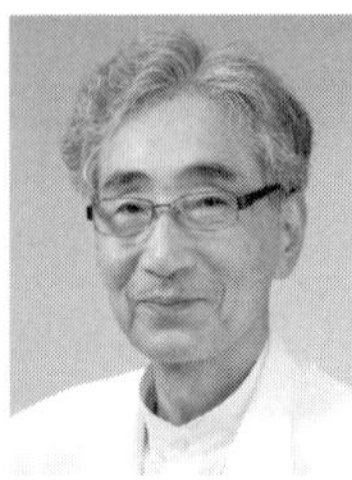

きむら・とおる
1968年京都大学医学部卒。広島大学眼科学教室入局。北里大学病院眼科講師を経て、1980年木村眼科内科病院理事長。2019年より現職。日本眼科学会眼科専門医。日本神経眼科学会評議員・上級相談医。広島大学眼科客員教授歴任。

実績・成績 神経眼科外来／456件
うち甲状腺眼症182件、麻痺性斜視（動眼神経麻痺、滑車神経麻痺、外転神経麻痺を含む）134件、重症筋無力症25件、先天性上斜筋麻痺24件
（以上、2018年）

治療

神経眼科症例を正しい診断へと導くエキスパート

神経眼科は、「物が見えにくくなる」「眼が動かなくなる」「物が二重に見える（複視（ふくし））」「瞼（まぶた）が下がってきて開けにくい」「眼球突出」など、眼を中心とした症状から、その原因となる眼や脳の神経疾患を診療する。

症状はあるのに一般の眼科で診断がつかない場合は、何らかの病気の影響で眼や脳の神経が機能障害を起こすことも多いため、神経眼科医の受診が望ましい。原因となる病気は、血流障害・炎症・腫瘍（しゅよう）・免疫異常・内分泌異常・変性・遺伝・心理的なものなどさまざまで、領域も幅広い

ため、眼科学のみならず神経学にも精通していることが必要となる。

木村名誉理事長は臨床経験が豊富で、麻痺性斜視や甲状腺関連の眼瞼異常・斜視・眼球突出などを得意としており、専門医の少ない小児の斜視や弱視のエキスパートでもある。診療では、正しい診断へ導くため、まずは問診・検査を丁寧に行い、県内各地の病院の脳神経内科・血液内科・脳神経外科・耳鼻咽喉科・放射線科などの専門医と連携を取りながら、入院でのパルス療法や手術を含めて最大限の治療にあたっている。

斜視は原因に応じて治療は異なる。一般的に小角度のずれでは、プリズムを用いて斜視を矯正して複視を軽減できるが、ずれが大きいときには遮蔽や手術が必要となる。

甲状腺眼症や筋無力症の場合は、薬物治療が第一選択となる。特に甲状腺眼症の受診が多いが、これはバセドウ病の場合、医師も患者も眼瞼異常や眼球突出、斜視があっても「内科治療を受けていれば眼は良くなる」と誤解して、経過観察のみで年月が経過してしまうためと思われる。甲状腺眼症は眼科での治療が必要なため、早期の眼科専門医の受診が望ましい。同院は内分泌専門医が常勤しており、また甲状腺の専門家も併診して万全の対応を心がけている。

同名誉理事長は「丁寧に診る」を心がけており、幼児に対する手術から審美性を求める高齢患者の手術まで数多く対応しており、良好な成績をあげている。

木村名誉理事長からのアドバイス

甲状腺の病気で瞼が腫れたり、開き過ぎたり、眼が出てきたなどの異常を感じておられる方は、あきらめずに早めに受診してください。その際には、MRI検査や血液検査のデータ、異常がなかったときの顔写真をお持ちください。

外来診療日

月・木・金・土曜（午後）、水曜（午前）
※予約診療のみ、詳細はホームページ要確認

広島赤十字・原爆病院　眼科

沖本 聡志 部長

広島市中区千田町 1-9-6
TEL 082-241-3111

【スタッフ】好中麻世・皆本 瑛

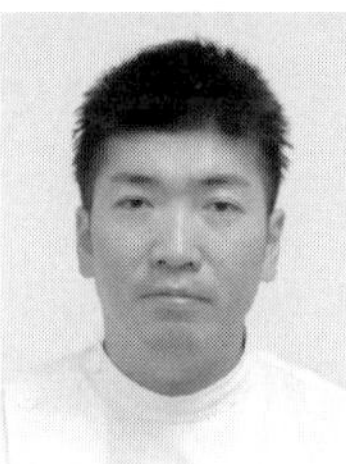

おきもと・さとし
2004年広島大学医学部卒。広島大学病院、吉島病院、兵庫県立こども病院（医長）、県立広島病院（部長）を経て、2018年より広島赤十字・原爆病院。医学博士。日本眼科学会専門医。小児科医としての3年間の実臨床経験もある。

実績・成績　手術数：斜視／68件、白内障／471件、網膜硝子体／36件、緑内障・その他疾患／28件

（2018年8月～2019年7月）

治療

斜視・小児眼科診療のエキスパートとして的確な診断・治療を実現

子どもと大人では治療の対象となる眼の病気が大きく異なる。子どもでは、斜視(しゃし)や弱視(じゃくし)が最も頻度(ひんど)の高い疾患であり、沖本医師は同分野のエキスパートとして多くの紹介を受けている。大人でも、斜視手術に加えて、白内障(はくないしょう)手術・網膜硝子体(もうまくしょうしたい)疾患などの診療・手術を幅広く行っている。

斜視とは両眼の視線がずれている状態をいう。小児期は視機能（視力、両眼視機能）が発達する時期であるため、その点を考慮した診療が必要となる。斜視には、横方向のずれ（外斜視、内斜視）、上下方向のずれ（上下斜視）、眼球の動きが悪いタイプ（麻痺(まひ)性）、眼の向きによって目立つ

タイプなど、さまざまな種類がある。

大人になって起こる斜視は、複視や眼精疲労などの自覚症状が強く、症状緩和のために治療を行う。対照的に、子どもの斜視では、視線のずれに対して脳が適応するため、複視など見え方に関する訴えが少ない。しかし、視力発達や両眼視機能が悪くなり、立体感や視野の広がりに影響を及ぼして、学校生活での不具合や将来の職業適性に制限が出る場合もある。そのため、子どもの斜視は、外見上の問題だけでなく、将来に懸念される影響について、十分に家族に説明した上で治療を行う必要性がある。

治療としては、屈折異常に対する矯正眼鏡の装用、弱視治療、プリズムや手術による眼位矯正などがある。子どもの検査は、年齢や反応に応じて行う必要があり、視能訓練士の果たす役割が大きい。また、検査や手術に鎮静や全身麻酔が必要な場合もあるため、小児科や麻酔科と連携して診療を行う。大人の斜視についても、脳神経外科や内科と連携しながら診療を行う体制が整っている。

弱視の原因としては、斜視のほかに不同視、屈折異常、形態覚遮断（先天白内障や先天眼瞼下垂）などがある。視力が伸びうる期間には限りがあるため、小児期の目の病気は早期発見・早期治療が重要である。

沖本医師からのアドバイス

大人の疲れ目の原因として、斜視が隠れている場合があります。
子どもは見え方に関する訴えが少ないため、病気の発見が遅れることがあります。検診で異常を指摘された場合には、早めに眼科を受診してください。

外来診療日

初診・再診／月・水曜（午前・午後）、木・金曜（午前）　※要紹介状

耳鼻咽喉科

県立広島病院　耳鼻咽喉科・頭頸部外科

福島 典之 副院長・主任部長

広島市南区宇品神田 1-5-54
TEL 082-254-1818

【スタッフ】平位知久・呉 奎真・佐藤祐毅・藤田陸登

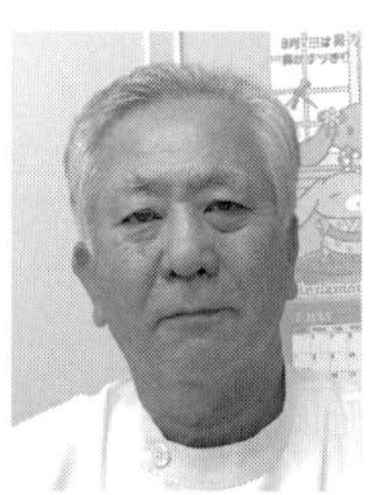

ふくしま・のりゆき
1981年広島大学医学部卒。帝京大学耳鼻咽喉科助手、広島大学耳鼻咽喉科助手、カナダ・トロント小児病院留学などを経て2001年県立広島病院耳鼻咽喉科・頭頸部外科主任部長。2010年同副院長。

実績・成績 中耳手術／230例（うち鼓室形成術150例〈うち真珠腫性中耳炎が約6割〉、アブミ骨手術15例、鼓膜形成術30例など）
咽頭手術／166例

（以上、福島、2018年）

治療

中耳手術の症例数・成績とも中四国地方随一

福島副院長は、中耳手術の症例数で中四国地方で最も多く、全国的にみてもトップ10を誇っている。聴力改善や耳漏（じろう）（耳から膿（うみ）が出る）停止を目的とした慢性中耳炎・真珠腫性（しんじゅしゅせい）中耳炎、耳硬化症に対する鼓室形成術、アブミ骨手術などの中耳手術に定評があり、2001年の同院赴任以来、鼓室形成術・アブミ骨手術の総数は3000例を超えている。

中耳炎の中でも真珠腫性中耳炎は、中耳で皮膚が真珠のような形に増殖して炎症を起こす。先天性と後天性があり、原因ははっきりしていない。鼓膜の一部が奥に入り込み、アカのようなものが溜まって耳小骨を破壊する。真珠腫が細菌に感染すると、三半規管に影響してめまいが生じたり、顔面神経麻痺（まひ）や髄膜炎（ずいまくえん）などの合併症を起こして重症化することもある。

この真珠腫性中耳炎は、鼓室形成術による手術が対象となる。耳漏を止めることと聴力を回復することが目的で、耳漏に関しては手術でほぼ100％止めることができる。聴力も約８割が回復している。

この手術は全身麻酔で１～２時間を要し、入院期間は通院可能な場合には４日間、そうでない場合でも約８日間と従来と比べて短くなっている。同院では、真珠腫性中耳炎の手術は全体の約１割で、顕微鏡（けんびきょう）に加えて補助的に内視鏡を用いる手術を実施している。

外傷性鼓膜穿孔（せんこう）や慢性中耳炎などで鼓膜に小さな穴が開いた場合に行う鼓膜形成術は、日帰りから２泊程度の入院で手術を行っている。小児の場合は全身麻酔で行うことが多く、完治する率も高い。

また、鼓膜が正常にもかかわらず徐々に聴こえが低下する耳硬化症では、硬化したアブミ骨の代わりにテフロンピストンを挿入するアブミ骨手術を行っている。

福島副院長からのアドバイス

「聴こえが悪い」「耳が塞がる」「痛い」「膿が出る」などの症状を感じたら、早めにお近くの耳鼻咽喉科を受診してください。早期発見・早期治療が大切です。早めの手術の方が、治療成績もよくなります。

外来診療日

月・金曜（午前・午後）　※初診の場合、紹介状必要

広島市立広島市民病院　耳鼻咽喉科・頭頸部外科

井口 郁雄 上席主任部長
江草 憲太郎 主任部長

広島市中区基町 7-33
TEL：082-221-2291

【スタッフ】綾田展明・皆木正人・福増一郎・三浦直一・竹本怜子

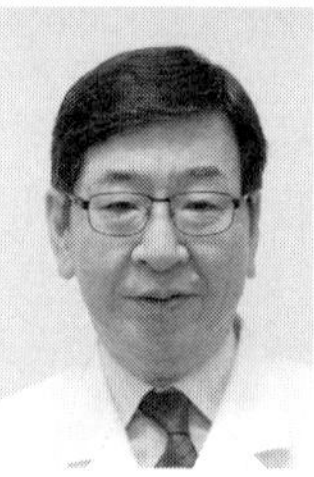

いのくち・いくお
獨協医科大学卒。岡山大学耳鼻咽喉科講師などを経て、2018年より現職。耳鼻咽喉科専門医・指導医。頭頸部がん専門医・指導医。耳鼻咽喉科学会代議員。小児耳鼻咽喉科学会、嚥下医学会各評議員。

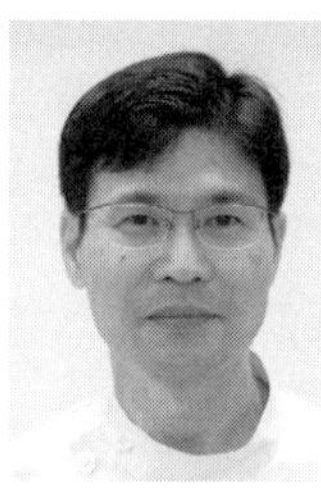

えぐさ・けんたろう
1992年岡山大学医学部卒。米国コロンビア大学耳鼻咽喉科を経て、2018年より現職。日本耳鼻咽喉科学会認定専門医・指導医。臨床遺伝専門医。

実績・成績　外科手術／約700例
うち、鼓室形成術／年間約100例（日帰りを含む）、人工内耳手術／16例
頭頸部がん新患治療件数／年間約150例　(以上、科、2019年)

治療

「聞こえ」の低下に低侵襲で整容性の高い手術を提供

同科では、食べる・話す・聴く・におう・味を感じるなど、生きていくために大切な機能を持つ領域で、経験豊富な日本耳鼻咽喉科学会認定の専門医6人(うち5人は指導医)と共同して、患者の状況に応じた最新の治療を提供している。

難聴・中耳(ちゅうじ)疾患／井口上席主任部長の専門領域である中耳手術では、鼓室(こしつ)形成術（入院要）や鼓膜(こまく)形成術（入院不要）、自己血清(けっせい)点耳療法による鼓膜再建手術など、メリットとデメリットを提示して、患者のライフスタイルに応じた治療を行う。放置していると、顔面神経麻痺(まひ)などの重篤な合併症を起こす可能性

のある真珠腫性中耳炎症例では、1週間以内の短い入院期間でも良好な成績を収めている。2017年からは江草主任部長を中心に、侵襲の少ない細径の耳用内視鏡を使用した経外耳道的内視鏡下耳科手術（TEES）を開始し、入院期間の短縮や術後の耳介の痺れ感軽減を可能としている。

これまで、補聴器以外に対応方法がないとされてきた、高度難聴者に対する人工内耳手術も、乳児から90歳にいたるまで同主任部長と協同して行い、近年は県内随一の症例数を施行している。2020年4月から「人工内耳・きこえのセンター」を立ち上げ、手術後のリハビリだけでなく、人工中耳や骨導インプラント、軟骨伝導補聴器にも対応できる体制を整備。同上席主任部長は「こども療育センター」の嘱託医として20年以上の実績があることから、小児難聴患者の受診も多い。

頭頸部・甲状腺がん／同院は、がん拠点病院であると同時に24時間救急ERを備え、幅広い診療科がそろった総合病院。がんの領域では、この強みを生かして治療に当たっており、がんゲノム医療への対応のほか、分子標的薬や免疫チェックポイント阻害薬などの新しい薬物治療や、副作用の少ない放射線治療であるIMRT（強度変調放射線治療）も積極的に取り入れている。手術については、早期がんには咽頭内視鏡を使用した口からの低侵襲で機能温存可能な手術、進行がんでは形成外科と合同で再建手術を併用した切除も積極的に行っている。また甲状腺疾患に対しては、VANS法（頸部から細い内視鏡を挿入して切除するため、傷が目立ちにくく美容面で有利）を早期から採用している。

井口上席主任部長・江草主任部長からのアドバイス

補聴器を使用しても会話が困難で「どうにもならない」と言われた方こそ、人工内耳や人工聴覚器で治療ができる可能性があります。頭頸部がんも含めて、患者さんの体にできるだけ負担の少ない方法を選択する方針で診療しています。

外来診療日

井口／月曜（8:30～14:00）、第2･第4水曜（14:00～17:00）、木曜（8:30～17:00）、江草／火、水、第1・第3・第5金曜（8:30～17:00）

広島大学病院 耳鼻咽喉科・頭頸部外科

竹野 幸夫 教授

広島市南区霞 1-2-3
TEL 082-257-5555

【スタッフ】上田 勉・工田昌也・石野岳志・濱本隆夫・佐々木 淳・河野崇志・樽谷貴之・堀部裕一郎

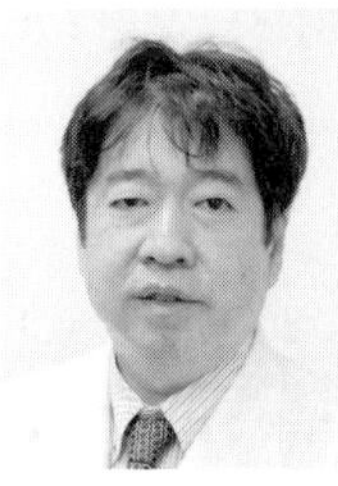

たけの・さちお
1987年京都大学医学部卒。1991年広島大学大学院耳鼻咽喉科学専攻修了。トロント大学留学後、1996年帝京大学医学部耳鼻咽喉科助手、2004年広島大学病院感覚器・頭頸部診療科講師。准教授を経て、2018年4月から耳鼻咽喉科学・頭頸部外科学研究室教授。日本耳鼻咽喉科学会耳鼻咽喉科専門医・指導医、日本アレルギー学会アレルギー専門医。

実績・成績 悪性腫瘍手術／162例、耳科手術／190例、鼻科手術／371例、咽頭・頸部手術／217例、発声・嚥下改善手術／44例

（以上、科、2017年）

治療

幅広い疾患に対し、最適なサポートと高度な医療を提供

耳鼻咽喉科の領域は幅広く、五感（視覚、聴覚、嗅覚、味覚、触覚）のうち聴覚、嗅覚、味覚を守備範囲としている。感覚器外科として、多種多様な病態を持つ疾患を幅広くカバーし、質の高い医療を提供している。

具体的には、「アレルギー・免疫学、鼻科手術」「耳科学・平衡感覚、耳科手術」「甲状腺疾患、扁桃(へんとう)疾患」「コミュニケーション、音声言語、嚥下(えんげ)・咀嚼(そしゃく)」「味覚・嗅覚」「頭頸部悪性腫瘍(とうけいぶあくせいしゅよう)（頭頸部外科手術）」などの診療に力を入れている。

同院では聴覚・人工聴覚機器センターを開設しており、難聴者や人工聴覚機器使用者に対する統合的治療を実施している。医師、言語聴覚士を中心としたチーム医療により、人工内耳などの人工聴覚機器の調整や訓練を一括して行い、「聞こえ」を最大限に活用できる最適なサポート体制と教育・療育体制を構築している。

また、中耳炎に対する低侵襲な内視鏡手術や耳鳴症に対するTRT療法(耳鳴に慣れるカウンセリング)も行っている。

最近、患者が急増しているのがアレルギー性鼻炎や好酸球性副鼻腔炎などの鼻科領域の疾患である。患者数の増加に加え、難治例も出現している。同院は日本アレルギー学会認定指導施設でもあり、投薬ではコントロールしにくい重症例に対して、手術も多く手がけている。手術に関しては、ハイビジョンの内視鏡、ナビゲーションシステム、パワードインスツルメントを用いた低侵襲手術を導入し、良好な治療成績をあげている。

さらに、味覚・嗅覚障害や睡眠時無呼吸症候群など高い専門性が要求される疾患についても、最新のガイドラインに則った医療を、特殊外来を通じて提供している。

また、嚥下障害に関しては、耳鼻咽喉科に加え、脳神経外科、神経内科、内科、歯科の医師のほか、看護師、言語聴覚士、管理栄養士などがサポートチームをつくって、入院患者のほか、講習会の実施などを通じて在宅ケアの推進にも力を入れている。

竹野教授からのアドバイス

耳鼻咽喉科の領域は幅広いものがあります。当院では質の高い医療の提供を目指しています。心配なことがあれば、早めに専門医を受診してください。

外来診療日

月・木曜（午前）　※要紹介状

県立広島病院　耳鼻咽喉科・頭頸部外科

平位 知久 部長

広島市南区宇品神田 1-5-54
TEL 082-254-1818

【スタッフ】福島典之・呉 奎真・佐藤祐毅・藤田陸登

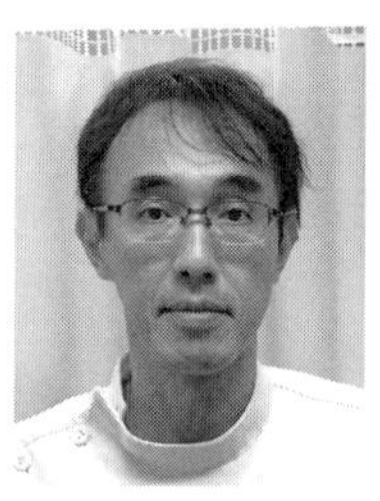

ひらい・ともひさ
1994年広島大学医学部卒。1996年北九州総合病院、1998年広島大学耳鼻咽喉科医員。2001年尾道総合病院耳鼻咽喉科部長を経て、2004年より現職。

実績・成績 内視鏡下鼻副鼻腔手術数／205例（うち141例に対して鼻中隔矯正術を施行）
※副鼻腔手術では原則としてナビゲーション下に手術を行っている。
（以上、平位 他、2018年）

治療

ナビゲーション下の内視鏡下鼻副鼻腔手術に定評

鼻の奥は鼻腔（びくう）と副鼻腔に大きく分かれており、鼻腔は咽頭（いんとう）(喉（のど）)へとつながる空気の通り道である。副鼻腔は鼻腔の周りに広がっている空間(部屋）の集合体で、上顎洞（じょうがくどう）・篩骨洞（しこつ）・前頭洞（ぜんとう）・蝶形骨洞（ちょうけいこつ）と呼ばれる４種類の部屋がある。これらの部屋は、「吸気の加湿」「音声の共鳴」「顔面骨の軽量化・強度の維持」などの役割を担っている。

部屋と部屋の間は薄い骨で仕切られているが、完全に独立した部屋は存在せず、必ず隣りの部屋と空間がつながっている。副鼻腔全体を迷路でイメージしてみると、入口と出口があり、その間はたくさんの仕切りで区切られていて、行き止まりになった部分が小部屋ということになる。

風邪をひいたあとなどに細菌が迷路の中に入ってくると、部屋の壁を覆っている壁紙（粘膜）が、炎症のためにブヨブヨに腫れてきて、「膿」が溜まる。これが、慢性副鼻腔炎（ちくのう症）と呼ばれる状態。ブヨブヨに腫れた粘膜は、ポリープ（はなたけ）となり、鼻づまりを起こす。嗅覚障害や頭痛の原因となることもある。ここまで重症化すると、薬が効かなくなり、内視鏡を使った手術が必要となる。

手術の目的は、ポリープを取り除き、小部屋の仕切り（薄い骨）を外すことで、空間全体の風通しを良くすることにある。しかし、副鼻腔の周りには眼と脳があるため、複視（ものが二重に見える）、視力低下、髄膜炎などの重篤な合併症を引き起こすことがある。

そのため、以前の手術方法では常に危険を伴う手術だった。リスクを回避して仕切りを取り残してしまうと、症状が改善しないだけでなく、炎症が再発することも少なくなかった。

同科では、安全かつ確実に手術を行うことを目標として、2015年から最新のナビゲーションシステムを導入している。手術をしている箇所が、CT上の副鼻腔のどの部分であるかが、数ミリ以内の誤差でリアルタイムに分かるシステムだ。これを用いることで、重大な合併症を引き起こすことなく手術が可能になり、手術成績の改善にもつながっている。

平位部長からのアドバイス

最近、喘息に伴う副鼻腔炎、歯が原因の副鼻腔炎が増加傾向にあります。また、一部の症例では、真菌（カビ）が原因の副鼻腔炎も増加しています。正確に診断した上での、適切な治療が必要です。

外来診療日

月・水曜（午前）

広島赤十字・原爆病院　耳鼻咽喉科

平川 治男 部長

広島市中区千田町 1-9-6
TEL 082-241-3111

【スタッフ】野田礼彰・津田 敬・弓井康平

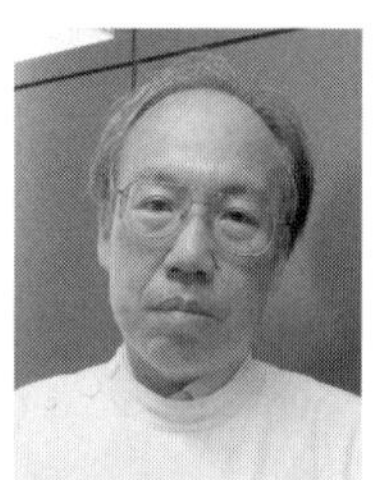

ひらかわ・はるお
1986年広島大学医学部卒。広島大学病院、県立広島病院、呉医療センターなどを経て、広島赤十字・原爆病院。日本耳鼻咽喉科学会耳鼻咽喉科専門医、日本頭頸部外科学会頭頸部がん専門医・指導医、日本がん治療認定医機構がん治療認定医など。

実績・成績 突発性難聴に対する高気圧酸素療法約／200例（延べ回数1500回）
甲状腺がん手術約／70件　（以上、年間）

治療

甲状腺手術、高気圧酸素療法の件数は県内トップレベル

同科では、頭頸部(眼球と脳を除く首から上の部分)の疾病全般を扱っている。中でも一人用の第一種高気圧酸素治療装置２台を所有し、広島市内では２か所にしかない高気圧酸素療法を行っていることから、突発性難聴の患者が多い。

特に40～60歳代の働き盛りに多く、原因不明の疾患といわれる突発性難聴だが、その多くは内耳への血流の流れの悪化、血流障害が原因と考えられている。発症後１か月以上経過すると治療の効果があまり期待できず、２週間以内に治療を開始することが重要である。

治療ではステロイドや循環改善剤、ビタミンB_{12}投与などの標準的治療に加え、発症後１か月以内の症例では高気圧酸素療法を行う。２気圧の高気圧環境下で高濃度酸素を吸入し、血中の酸素濃度を高め、酸素不足を解消する治療を標準的には１回90分、計10回行うことで改善が期待できる。

頭頸部腫瘍については甲状腺がメインとなっており、甲状腺の手術件数は県内トップレベルである。甲状腺手術は毎年増加傾向にあるが、これは近年、頸動脈エコーが一般化し、これまで見過ごされてきた小さな病変が偶発的に見つかるようになったためである。

発見された病変に対し、まずエコーで観察しながら注射針で病変を穿刺し、細胞を採取してがんかどうかを検査する(穿刺吸引細胞診)。初期の小さながんは、一生そのままで終わる場合もあるが予後不良となる症例もあるため、がんと診断された場合には、小さくても手術で切除することを提案している。

穿刺吸引細胞診でがんと診断されなくても、３㎝を超す大きな病変で増大傾向のあるものでは、手術でがんと判明する場合が少なくないため手術を提案している。

平川部長からのアドバイス

突発性難聴は早めに受診し治療を開始することで、治療効果が期待できます。耳が詰まったような感覚(耳閉感) を覚えたら、すぐお近くの開業医でチェックしてもらってください。

外来診療日

平川／月・火・木曜（初診）　※いずれも午前

滝口耳鼻咽喉科

花川 浩之 院長
滝口 峻 顧問

広島市中区袋町 4-3 滝口ビル 6F
TEL 082-247-2062

【スタッフ】看護師8人・言語聴覚士2人・メディカルクラーク4人

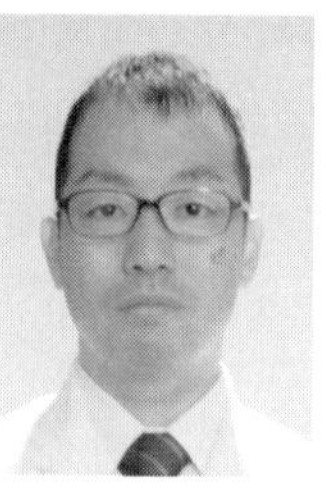

はなかわ・ひろゆき
2005年岡山大学医学部卒。姫路赤十字病院、広島市民病院、岡山大学病院、四国がんセンターを経て、2019年4月滝口耳鼻咽喉科着任。2019年10月より現職。

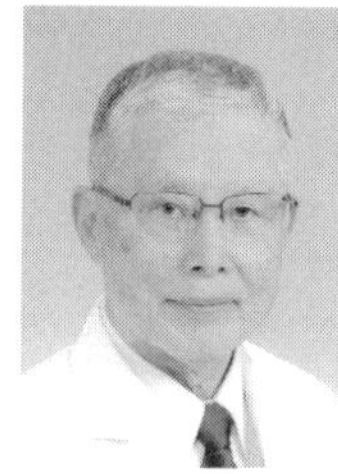

たきぐち・たかし
1967年岡山大学医学部卒。国立岩国病院（医長）、岡山大学医学部（非常勤講師）、帝京大学医学部（非常勤講師）、広島市民病院（主任部長）を経て、1990年滝口耳鼻咽喉科院長。2019年10月より現職。

実績・成績 外来患者数／約1800人（月）うち、めまい患者数1000人程度（初診・再診）
同上／130〜150人（日）

治療

豊富な症例と経験に高い評価を誇るめまいのスペシャリスト

めまいには急性期と慢性期があり、急性期のめまいでは、患者の1〜3％で脳や心臓に対する救急医療を必要とするため、循環器・脳神経の救命救急センターを持つ病院との連携が必要となる。

同クリニックでは、耳のめまいの急性期にはループ利尿剤療法で治療を行っている。「耳に由来するめまいでも、難聴を伴う・伴わない・ときに伴うなど症状もさまざまです。同じ疾患でも、患者さん一人ひとりで症状が異なります」と花川院長は話す。診断には詳細な問診が必要なため、症状や誘因、経過、生活環境など、カウンセリングには特に丁寧に時間をかけている。

めまいの中でも、全世代で多いのが良性発作性頭位眩暈症。同クリニックでは、治療や再発予防のため、めまいのリハビリテーション（非特異的リハビリテーション）を行いながら治療を進めている。患者には、説明だけでなくイラスト付きの資料を渡すなど、丁寧な指導が定評を得ている。

難治性の高齢者のめまいでは、加齢性平衡障害（両側の耳石器が加齢により機能低下を起こし、転倒しやすくなる）が多く、平衡障害がある場合は、転倒のリスクが2倍に上がる。若年世代に有効な治療が合わないケースもあり、低周波レーザーや炭酸泉治療、亜鉛補充を含めた栄養素の補給など、高齢者の体調管理を配慮しながら、長期的に計画を立てて治療を進めている。また、心電図検査を施行し、循環器領域の検査・治療が必要な場合には、同ビル内の循環器内科専門医と密接に連携して治療を行っている。

メニエール病(めまいや耳鳴り、難聴などの症状を起こす)には、薬物療法や有酸素運動、水分摂取療法などさまざまな治療法を施行しているが、難治性の患者の治療法として中耳加圧療法が保険適用となった(2018年)。

上記以外の耳の病気によるめまいとして、前庭神経炎や外リンパ瘻などがあげられる。前庭神経炎は、強いめまいと嘔吐で始まり、ウイルスが原因の一つとして考えられている。外リンパ瘻は、飛行機の気圧変化やくしゃみなどにより誘発されることがある。また、職場や家庭環境の精神的ストレスから起こる心因性めまいも多く、患者の症状に応じて心療内科医と協力して治療を行っている。

花川院長からのアドバイス

めまいの原因は一つとは限りません。かかりつけ医と、あせらずに時間をかけて相談しながら治療していくことが大切です。片頭痛のめまいにも、効果的な治療法があります。

外来診療日

月・火・水・金・土曜　※土曜は午前のみ、第１・３土曜は休診

わたなべ耳鼻咽喉科・アレルギー科

渡部 浩 院長

広島市安佐南区東原 1-1-2
TEL 082-850-0131

【スタッフ】受付６人・看護師６人・看護助手１人

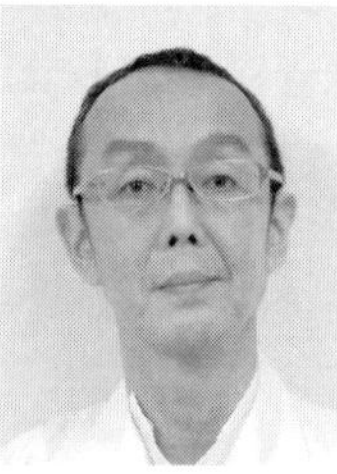

わたなべ・ひろし
1985年大分医科大学（現大分大学医学部）卒。広島大学耳鼻咽喉科入局。県立広島病院、帝京大学助手、広島大学助手、中国労災病院部長、英国国立心肺研究所留学（アレルギー研究）、安佐市民病院部長を経て、2006年より現職。日本耳鼻咽喉科学会専門医。日本アレルギー学会専門医。

実績・成績 患者数／約1900人（月間）
うち、耳鳴り／約100人、遷延性慢性咳嗽（副鼻腔炎除く）／約40人（各、年間）
（以上、2018年）

治療

原因を丁寧に探り苦痛をできるだけ和らげることに尽力

同院では、アレルギーを含む耳鼻咽喉科全般の治療を行っているが、疾患としては中耳炎、副鼻腔炎、アレルギー性鼻炎、花粉症などが多い。アレルギー性鼻炎では、薬物療法のほかに舌下免疫療法、アルゴンプラズマによる鼻粘膜焼灼術なども行っている。中でも、患者のQOL（生活の質）を低下させる慢性症状の改善に力を入れており、特に、耳鳴りと慢性咳嗽（長引く咳）の治療は専門的に行っている。

耳鳴りは、慢性化すると不眠に悩んだり、イライラして物事に集中できなくなったりするなど、日常生活に支障が出てくる場合が多い。同院では、これらの症状を改善するため「TRT（耳鳴り再トレーニング療法）」を施行している。

この療法では、丁寧なカウンセリングにより症状を十分に理解してもらった上で、耳鳴治療器などを用いて耳鳴りを緩和させる音響(おんきょう)療法を行う。この治療単独でも、8割程度の患者に改善がみられるという。しかし、すべての患者に有効というわけではないため、薬物療法や、心理療法の一種である認知(にんち)療法を組み合わせたり、難聴部分の音を補聴器で補充したりして、耳鳴りによる苦痛の軽減を図っている。

長引く咳の原因は、下気道(かきどう)（気管支・肺）の疾患だけでなく、鼻・咽喉（のど）などの上気道が関係するものも多く、副鼻腔炎、喉頭(こうとう)アレルギー、感染後咳嗽、知覚神経障害による喉頭過敏症(かびんしょう)などがある。

長引く咳の診療では、初めに疑った疾患に対する特異的治療を行い、改善されることにより診断が行われること（治療後診断）が多いため、診断や症状改善まで時間がかかることがある。同院では、初診時からある程度疾患の原因の推定ができるよう、必要に応じて咽喉の粘液の炎症細胞を鑑別して、感染性・アレルギー性・非炎症性の鑑別を行う。また、内視鏡(ないしきょう)検査で声帯の動きを見ることにより、喉頭の過敏状態を判断し、長引く咳による苦痛の早期改善に努めている。

渡部院長の診療ポリシーは、「原因を探り、患者さんの苦痛をできるだけ和らげること」。心療内科分野である日本心身医学会にも所属し、患者一人ひとりの気持ちや希望を大切にしながら、QOLを高める治療に取り組んでいる。

渡部院長からのアドバイス

耳鼻咽喉科はさまざまな感覚器を扱っており、心の問題が関与することも多く、通常の治療では改善しないこともあります。当院では、患者さんを一人の人間として診ながら、さまざまな治療を組み合わせてQOLを改善するよう努力しています。

外来診療日

月～土曜（9:00～12:30、15:00～18:00）　※木・土曜は午後休診

皮膚科

名医がやさしく解説

皮膚科の
最新診断・治療の傾向

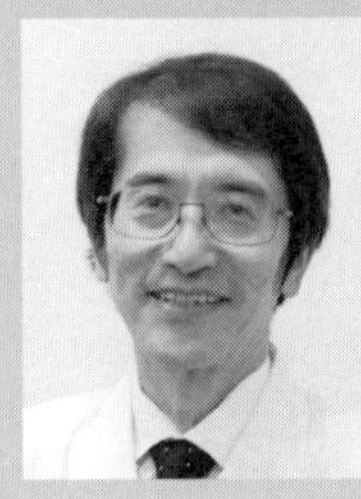

広島大学病院　皮膚科
秀 道広 教授

ひで・みちひろ
1984年広島大学医学部卒。米国NIH研究員、英国ロンドン大学St Thomas' s Hospital研究員、JA尾道総合病院皮膚科部長を経て、現在広島大学医学部皮膚科教授。特にじんましん、アトピー性皮膚炎の診断で定評がある。日本アレルギー学会指導医・理事。

皮膚疾患にはさまざまなものがあり、治療法についても有効な新薬の登場や他科との連携など、以前に比べて様変わりしてきている。皮膚科の主な疾患別最新治療法について、広島大学病院皮膚科の秀道広教授に伺った。

当科には、広島県近隣地域はもちろん、全国からもじんましん、アトピー性皮膚炎患者さんが訪れます。重症熱傷や悪性黒色腫（あくせいこくしょくしゅ）など重症、難治性の患者さんの搬送や紹介も多いです。

皮膚科診療では、皮膚固有の病気はもちろん、リンパ腫や膠原病（こうげんびょう）など、他科との関わりの深い疾患も多いので、内科学、外科学、病理組織学、生化学、免疫学などの幅広い知識と全身的に病気を見極める力が必要です。

大学病院では、筋皮弁や指趾の切断、リンパ節郭清などの手術も行います。そのほか関連病院とともに各種症例検討会や勉強会を開催し、地域全体の皮膚科診療レベルが向上するよう努めています。

じんましん

毎日症状を繰り返す慢性じんましんでは、多くの場合、原因と呼べる異常は見かりません。しかし、時々現れ、さらに息苦しさや意識を失うなどのショック症状を伴うじんましんの中には、小麦などの特定の食べ物と運動の組み合わせが原因のことがあります。

この場合は、通常の検査だけでは診断できないことがあり、入院して疑われる食物を食べて運動して症状の出現を調べることもあります（誘発試験）。

また、自分自身の免疫力の異常により慢性じんましんが起きていること（自己免疫性じんましん）もあり、その場合は自己の血液成分（血清）を皮膚に注射して、じんましん反応が起こることを調べます。

最近増えているのがコリン性じんましんです。入浴や運動などの汗をかく刺激で現れますが、皮膚のブツブツした赤みと痒みを生じるものと、汗は出ずに主に痛みを生じるものの２種類があります。前者はアトピー性皮膚炎を併発していることが多く、従来のじんましんの治療を行います。汗が出ないタイプの場合は、入院して発汗試験を行い、症状によってはステロイドパルス療法を行います。

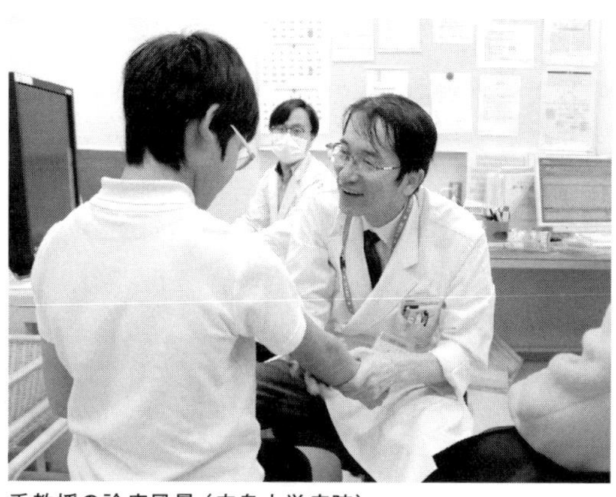

秀教授の診療風景（広島大学病院）

アトピー性皮膚炎

アトピー性皮膚炎は、生まれつきの体質にさまざまな環境因子が加わって起こります。治療の基本は①原因・悪化因子を取り除く、②皮膚を清潔にする、③起きている炎症を沈静化させることの3つです。確実に炎症を抑える方法としては、主にステロイド外用薬が使われますが、アレルギー反応のもととなるサイトカインを中和する新薬も開発され、アトピー性皮膚炎の治療法は格段に向上しています。このほか、当院ではいくつかの臨床試験にも積極的に取り組んでおり、より良い治療とスキンケアの方法の開発を目指しています。

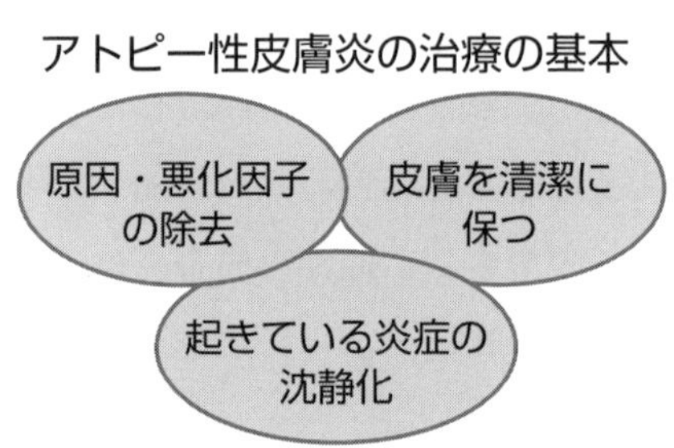

乾癬（かんせん）

頭、手足を含む全身の皮膚に厚い銀白色の鱗屑（りんせつ）（白いかさぶたのような皮膚の変化）をつけた発疹が多発する病気です。重症例では関節が痛くなり、皮膚に膿（うみ）が溜（た）まる例もあります。皮膚科の病気の中でも最も治りにくいものの一つですが、近年次々に新しい薬が開発され、治療の選択肢が広がりました。またこれらの薬剤は高価で副作用の危険もあり、かつては大学病院などの限られた施設でのみ使用されていましたが、最近は以前に比べて副作用が少なくなり、より多くの施設で使用できるようになりました。

乾癬治療用の薬剤を使用できる病院（広島県内）		
広島大学病院	県立広島病院	JA 尾道総合病院
広島市民病院	広島赤十字・原爆病院	JR 広島鉄道病院
呉医療センター	JA 広島総合病院	マツダ病院
みつぎ総合病院		

皮膚がん

ここ数年で皮膚科領域における皮膚がんの治療内容も大きく変わりました。がん細胞を狙い撃ちにするように設計された分子標的治療薬が登場し、抗体医薬とともに皮膚がんの治療に多く使われるようになりました。

皮膚がんにはいくつかの種類があります。その中でも悪性黒色腫（ほくろのがん）は、皮膚以外の組織に拡大しやすく、全身転移を起こしやすいので、できるだけ早期に発見し、外科的に切除する必要があります。体がもともと持っている免疫力を強化するタイプの薬「ニボルマブ」やタンパク質に変異を見つけて治療する分子標的治療薬の導入によって、高い治療効果が確認されています。ただし、まれに命に関わるような副作用が出ることもありますので、治療には高い経験と知識が必要です。

足の潰瘍

糖尿病や静脈瘤などがあると、足の潰瘍を起こしやすくなります。主に血流不足のために起こり、外科的に治療してもますます傷が広がる危険もあります。そのため血流の評価は大切で、内科、放射線科、外科等の診療科と連携して治療を進めることが必要です。当科では、皮膚の血流を測定する皮膚組織灌流圧（SPP）検査の評価法を確立し、治療方針の決定に活用しています。

足の先や膝下だけでなく、広範囲に細菌が広がる壊死性筋膜炎は特に注意が必要です。皮下組織から深部筋膜までが炎症を起こしているので、適切な抗生物質による治療とともに早期に皮膚を切開して膿を出すなどの対処をしないと命に関わることもあります。

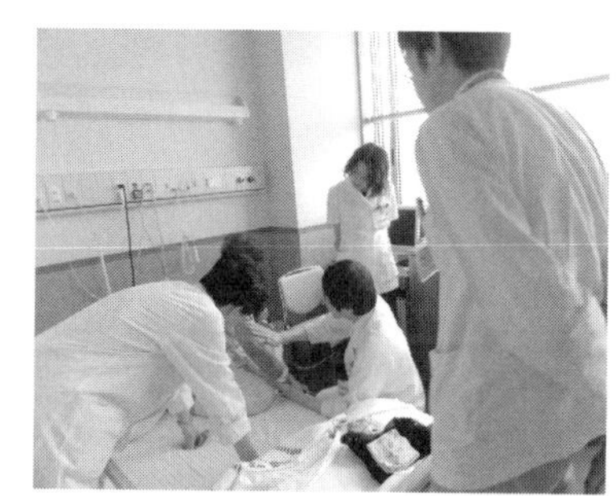

病棟入院患者の回診の様子

広島大学病院 皮膚科

秀 道広 教授

広島市南区霞 1-2-3
TEL 082-257-5555

【スタッフ】田中暁生・高萩俊輔・岩本和真・森桶 聡

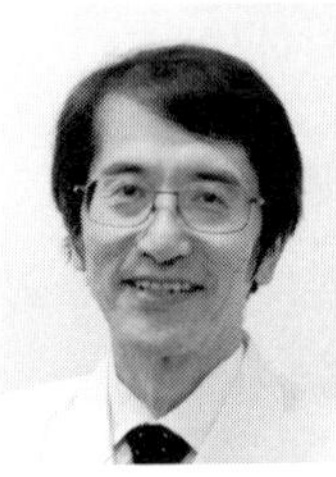

ひで・みちひろ
1984年広島大学医学部卒。米国NIH研究員、英国ロンドン大学St Thomas's Hospital研究員、JA尾道総合病院皮膚科部長を経て、現在広島大学医学部皮膚科教授。特にじんましん、アトピー性皮膚炎の診断で定評がある。日本アレルギー学会指導医・理事。

実績・成績 延べ外来患者数22000人、新患患者数900人、じんましん新患患者数110人（以上、科、年間）

治療

慢性じんましん治療に高い実績、皮膚アレルギーのスペシャリスト

秀教授はじんましん、アトピー性皮膚炎を中心とした皮膚アレルギーの第一人者。特に治療が難しい慢性じんましんに関して豊富な経験を持つ。その診断と治療には定評があり、県内はもとより全国各地、時には海外からも患者が訪れる。じんましんは、痒（かゆ）みを伴う蚊に刺されたような大小の膨らみが生じる疾患。症状は同じように見えても、原因はさまざまで病態は単一ではない。同教授は、原因不明のじんましんの中に自己免疫疾患のメカニズムで発症するものがあることを、世界で初めて発見したことでも有名。じんましんの診療ガイドラインでは初版の2005

年版以来、最新の2018年版まで作成委員長を務めており、じんましん国際ガイドラインの主要作成委員の一人でもある。

じんましんは、明らかな誘因なく自発的に、しかもくり返し症状が現れるものが多い。また原因が判明しても、それらの回避は難しいことが少なくない。そのような場合は抗ヒスタミン薬を中心とする薬物療法が必要で、コントロール不良で症状が激しい場合は副腎皮質ステロイド(ステロイド)の内服や、さらには他の免疫抑制剤を使用することもある。じんましんの薬物治療では、その必要性と危険性、さらには費用とのバランスも考えて症例ごとに最善の治療内容を実施することが大切である。同科では、抗ヒスタミン薬や副作用の少ない補助的治療薬を組み合わせることで、ステロイドによることなく症状が改善し、治癒に至る例も多く経験している。

じんましんの中でも顔や手足、腹部が腫れるものは血管性浮腫と呼ばれ、なかなか適切に診断されないこともある。上気道に症状が出ると、窒息の危険性もあり注意が必要。同教授は、特に難しい遺伝性の血管性浮腫の治療にも積極的に取り組んでおり、遺伝子診断や独自の血液検査を行うこともある。豊富な臨床結果に基づき、一人ひとりに最善の治療を提案して治療を実施している。

秀教授からのアドバイス

アトピー性皮膚炎は、すぐに根治はできなくても、症状にあった薬を使うことで必ず良くなりますので、あきらめないで治療を続けましょう。薬も自己判断でやめず、必ず専門医の指導のもと、適切な量を塗るようにしてください。

外来診療日

初診／水曜（午前）※要紹介状
再診(予約のみ)／火曜(午後･アレルギー外来)、水曜(午後)、木曜(午前)

広島大学病院　皮膚科

田中 暁生 准教授

広島市南区霞 1-2-3
TEL 082-257-5555

【スタッフ】秀 道広・高萩俊輔・森桶 聡・齋藤 怜

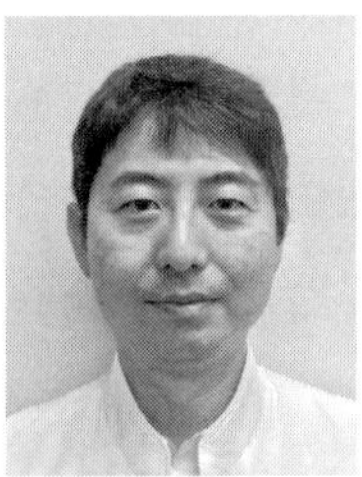

たなか・あきお
2000年広島大学卒。広島大学病院、JA広島総合病院、英国キングスカレッジロンドン、中電病院皮膚科（部長）を経て、2017年より現職。日本皮膚科学会専門医。日本アレルギー学会専門医。医学博士。専門はアトピー性皮膚炎、じんましん、遺伝皮膚病。特にアトピー性皮膚炎の診療では全国的に有名で、国内・海外問わず講演依頼多数。

実績・成績　外来患者数／20〜30人（田中、各午前・午後）
※約半数がアトピー性皮膚炎
病気の種類を問わず、広島県内の皮膚科専門医から紹介されるさまざまな難治性の皮膚病患者の診察・治療を担当。

治療

症状に合わせた難治性アトピー性皮膚炎の治療に精通

アトピー性皮膚炎は、かゆみを伴う湿疹を繰り返す皮膚疾患。以前は、幼少時特有の疾患と考えられていたが、現在では年齢層の幅も広がってきており、60歳以上で発症する患者も珍しくない。

症状を悪化させる原因は、身のまわりの物質や環境、ストレスなどさまざまなものが考えられる。また、一つの要因だけでなく、複数が重なり合って起こることも多い。田中准教授は、日常の生活を大切にしながら、患者自身が気づいていない本来の悪化因子を探っていくことを治療の基本としている。現在、外用薬で使っているのは、ステロイド外用薬（皮膚の炎症を抑制）とタクロリムス軟膏（免疫機能を調整）で、それらでも治りにくい患者に対しては、新薬である注射薬を併用することもある。

「アトピー性皮膚炎は治らないとあきらめている方もいらっしゃいますが、そんなことはありません。料理に例えると、同じ材料を使っても料理人によって味が変わるように、同じ薬を使っても塗り方や量などの使用法を変えることで、劇的に良くなることが多いです」

同准教授のポリシーは、「患者の生活の質(QOL)を高めるため、必要以上の因子除去は行わない」こと。何もかも除去するのではなく、通常の日常生活が送れるよう、患者がこれまで不要に制限してきたことの解除や、入浴の際の洗浄剤の選択、日常のスキンケアまで一人ひとりの状態を見極めながら丁寧に指導している。

また、治療で重要視しているのが「外用薬のやめどき」。症状がなくなったように見えても、一気にやめてしまうと再発することもあり、きちんと塗り方をコントロールすることが必要になってくる。同准教授は豊富な症例と経験に基づき、長期間ステロイドを使用したときの副作用なども考慮した最適な治療方針を立案。乳児から成人まで、難治性アトピー性皮膚炎の治療で高い成果をあげている。

同院では治験治療も積極的に行っており、最新の特効薬を治療の選択肢に加えることが可能。同准教授はアトピー性皮膚炎診療ガイドライン（日本皮膚学会、2016年版・2018年版）の作成委員や、アトピー性皮膚炎治療研究会の世話人、日本皮膚科心身医学会の評議員なども務めている。

田中准教授からのアドバイス

アトピー性皮膚炎は、きちんとした外用剤の使い方次第で必ず良くなっていきます。「なかなか良くならない」と自己判断であきらめず、まずは皮膚科を受診してください。当科では、患者さんと二人三脚で目標に向かって取り組んでいます。

外来診療日

田中／火曜（午後、予約再診のみ）、金曜（午前）※初診は紹介状持参要

広島市立安佐市民病院 皮膚科

柳瀬 哲至 部長

広島市安佐北区可部南 2-1-1
TEL 082-815-5211

【スタッフ】石川哲三・宗盛倫子

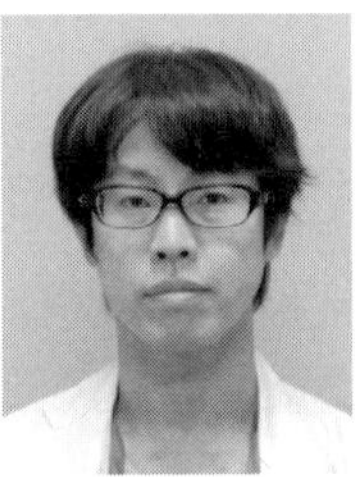

やなせ・てつじ
2002年広島大学医学部卒。広島大学医学部附属病院皮膚科、三次中央病院、JA広島総合病院、虎の門病院を経て、2008年広島大学病院皮膚科助教、2014年JA尾道総合病院皮膚科部長。2017年より現職。日本皮膚科学会認定専門医・指導医。

実績・成績
乾癬に対する生物学的製剤使用／36人
皮膚悪性腫瘍手術／65例、有棘細胞がん手術／32例
悪性黒色腫／6例、基底細胞がん／19例、乳房外パジェット病／3例
（以上、柳瀬 他、2018年）

治療

一人ひとりの病態にあわせた患者に寄り添った治療に定評

皮膚表面に大小さまざまな紅斑（こうはん）局面ができ、その表面に生じる銀白色の鱗屑（りんせつ）がボロボロとはがれ落ちる乾癬（かんせん）。柳瀬部長は難治性乾癬に関して、広島県内で最も多くの症例数を手がけ、豊富な経験を持つ。その治療が評判を呼び、県内から多数の患者が訪れている。

内服療法・光線療法・外用療法で症状が改善しない場合や、乾癬性関節炎や膿疱性（のうほうせい）乾癬などの重症な患者に対しては、生物的製剤治療（炎症性サイトカインが細胞に与える影響をブロックして症状を抑える）を積

極的に導入している。

国内では2010年に抗TNFα製剤が発売されて以来、次々と新しい治療薬が登場。同部長は一人ひとりの患者の病態や生活背景、経済的負担などを考慮して、間質性肺炎や結核といった副作用の起こりにくい生物的製剤から最適な治療薬を選択。生物学的製剤は高額なものが多く、高額療養費制度や付加給付制度など、さまざまな患者負担を抑える方法まで親身にアドバイスし、カウンセリングにも十分に時間をとっている。

乾癬は、遺伝的素因を背景にさまざまな増悪因子が引き金になって生じる疾患である。皮膚病変だけでなく、心疾患や糖尿病、精神疾患、肥満などの病態を併存している場合も多いため、生活習慣や食生活に関しても細やかに指導し、他科と連携を取りながら的確な治療を行っている。

また、同部長は皮膚悪性腫瘍（しゅよう）に対する手術に関しても県内でトップクラスの症例を誇っており、ガイドラインに沿った、最適な切除範囲と整容面を考慮した再建が信条である。

アトピーに関しても、自身がアトピー患者であった経験を生かし、患者の精神的苦痛を可能な限り和らげるため、短期間で強力に治療し、速やかに改善をめざす長期的な方法を実施している。アトピーの治療薬として初めての生物学的製剤「デュピクセント」といった、最新治療も積極的に導入して良好な結果をあげている。

柳瀬部長からのアドバイス

乾癬は長い間付き合っていく病気です。薬などで上手にコントロールすれば、全く症状がない状態を維持することも可能です。安心、納得して治療を受けていただけるよう、全力でサポートいたします。

外来診療日

月・火・木・金曜（午前）、水曜（午後）

JA広島総合病院 皮膚科

梅田 直樹 主任部長

広島県廿日市市地御前 1-3-3
TEL 0829-36-3111

【スタッフ】天野愛純香・田中友里恵・吉屋直美

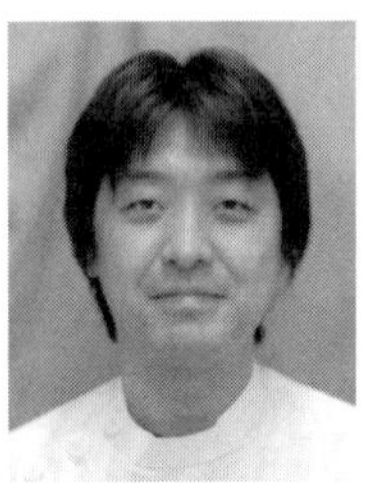

うめだ・なおき
2007年愛媛大学医学部卒。安佐市民病院、JA広島総合病院、広島大学医学部附属病院、県立広島病院を経て、2019年より現職。腫瘍や熱傷、創傷治癒を中心とした皮膚外科が専門。日本皮膚科学会認定専門医。

実績・成績 手術件数／約350件（良性・悪性腫瘍、熱傷、感染症など）
うち、210件を手術室で行い、全身麻酔での手術は32件。
（以上、2018年※県立広島病院在籍時）

治療

患者の痛みや負担を最大限減らした治療が信条

熱傷(ねっしょう)(やけど)は、その深さによってⅠ度からⅢ度に分類される。Ⅰ度は皮膚の表面が赤くなる程度。Ⅱ度は真皮の部分まで達して水ぶくれができ、Ⅲ度は皮下組織にまでやけどが達する。Ⅰ度のやけどは痛みが強いが、創痕(きずあと)にならずに治癒が可能。Ⅱ度のやけどはその深さによって経過が異なるため、1週間程度様子を見て深さを見極めていく。浅いⅡ度のやけどは、軟膏(なんこう)や創傷被覆材(そうしょうひふくざい)を用いた保存的治療を行う。近年では、さまざまな創傷被覆材が登場し、ガーゼ交換時の患者の負担も減ってきている。

「感染予防の点では、毎日洗浄して軟膏処置をするのがベストですが、傷によっては処置を二日に一度にするなど、患者さんの痛みを軽減できるよう考えて治療をしています。傷口は、乾燥させすぎてもジュクジュクになってもダメ。傷を早く治すには、細胞分裂が活発にできる環境を作ることが大切です」。梅田主任部長は、傷の状態に応じて最適な治療法を選択し、傷が早く治るよう取り組んでいる。Ⅱ度でも傷が深い場合や、Ⅲ度のやけどに関しては手術を行っている。

やけどの手術は、焼けた組織を取り除くデブリードマンを行い、その後、皮膚移植を行う。焼けた組織と正常な組織との境界は分かりにくく、焼けた組織が残ると皮膚が生着しないが、同主任部長は長年の経験から境界を的確に判断。手術が長時間にわたると身体的負担が大きいため、3時間以内の手術完了に注力している。

皮膚移植には、シート植皮やメッシュ植皮などさまざまな方法があり、部位や熱傷面積に応じて最適な方法を選択している。全身の30％以上のやけどの場合は、広島大学病院と連携を取りながら治療を行っている。

やけどは、傷口から多くの浸出液（しんしゅつえき）が出るため、急性期には脱水による腎不全（じんふぜん）を生じたり、長期的には感染症や低蛋（ていたん）白血症、ひきつれによる機能障害など全身にさまざまな症状が現れる。同院では、患者の状態に応じて、救命センターやリハビリテーション科などの他科とも密接に連携。栄養サポートチーム（NST）にも入ってもらって、栄養面でのケアもきめ細やかにサポートしている。

梅田主任部長からのアドバイス

やけどをしたときは、ひどくならないようにすぐに流水で冷やしてください。氷水は凍傷の恐れがあるので避けましょう。Ⅲ度のやけどは、神経まで焼けてしまって重症で痛みを感じないため、注意が必要です。すぐに専門医を受診しましょう。

外来診療日

月・水・木・金曜（午前）　※紹介状持参要

国立病院機構　呉医療センター・中国がんセンター　皮膚科

中村 吏江 科長

呉市青山町 3-1
TEL 0823-22-3111

【スタッフ】木下ひとみ・坂本拓海

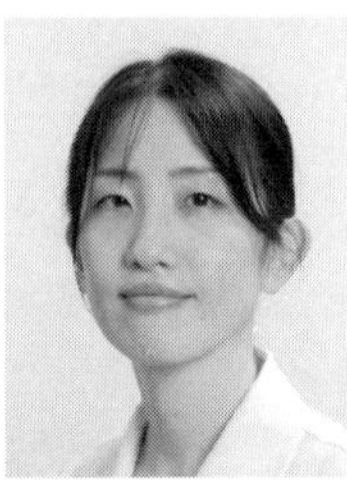

なかむら・りえ
2004年金沢医科大学卒。初期臨床研修後、広島大学病院皮膚科、JA尾道総合病院、JA広島総合病院、広島大学病院、土谷総合病院、広島西医療センターを経て、2017年10月より現職。日本皮膚科学会専門医。

実績・成績 手術件数（悪性腫瘍）／41件
新規患者数／乾癬30人（うち、生物学的製剤導入6人）、アトピー性皮膚炎54人（うち、生物学的製剤導入6人）など　（以上、中村、2018年度）

治療

丁寧な病状説明と各々の症例に合った治療を選択

同センターは、全国でも高齢化率の高い呉市の基幹病院として、皮膚疾患だけでなくさまざまな合併症を抱える高齢患者が訪れる。また、地域的に工業地帯という特徴もあり、患者の家族も含めた幅広い年齢層の診療にあたっている。中村科長の診療は、病因から治療法、治療後の見通しまでを丁寧に解説し、患者の理解を得た上で各々の症例に合った、最適な治療選択で定評がある。

同センターの皮膚科で頻度の高い疾患は、腫瘍（しゅよう）、湿疹（しっしん）・皮膚炎、乾癬（かんせん）、末梢（まっしょう）循環障害による皮膚潰瘍（かいよう）など、多岐にわたる。高齢化率の高い同市では皮膚がんの割合も高く、発生頻度（ひんど）が高い症例としては基底（きてい）細胞がん、有棘(ゆうきょく)細胞がん、悪性黒色腫(こくしょくしゅ)などがあげられる。

基底細胞がん・有棘細胞がんは、高齢者の露光部に生じやすく、最初は小さな病変のため放置され、徐々に増大して深部に及ぶこともあるため、早期発見・治療が大切。悪性黒色腫は、前述２つのがんより発生頻度は低いが、進行すると早期に内臓転移を起こしやすいため、早期の医療機関受診が重要である。皮膚がんは、基本的には切除が第一とされ、病変の広がりを評価して追加治療の有無を決定している。

同科長は、アトピー性皮膚炎の治療にも力を入れている。治りにくいイメージのあるアトピー性皮膚炎だが、外用・内服治療で軽快することも多い。複数の要因が複雑に絡み合って増悪することもあるが、悪化要因の検索や生活指導など、対話による診療には定評がある。重症例には、2018年から保険適用となった生物学的製剤を積極的に治療に取り入れている。

乾癬でも積極的な治療を行っており、皮膚症状が残らない状態を目標としている。乾癬は、１か月半かけて生まれ変わる皮膚が、１週間前後という早いスピードで生まれ変わるため、がさがさしたり赤くなったりする。目立つことから、患者の身体的・精神的ストレスも多いが、外用や内服、紫外線治療の他、生物学的製剤での治療を行う。現在、国内で使用できる生物学的製剤は８剤あるが、同センターはすべてを揃えており、患者一人ひとりに合わせた選択が可能である。

中村科長からのアドバイス

見た目では皮膚の変化が良性か悪性かの判断は難しく、また、治りにくいイメージのあるアトピー性皮膚炎や乾癬の治療も日進月歩しています。気になることがあれば、まずは医療機関の受診をご検討ください。

外来診療日

中村／月・火・水・金曜　※初診は水・金曜　※金曜は完全予約制（オペ日）

国立病院機構 東広島医療センター　皮膚科

間所 直樹 部長

東広島市西条町寺家 513
TEL 082-423-2176

【スタッフ】牛尾由希子・非常勤医師1人

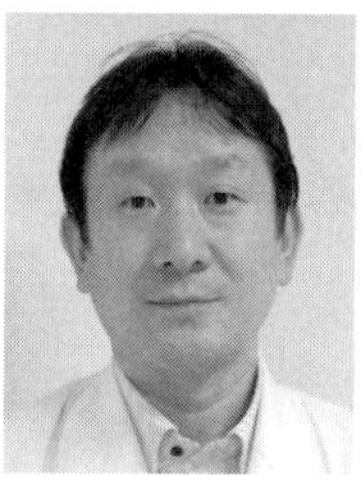

まどころ・なおき
1998年広島大学医学部卒。同大学医学部助教、マツダ病院を経て、2017年より現職。

実績・成績 外来患者数／40〜50人（日）
手術数／約250人（年）、うち皮膚悪性腫瘍手術約40例
（以上、科、2018年）

治療

皮膚腫瘍・褥瘡における外科的再建術に豊富な経験

地域中核の総合病院として、湿疹やアトピー性皮膚炎、じんましんなどの一般的な皮膚疾患に限らず、皮膚感染症や膠原病、外傷（熱傷を含む）、褥瘡、皮膚腫瘍の手術など、多岐にわたる診療を行っている。また、糖尿病や閉塞性動脈硬化症、静脈瘤に伴う皮膚潰瘍や壊疽は、糖尿病や血管外科の専門医と連携して治療にあたっている。

間所部長が専門の皮膚外科の領域は、皮膚腫瘍の切除や治療のほか、外傷によって生じた切創や裂創、難治性潰瘍（熱傷・褥瘡など）の症例を主に扱い、皮膚の損傷や欠損に対し、縫合・皮弁・皮膚移植など外科的

な治療を行う。手術以外にも、外用薬や創傷被覆材（傷の治癒に適した環境を保ち、より早くきれいに治せる絆創膏タイプのもの）を用いた保存的治療、陰圧閉鎖療法などを必要に応じて適用し、傷をより早くきれいに治すことを目的として数多くの症例を手がけている。また、皮膚の悪性腫瘍の治療経験も多く、適切な診断に基づき、手術や化学療法、放射線治療など、ガイドラインに則した標準的な治療を行っている。

一方、保険適用外の美容目的の治療は扱っていないが、症例の相談は受け付けており、適応となる場合は広島市内の専門医へ紹介も行っている。

同部長は、褥瘡についての治療経験も豊富。褥瘡は、一般的に「床ずれ」と呼ばれ、体を思うように動かせない患者が長時間同じ部位に過度の力が加わったり、ずれの力が加わることで皮膚が損傷を受ける疾患であり、ひどい場合には深い傷ができてしまう。特に、脊髄損傷などによる下半身麻痺や、知覚低下で車椅子生活を送っている患者では、坐骨部に難治性の褥瘡潰瘍を生じることがあり、外用薬など保存的な治療ではなかなか治らないことが多い。このような症例では、手術を行うことで短期間に傷を閉じてしまうことが可能な場合があり、手術を含めた治療提案を行っている。

そのほか、同部長は「熱傷診療ガイドライン」（日本皮膚科学会 創傷・褥瘡・熱傷ガイドライン策定委員会編）の委員を務めており、熱傷患者に対して標準的かつ適切な診断や治療を行っている。

間所部長からのアドバイス

色や形が短い期間（数か月単位）で急速に変化する場合には、悪性の可能性があります。気になる場合は、専門医に診てもらいましょう。

外来診療日

月～金曜（午前）※奇数週の木曜は休診　※再診は予約制

こうろ皮ふ科

高路 修 院長

大竹市立戸 2-6-26
TEL 0827-52-1112

【スタッフ】受付２人・看護師３人

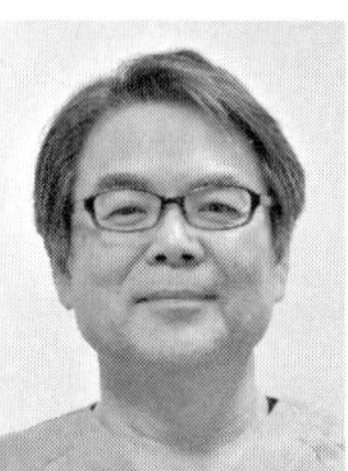

こうろ・おさむ
1981年広島大学医学部卒。広島大学病院、島根県立中央病院、ロンドン大学皮膚科科学研究所、庄原赤十字病院、県立広島病院などを経て、2007年4月より現職。日本皮膚科学会専門医。日本アレルギー学会専門医。

実績・成績 アトピー性皮膚炎／958人、じんましん／620人、ニキビ／838人
円形脱毛症／90人、局所麻酔による手術／62件　　　（以上、2018年）

治療

あらゆる症例に尽力する第一線の皮膚科クリニック

大竹市にある同クリニックは、アトピー性皮膚炎・じんましんを専門としており、乾癬(かんせん)や掌蹠膿疱症(しょうせきのうほうしょう)、ニキビ、熱傷(ねっしょう)（やけど）、巻き爪、皮膚良性腫瘍(しゅよう)の外傷手術など、幅広い症例の治療に対応している。高路院長が特に専門性の高い疾患は、アトピー性皮膚炎・じんましんなど皮膚アレルギー疾患である。

近年、いくつかの皮膚疾患における治療で大きな進歩があり、アトピー性皮膚炎・じんましんでは、発症にかかわる物質を抑制する生物学的製剤の注射薬が開発され、めざましい効果を見せている。同クリニックでも、難治性のアトピー性皮膚炎に対して「デュピルマブ」注射で効果をあげている。

じんましんや尋常性乾癬などの慢性・難治性の疾患では、関連病院に紹介して同様の注射による新しい治療を行うこともある。アトピー性皮膚炎では、ステロイドやタクロリムスなど炎症を抑える外用薬を用いる標準的治療を行うことが基本で、加えて問診や検査で悪化因子を明らかにし、対応を考えていく。

同院長は、ロンドン大学留学時にじんましんの発症に関わる物質についての研究を行っていた。以来、じんましんの発症メカニズムを考える長年の研究生活は、現在のじんましん診療において、原因や悪化因子を推察していく上で大いに役立っているという。

また、毎年、新しい治療法を一つは採用するという姿勢で、できるだけ最新治療を提供できるよう心がけている。乾癬や掌蹠膿胞症などの治療にはナローバンドUVBなどの光学療法を行い、巻き爪にはワイヤーによる矯正、多汗症にはイオントフォレーシス、円形脱毛症にはSADBEを用いた治療など、一般開業医の診療範囲を超えた幅広い治療を行っている。

近年、ニキビの外用薬がいくつか開発され、以前はケミカルピーリングを必要としていた難治症例の多くが、過酸化ベンゾイル、アダパレンなどの新しい外用薬で良好なコントロールが可能となり、ニキビ患者の受診が増えている。

なお、重症例や入院が必要とされる症例は、JA広島総合病院・広島西医療センター・岩国医療センターなどと連携して対応している。

高路院長からのアドバイス

アトピー性皮膚炎の治癒は難しいと思われていますが、経験上、良い状態をキープすることで多くの患者さんが治ります。そのためには、外用薬や保湿剤の継続、さらには悪化因子への対策が必要です。定期的な受診ももちろん大切です。

外来診療日

月～土曜（9:00 ～ 12:30、14:30 ～ 18:30） ※木曜休診

古谷皮ふ科クリニック

古谷 喜義 院長

広島市南区翠 3-6-4
TEL 082-254-3357

【スタッフ】看護師5人・受付4人

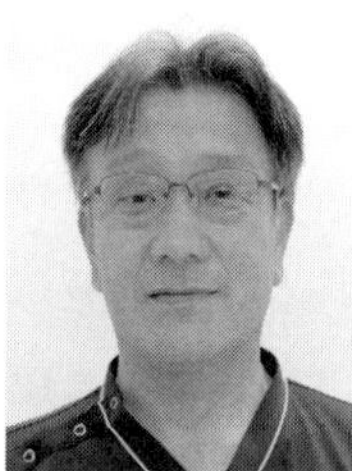

ふるたに・きよし
1988年広島大学医学部卒。広島大学病院、県立広島病院、JA広島総合病院（主任部長）を経て、2005年5月より現職。日本皮膚科学会専門医。日本アレルギー学会専門医（元指導医）。

実績・成績 アトピー性皮膚炎（軽症、セカンドオピニオン含む）／約2700人
じんましん／約850人、にきび／約800人 （以上、2017年）

治療

皮膚を良い状態で維持するための生活指導・治療に定評

皮膚は、バリア機能が障害された状態で放置すると、アレルゲン物質が皮膚を通り抜けやすくなり、アレルギー反応を引き起こしやすくなる。こうした経皮感作の仕組みなどが解明されていく中で、小児の食物アレルギーの患者の多くが湿疹や乾燥肌を経験し、小児期のアトピー性皮膚炎が、その後の喘息やアレルギー性鼻炎の発症リスクとなり得ることが知られてきた。古谷院長は、乳幼児の湿疹、乾燥肌の治療と生活指導に力を入れ、食物アレルギーや喘息、アレルギー性鼻炎の発症を防ぐことをめざしている。

治療では、自身が入院治療を経験するほど重症なアトピー性皮膚炎患

者であったことや、30年余りアトピー性皮膚炎の治療や研究に携わり続けた経験を基に、問診や皮疹(ひしん)の分布状況から悪化因子を探す。例えば、「汗をかくことは身体にも皮膚にも良いことだが、汗の成分を洗い流さないことは敏感肌には悪い」といった具体的な解説や、乾燥肌に対する部位別の石鹸(せっけん)の使用法、また、柔軟剤や洗濯洗剤などの見直しなど、具体的な生活指導で悪化因子対策をした上で、薬物療法を行っている。

薬物療法は、ステロイド外用剤や保湿剤、タクロリムス軟膏(なんこう)の外用が主体となるが、皮膚の部位や年齢、湿疹の状態で経皮吸収が異なるため、患者各々の皮疹の部位や症状によって使い分けをしている。また、患者各々で生活様態も異なるため、暮らしぶりを考慮した上で外用指導を行っている。

外用治療で皮膚が正常に見えても、潜在的な炎症で悪化を繰り返す患者には、プロアクティブ療法(段階的に薬を塗る回数を減らしていく治療)を試みる。さらに、通常の治療でコントロール不良の場合には紫外線治療なども行う。これらを尽くした上でコントロール不良の場合には、経済的な負担は大きいが、生物学的製剤の皮下注射での治療を行うこともある。

また、その他の皮膚疾患すべてに対しても、最新情報の収集に努め、最適な治療を提供している。皮膚がんなどの手術や入院が必要でクリニックでは治療困難な場合は、広島大学病院や県立広島病院などに紹介。一方、クリニックでの治療が適切な患者は、逆紹介されて治療を継続している。

古谷院長からのアドバイス

皮膚の状態が悪いことで、食物アレルギーや喘息、アレルギー性鼻炎になる可能性が高まることもあるので、早めに治療しましょう。

外来診療日

月〜金曜 (9:00 〜 12:30、15:00 〜 18:00)、
土曜 (9:00 〜 12:30、15:00 〜 17:00)　※水・日曜・祝日は休診

産科・婦人科・周産期医療

県立広島病院 生殖医療科

原 鐵晃 主任部長

広島市南区宇品神田 1-5-54
TEL 082-254-1818

【スタッフ】医師：頼 英美、胚培養士：佐藤景子・渡邉陽子・三浦貴弘・西村加奈子・吉田亜矢子、看護師：植田 彩・井ノ本裕子・姫野真由子・正岡佳世・光永千絵

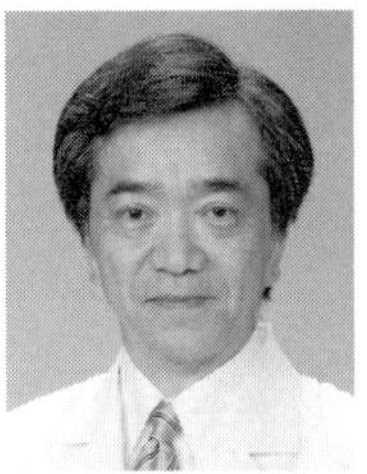

はら・てつあき
1980年広島大学医学部卒。1988年米国コロンビア大学留学。1999年広島大学病院周産母子センター准教授、2007年より現職。日本産科婦人科学会専門医、日本生殖医学会生殖医療専門医、日本産科婦人科内視鏡学会技術認定医、日本人類遺伝学会臨床遺伝専門医。

実績・成績 体外受精・胚移植／764件（採卵300件、胚移植454件）。妊孕能温存／女性20件、男性20件（以上、科、年間）。2019年からは習慣流産患者に対して着床前診断を開始、内視鏡下手術は約100件

治療

実績豊富な生殖医療のキーパーソン

同科は、県内の総合病院では唯一、生殖医療を専門とし、体外受精や受精卵凍結、胚移植などの高度生殖医療にも対応している。原主任部長は不妊症の診療をベースに、流産や死産を繰り返す不育症の診療や、がん患者に対する妊孕性（にんようせい）温存にも力を注ぐ。卵子や精子、受精卵などを保存する凍結保管庫や胚培養室を備えたラボには、公立病院では珍しい専任の胚培養士５人が配置され、確度の高い生殖補助医療を行っている。

不妊の原因は多岐にわたるため、同主任部長は丁寧な問診や系統立て

た検査を行い、患者の思いを可能な限り尊重して最善の治療法を探る。子宮筋腫や卵管閉塞など婦人科疾患が原因であれば、内視鏡下手術で対応する。心臓病や糖尿病など他科の疾患を持つ患者の場合は、その疾患の主治医と十分に連絡を取り、患者や家族の状況を熟慮して妊娠可能か否かを判断する。

治療方針は年齢によっても変わるが、35歳以上であれば体外受精を選択することが多い。近年は仕事との兼ね合いで、40歳前後で妊娠を希望する患者が増えており、同科の体外受精・胚移植の件数も増加している。妊娠成立後、12週以降は原則、院内の産科へ引き継ぎ、母体や胎児・新生児の状態について密に情報交換を行いながら、連携できる体制を整えている。男性不妊の診療も、院内外の泌尿器科と協同して行っている。

習慣性流産の患者の診療には、遺伝子や染色体など遺伝情報の取り扱いが必要となるが、同主任部長はその分野に精通する臨床遺伝専門医として、着床前診断を行っている。

がん患者に対しては、がん治療後の妊娠の可能性を残すため、卵子や精子、受精卵、卵巣の凍結を行う妊孕性温存治療を2009年から開始。これまで200人超に行い、がん治療後に妊娠に至ったケースもある。2018年度からは、実績を積み重ねた同主任部長の働きかけにより、広島県の治療費助成が始まっている。

原主任部長からのアドバイス

たまご（卵子）も歳をとります。妊娠率は年齢によって大きく変化します。特に35歳以上の方は避妊中止後、半年を目途になるべく早く、お二人で相談されることをお勧めします。

外来診療日

月～木曜（午前・午後）、金曜（午前）
※金曜午後は手術　※初診も含め、電話にて要予約

県立広島病院 新生児科

福原 里恵 主任部長

広島市南区宇品神田 1-5-54
TEL 082-254-1818

【スタッフ】藤原 信・古川 亮・藤村清香・古森遼太・松本千奈実・舩木慎太郎・佐々木夏澄

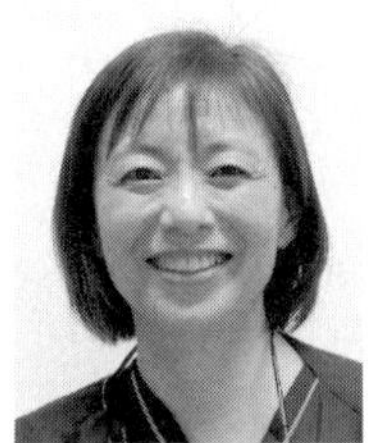

ふくはら・りえ
1988年広島大学医学部医学科卒。1994年県立広島病院小児科、1995年同新生児科、2011年より現職。日本小児科学会専門医・指導医。日本周産期新生児学会暫定指導医・評議員。日本新生児成育医学会理事。新生児蘇生法「専門」コースインストラクター。

実績・成績 入院数／超低出生体重児171人（生存率95%）。うち500g未満児17人生存退院（22人中）
生存率／92%（在胎22〜23週出生児）、96%（在胎24週）、98%（在胎25〜29週）（以上、科、2012〜17年）

治療

未熟性の強い新生児で高い生存率を誇る

県下で２か所のみの総合周産期母子医療センターの一つとして、重症の妊婦とともに早産児や病的新生児に高度な医療を提供。2015年にNICU（新生児用集中治療室）を増床（計12床）し、GCU（回復期治療室・18床）と合計30床を運営している。特に、小さく未熟性の強い新生児の生存率が全国的にも非常に高いことで知られており、救命だけなく後遺症が残らないことや、新生児や家族にやさしいNICUを目指して治療に取り組んでいる。

同科では2018年７月、ドクターカー（救急医・新生児科医が共用するラピッドカータイプは国内初）の運用を開始した。要請から５分後には保育器等の機材を積み込んで、分娩が行われた診療所や病院へ医師が急行し、適切な医療介入を開始しながら救急車に乗り換え、NICUへ復路搬送する仕組み。また、一刻も早い治療を行うため、ヘリコプターによる新生児搬送(迎え)も実施している。

多職種スタッフの連携によるチーム医療も同科の大きな特徴。専門資格を持った看護スタッフ（新生児集中ケア認定看護師、小児専門看護師等）や臨床工学士、薬剤師、臨床心理士などが専門医と一丸となって、高度かつ丁寧な治療を行う。家族の心のケアにも取り組むなど、新生児だけでなく家族にも寄り添った医療に定評がある。さらに福原主任部長は、「NICUに入院している新生児の痛みのケアガイドライン」作成(2014年）に深く関わるなど、新生児が感じる痛みのケアにも積極的に取り組んでいる。

同科では子育てをスムーズに行えるよう、各かかりつけ医への紹介状の作成や、保健師との緊密な連携に基づいた退院支援に尽力。また、退院後のフォローアップとして、1000g未満または在胎30週未満で出生したお子さんの同窓会「バンビの会」や、在宅医療を行う重症のお子さんと家族への情報提供や交流のための「きりんさんの会」などを運営しており、定期的な発達検査や育児の悩み相談なども好評である。

福原主任部長からのアドバイス

わが子がNICUに入院することで、描いていた未来と異なる状況に自信を失うことがあるかもしれません。しかし、新しい命の誕生はとても素晴らしいことです。治療と同時にご家族が新しい絆を育むことのお手伝いもNICUの役目の一つです。一緒に赤ちゃんを慈しんでいきましょう。

外来診療日

木・金曜（午後）

広島市立広島市民病院
総合周産期母子医療センター

西村 裕 主任部長

広島市中区基町 7-33
TEL 082-221-2291

【スタッフ】隅 誠司・前野誓子・本田 茜・松原千春・村上智樹・丸山なつき・芦原康介

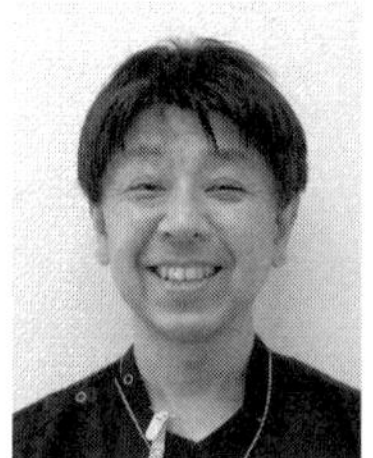

にしむら・ゆたか
1992年広島大学医学部卒。国立療養所広島病院、呉医療センターなどを経て、2009年より広島市民病院総合周産期母子医療センター部長、2012年より同主任部長。日本小児科学会専門医、日本周産期・新生児学会周産期（新生児）専門医、NCPR（新生児蘇生法）インストラクター。

実績・成績 入院数／357人（院内出産231人、院外出産126人）、うち出生体重1000g未満：13人、1000〜1499g：32人、1500〜1999g：69人、2000〜2499g：70人、生存率99.2%　（以上、2018年）

治療

先天性心疾患など外科的疾患への対応も可能

同院は、県立広島病院と並ぶ広島県の総合周産期母子医療センターとして、県内のすべての病的新生児を受入対象としている。院内に小児外科や循環器小児科の専門医も常勤、各課連携で新生児の先天性疾患、先天性心疾患に対する対応が可能だ。

2011年にGCU（新生児回復治療室）を増床し、NICU（新生児集中治療室）9床・GCU24床の計33床となった。高度な未熟児新生児医療の提供により、救命率が非常に高い。中でも多職種によるチーム医療が成績向上のカギの一つとなっており、医師８人、専門資格である新生児集中ケア認定看護師を含む、看護師65人が24時間体制で診療にあたっている。

同センターは、全国の新生児集中ケア認定看護師養成施設としての役割も担い、2009年には日本周産期・新生児医学会が普及推進する、NCPR（新生児蘇生法）講習会を開始。中国地方では唯一のNCPRトレーニングサイトであり、西村主任部長はインストラクターとして、他地域からの医師や看護師、助産師、救急救命士など多数の受講者を指導している。

同院では、1991年から迎え搬送のための新生児搬送専用救急車を導入し、2004年にはその救急車が更新された。迎え搬送では、病的新生児に対していち早く治療を開始できることで予後が改善している。また2005年からは、重症新生児仮死に対する脳の障害を最小限に抑えることを目的とした、脳低温療法を導入している。

近年、訪問看護などの社会資源の充実で、より重症の児が退院して家族の待つ家に帰れるようになった。医療ケアが必要な児については、スムーズに在宅医療に移行できるよう、地域の保健師やかかりつけ医と綿密に打ち合わせ、家族にも面会のときに在宅看護のトレーニングを実施して入院時からしっかりと準備を進めるなど、きめ細かな退院支援を行っている。

西村主任部長からのアドバイス

一人でも多くの赤ちゃんが元気で退院できるように、頑張っています。退院後もご家族が赤ちゃんと安心して過ごせるように、お手伝いします。

外来診療日

フォローアップ外来／火・木曜（午前）、月・金曜（午後）

土谷総合病院　産婦人科・小児科

金子 朋子 部長(産婦人科)
田原 昌博 部長(小児科)

広島市中区中島町 3-30
TEL 082-243-9191

【スタッフ】土谷治子(院長)・道方香織・鍵元淳子・吉本真奈美(以上、産婦人科)
杉野充伸・浦山耕太郎・森田理沙(以上、小児科)

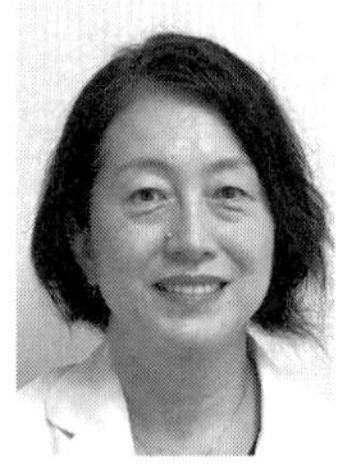

かねこ・ともこ
1990年広島大学医学部卒。日本産科婦人科学会指導医・専門医。日本母体保護法指定医。J-CIMELSベーシックインストラクター。

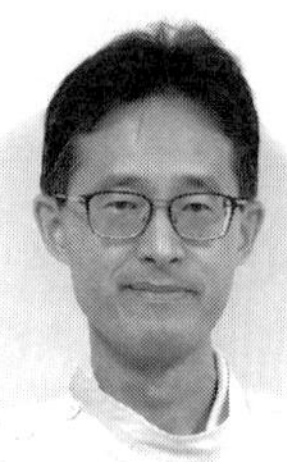

たはら・まさひろ
1996年広島大学医学部卒。日本小児科学会・日本周産期・新生児医学会・日本小児循環器学会各専門医。日本小児循環器学会評議員。ADOを使用した経皮的動脈管閉鎖術認定医。

実績・成績
総分娩数／489件、帝王切開／116件、母体搬送受入件数／30件
NICU・GCU入院数／196件、1歳未満心臓手術／45件
心カテーテル治療／24件、胎児心エコー／64件　(以上、2018年)

治療

産科・小児科の連携で胎児期から心臓病児の管理・治療

同院は、NICU(新生児特定集中治療室)・GCU(継続保育室)を計15床備えており、地域周産期母子医療センターに指定されている。また、胎児(たいじ)心臓超音波(ちょうおんぱ)検査専門施設で、NICU入院児の20〜30%が心臓病を持つ新生児となっており、院外出生児のための迎え搬送も行っている。

近隣病院で胎児の心臓病が疑われる場合、紹介を受けて搬送されるケースが多く、胎児心エコーで心臓病を出生前診断した場合は、両親に胎児期での心臓病の病

態や治療方針について説明を行う。そして、産科・小児科の連携で出生前管理を行い、分娩には小児科医も立ち会って出生直後から迅速な治療を開始する。

新生児の心臓手術が可能な施設は、県内では同院を含めて2施設のため、地域医療に果たす役割は大きい。治療では、バルーンカテーテルによる血管拡張術やコイル塞栓術などの経皮的カテーテル治療も行う。2015年からは、ADO（動脈管開存閉鎖システム）を用いた経皮的動脈管閉鎖術が可能となり、以前は外科手術で閉鎖する必要があった太い動脈管も、カテーテルで閉鎖することが可能となった。同院は「ADOを用いた経皮的動脈管閉鎖術の施行認定施設」に認定されている。

NICUには、心臓病を合併した染色体の病気の新生児の入院も多く、退院後に在宅医療が必要な場合がある。入院中から､保健師や訪問看護ステーションとカンファレンスを行うなど連携し、退院後のより良い在宅医療をめざしている。そのほか、呼吸障害や低血糖など新生児特有の病気にも対応している。

産婦人科では、新生児の低血糖の一因となる妊娠糖尿病などで、適正な血糖コントロールの治療を行っている。総合病院の利点を生かし、妊娠合併症が見られる場合には、循環器内科や腎疾患の医師などと連携しながら治療や管理を進める。

また、分娩でもNICUが分娩室に隣接しているため、異常時には小児科医が迅速に対応ができ、さらに、麻酔科医は24時間待機のため、分娩過程で異常が起きた場合の緊急帝王切開も可能。また、子宮動脈塞栓術（分娩直後に大量出血した場合の保存的治療法）も放射線科医が施行できるなど、さまざまな特徴を持つ。

金子部長からのアドバイス

私たち産婦人科医だけでなく、異常時や緊急時には小児科・麻酔科・放射線科など他科の医師もかけつけ、病院全体でバックアップします。気になることは何でも相談してください。

外来診療日

産婦人科／月～金曜（各午前）※午後は予約外来
小児科／月～金曜（各午前）、月・木曜（各午後）
胎児心エコー外来／火曜（午後）※要予約

呉医療センター・中国がんセンター　産婦人科

水之江 知哉 科長

呉市青山町 3-1
TEL 0823-22-3111

【スタッフ】中村紘子・佐川麻衣子・荒木ゆみ・隅井ちひろ・管 裕美子・宇山拓澄

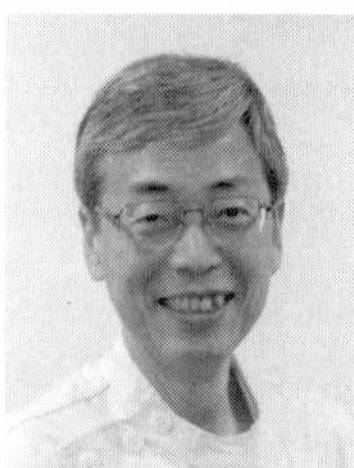

みずのえ・ともや
1988年広島大学医学部大学院修了。広島大学病院、県立広島病院などを経て、2005年より現職。日本産科婦人科学会専門医。日本人類遺伝学会臨床遺伝専門医。日本周産期・新生児学会周産期（母体・胎児）専門医。母体保護法指定医。広島大学医学部臨床教授。

実績・成績　分娩数／573件、帝王切開数／164件、悪性腫瘍手術／110件
（以上、科、2018年）

治療

産科・婦人科ともにマンパワーを生かした高度医療を提供

同院産科は、地域周産期母子医療センターに指定されており、NICU（新生児集中治療室）を備え小児科・麻酔科と連携して分娩（ぶんべん）に対応している。特に、分娩に際してはセミオープンシステム（妊娠９か月頃までは地域の開業医で健診し、その後の健診と分娩を同院で行うシステム）を採用している。

このシステムの特徴として、健診は産婦人科医院やクリニックで行うため、妊婦の都合に合わせて時間が選べるメリットがあり、また、同院での分娩時には複数の産婦人科医が対応し、小児科や麻酔科をはじめさ

まざまな分野の専門医の協力を得られることから、出産に伴うリスクをできるだけ抑えることが可能となる。切迫早産や多胎妊娠などのハイリスク妊娠や、糖尿病や 甲状腺疾患など合併症を持つ妊婦に対しても、早期から適切に対応し、総合病院のマンパワーで安全に分娩できるよう徹底した管理を行っている。

婦人科では、良性・悪性腫瘍や、その他すべての婦人科領域の疾患を治療の対象にしている。特に、子宮体がんや卵巣がんなどの婦人科がんについては、日本婦人科腫瘍学会専門医修練施設として中四国でもトップレベルの実績を誇っている。子宮頸がんでは、全国でも早い時期に強度変調放射線治療（IMRT）を導入し、きわめて副作用の少ない放射線治療を行っている。

また、国内や諸外国のガイドラインに基づいた治療やケアを実践し、多くのがん臨床試験（治験、医師主導型試験）に参加しており、新薬の導入など婦人科がんの新しい治療法の確立に寄与している。

産科・婦人科ともに、遺伝子外来を設けていることも特徴。高齢での妊娠が増えている中、胎児の染色体異常などを心配する人も多く、また、女優アンジェリーナ・ジョリーさんの乳房切除によって話題になったHBOC（遺伝性乳がん・卵巣がん症候群）などの問題もある。これらの懸念を持つ患者に、臨床遺伝学の立場から正確な情報を提供し、遺伝子診断の受診可否や、治療法の選択について自己決定ができるよう、プロセスを踏んだきめ細やかなカウンセリングも行っている。

水之江科長からのアドバイス

妊娠したら、主治医の先生を決めてよく相談をし、自分の状況やそれに応じたリスクなどを正確に知ることが大切です。ネット情報だけでは不十分ですので、まずは医師からアドバイスを受けましょう。

外来診療日

月・水曜（午前・午後）※産婦人科遺伝外来／第２・４火曜（午後）

正岡病院

正岡 亨 院長

広島市中区猫屋町4-6
TEL 082-291-3366

【スタッフ】正岡 博・中野正明・吉田信隆・非常勤医（2人）・看護師助産師（30人）・管理栄養士（4人）

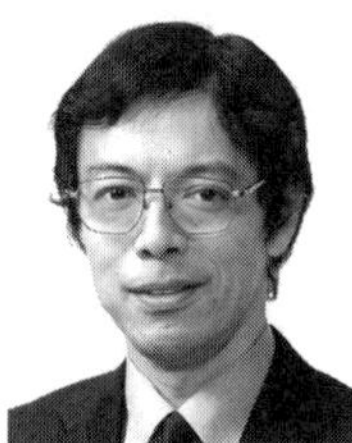

まさおか・とおる
1984年東京慈恵会医科大学医学部卒。アメリカ・コロンビアメディカルセンター産科麻酔科、中国労災病院産婦人科副部長、JR広島鉄道病院（現JR広島病院）などを経て、1995年同院着任。2010年8月より現職。

実績・成績 総分娩数／795件、帝王切開数／128件（以上、2017年）

治療

超音波による妊婦健診や専門医による超音波胎児ドックに精通

近年、産婦人科医療の現場では医療機器、特に高性能な超音波診断装置の急速な進歩と普及により、3D立体画像診断や血流測定などが日常的に行われている。

早期から超音波診断装置を取り入れていた同院では、4D超音波装置をいち早く導入した。現在も、最新の超音波診断装置を用い、胎児のリアルタイムの立体画像や血流測定も併用し、早期かつ正確な診断の努力を怠らない。婦人科検診でも、超音波検査を使って女性特有の各種疾患の治療に積極的に対応している。

同院は胎児心エコー法の届出医療機関で、超音波診断による胎児ドック(予約制)を実施。染色体異常や心臓奇形など、胎児の異常の早期発見に活用している。他院で妊婦健診を受けておられる方でも、主治医の紹介状があれば胎児ドックの受診や分娩(ぶんべん)が可能。県立広島病院や広島市民病院など地元の基幹病院との連携も緊密で、胎児の異常や出産時の緊急事態においても近隣の各基幹病院と連携して対応している。

同院で行っている「ソフロロジー」は、妊娠期から出産・育児期まで自分の子どもとともに前向きに受け止めるという理念に基づき、分娩時は体力の消耗の少ない呼吸法を使って陣痛の痛みや不安を和らげ、リラックスした雰囲気の中で分娩が行われると好評。

専用スタジオ(同院併設)で開催する母親学級では、ソフロロジー式分娩法の理論や、リラックスのためのイメージトレーニング・呼吸法などを指導。妊婦栄養教室は、体重管理や減塩などさまざまなテーマのもとに管理栄養士が指導しており、理論を軸に食材やレシピなど実践的な内容が喜ばれている。

また、産後のサポートも手厚い。広島市では2017年10月から新しい産婦健康診査補助券の交付が導入され、産婦のメンタルチェックが実施され始めた。同院では、同制度実施前から産後のメンタルサポートや教育入院に注力している。産前産後を通じて母子ともに健やかに過ごせるよう働きかけている。

正岡院長からのアドバイス

妊娠中は食生活や仕事など日常生活にさまざまな制限があり、ストレスも多いと思います。しかし、その苦労を乗り越えて赤ちゃんに会える喜びを実感していただけるよう、妊娠･出産・育児そして、婦人科検診と切れ目のないサポートに努めております。

外来診療日

月・水・金・土曜（9：00 ～ 17：00)、火曜（9：00 ～ 18：00)

広島市立広島市民病院　産科・婦人科

依光 正枝 部長

広島市中区基町 7-33
TEL 082-221-2291

【スタッフ】児玉順一・玉田祥子・片山陽介・植田麻衣子・久保倫子・森川恵司

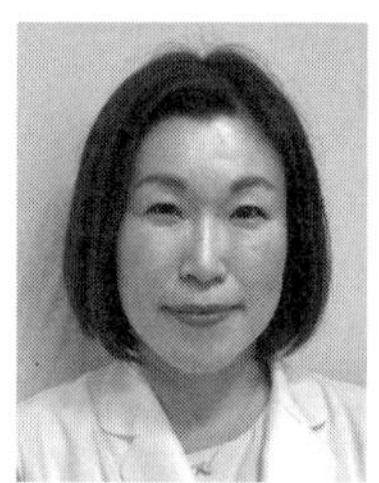

よりみつ・まさえ
2000年川崎医科大学卒。聖路加国際病院、倉敷成人病センターなどを経て、2006年広島市民病院産婦人科着任。2016年より現職。日本産科婦人科学会専門医・指導医。日本婦人科内視鏡学会技術認定医。日本がん治療認定医機構がん治療認定医。日本婦人科腫瘍学会専門医。医学博士。

実績・成績 婦人科良性腫瘍手術／717件（うち内視鏡〈子宮鏡含む〉563件）
卵巣良性腫瘍手術／252件（うち内視鏡227件、開腹25件）
（以上、科、2018年）

治療

腹腔鏡下手術の症例が豊富、他科連携で対応可能

婦人科の良性腫瘍（しゅよう）には、子宮筋腫（しきゅうきんしゅ）や卵巣嚢腫（らんそうのうしゅ）などがある。子宮筋腫は、30歳以上の女性の20～30%に見られる比較的珍しくない腫瘍で、がん(悪性腫瘍)ではないが、生理の出血が増えて貧血の原因になったり、「月経痛が強くなる」「生理以外の不正出血」などの症状が出ることもある。また、妊娠しにくくなるといった症状がみられることもある。

症状が出ない場合は治療の必要はないが、同院では症状のある患者に対して、手術療法やホルモン療法などニーズにあった治療法を行っている。手術療法には、子宮全摘（ぜんてき）や子宮内膜（ないまく）アブレーション（子宮内膜へマイクロ波を照射）な

どの方法がある。再発を防ぎたい人には子宮全摘術が勧められるが、将来、妊娠を希望する人には、保存的療法として筋腫核出術（筋腫のみを取る）などがある。また、腹腔鏡下手術では術後の癒着軽減や早期の社会復帰が期待でき、同院では内視鏡技術認定医２人を中心に積極的に導入しており、現在では腹腔鏡下手術が婦人科手術の半分以上を占めている。症例にもよるが、腹腔鏡下手術の場合は術後４日間、開腹手術の場合は術後７日間の入院が目安となる。

卵巣嚢腫は卵巣が腫れている状態で、同科では、妊娠を希望する人にはできるだけ卵巣を残して嚢腫部分のみを核出する方法を行っている。近年、腹腔鏡下手術が9割を占めており、症例数が豊富なことが同院の特色といえる。嚢腫の大きさが一定以上になると、茎捻転（卵巣の根元がねじれた状態になる）を起こすことがあるが、突然激しい痛みに襲われてショック状態になることもあり、緊急手術が必要となる。

同院では24時間対応をしており、救急外来や麻酔科、外科、泌尿器科など多くの科が連携できるため、手術が難しい持病を持つなどハイリスクな患者にも対応が可能である。また、24時間対応のほかICUがあることも同院の強みだが、癒着がひどいときなどは開腹手術を勧める場合もあり、常に安全第一を掲げて治療にあたっている。

婦人科の良性腫瘍の場合、将来の妊娠の希望や生活の中でのつらい症状の改善など、治療法の選択についてはさまざまなニーズがある。同院ではカウンセリングを重視しており、患者一人ひとりの希望に合わせて最適な治療法を採用するよう取り組んでいる。

依光部長からのアドバイス

生理の出血が多かったりお腹が痛むなど、気になることがあれば病院を受診しましょう。将来、妊娠を希望する方もまずは相談してください。ご希望や思いをお話しいただき、しっかりと話し合って納得して治療法を決めましょう。

外来診療日

依光／木・金曜（8:30 ～ 11:00）

国立病院機構 東広島医療センター　産婦人科

兒玉 尚志 部長

東広島市西条町寺家 513
TEL 082-423-2176

【スタッフ】花岡美生・占部 智・甲斐一華・仙波恵樹

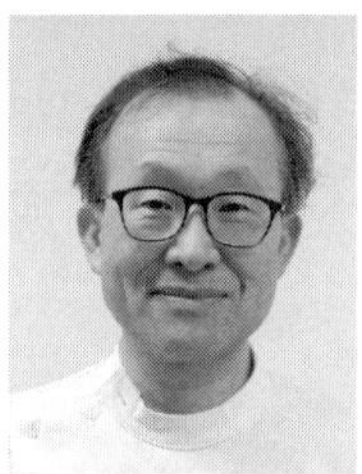

こだま・たかし
1986年広島大学医学部卒。安佐市民病院、県立広島病院などを経て、2013年より現職。日本産婦人科学会専門医・指導医。日本産婦人科内視鏡学会技術認定医。日本生殖医学会生殖医療専門医。

実績・成績 分娩数／533例、良性腫瘍手術数／172例※
※内訳（括弧内は腹腔鏡）：筋腫(核出含む)／66（44）例、卵巣腫瘍／52（42）例、子宮脱28／（4）例、異所性妊娠7／（7）例、子宮内病変(粘膜下筋腫等)／19例（すべて子宮鏡）　（以上、科、2018年）

治療

良性腫瘍における内視鏡下手術で高い実績

同院は、2012年に地域周産期母子医療センターを開設し、東広島市・竹原市を中心とした広島中央圏において、正常な分娩(34週以降)からハイリスク症例まで引き受けている。分娩数は開設時の約300例から現在では500例を超えており、高齢出産の増加に伴い、妊娠高血圧症や筋腫（きんしゅ）などの合併症を持ったハイリスク妊娠の頻度（ひんど）も高まっている。また、新生児集中治療室(NICU) を備えており、周産期に関わる高度な医療を行う地域の中核病院としての役割が、ますます大きくなっている。

内視鏡（ないしきょう）治療に力を注いでいることも同院の特徴の一つ。兒玉部長は日本産婦人科内視鏡学会技術認定医で、内視鏡下手術に豊富な経験と実績を持つ。手がけた内視鏡下手術は1500例にのぼり、同施設でも良性疾患の多くで内鏡視下手術（腹腔鏡下、子宮鏡下）を行っている。腹腔鏡下手術の対象となるのは、良性腫瘍（子宮筋腫・卵巣嚢腫など）や子宮外妊娠、子宮脱などだが、経過観察や薬物療法なども考慮に入れた適応の判断が重要である。

卵巣腫瘍は、画像診断や腫瘍マーカーによる術前の評価が重要で、良性と判断される場合は腹腔鏡下手術の適応となる。特に、子宮内膜症（卵巣チョコレート嚢胞）などは、年齢や妊孕性（妊娠のしやすさ）の温存、痛みなどの症状、卵巣予備能など踏まえ、各々の症例に対して手術適応の判断や術式の選択が必要となる。

また、子宮筋腫の手術においても、筋腫の位置や大きさ、妊孕性温存希望の有無や年齢などにより手術適応や術式は異なるため、希望を確認した上で、腹腔鏡もしくは開腹による子宮摘出手術や機能温存手術（子宮筋腫核出術）を選択している。

子宮内病変（子宮粘膜下筋腫、子宮内膜ポリープ）や子宮内癒着などに対しても、積極的な子宮鏡下手術を取り入れており、妊孕性温存希望者（子宮温存希望）に対しては積極的な子宮温存手術を行っている。

子宮脱の治療では、保存的治療（ペッサリー）だけでなく積極的に手術療法を行っている。従来の治療法（膣式子宮全摘、膣壁形成手術）のみではなく、筋膜の代用としてメッシュ（人工素材を網状に縫い込んだもの）を用いる腹腔鏡下手術（仙骨膣固定術）も積極的に取り入れており、好成績をあげている。

兒玉部長からのアドバイス

婦人科の良性疾患のほとんどが腹腔鏡下手術の適応ですが、妊孕性の温存などの目的により適応や術式が異なります。ご自身の希望や適応について、医師としっかり相談することが重要です。

外来診療日

火・木曜（9:00 ～ 11:00）※予約制

名医がやさしく解説

不妊治療の今
── 妊娠・出産を次世代につなげるために

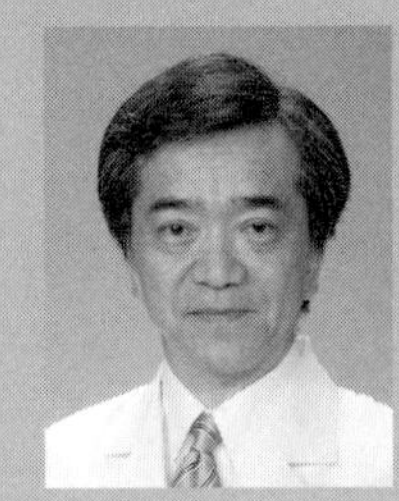

県立広島病院　生殖医療科
原 鐵晃 主任部長

はら・てつあき。1980年広島大学医学部卒。米国コロンビア大学（留学）、広島大学病院周産母子センター准教授などを経て、2007年より現職。日本産科婦人科学会専門医。日本生殖医学会生殖医療専門医。日本産科婦人科内視鏡学会技術認定医。日本人類遺伝学会臨床遺伝専門医。不妊について広く知ってもらうため、要請があれば講演も積極的に引き受けている。

昨今、女性の社会進出によって晩婚化が進み、30歳代後半から40歳代で子どもを望み、不妊治療を受ける夫婦が増えている。生殖（せいしょく）補助医療は進歩しているが、仕事と不妊治療の両立が難しかったり、加齢で妊娠・出産に結びつかないこともある。ここでは、不妊治療の最新動向について、県立広島病院生殖医療科の原鐵晃先生に話を伺った。

妊娠には適した時期がある

不妊とは、妊娠を望んで性生活を継続しているにもかかわらず、一定期間（1年間）妊娠しない状態をいいます。不妊の原因は、女性では子宮（しきゅう）や卵管、卵巣（らんそう）機能の問題のほか、年齢が大きく関わっています。そのほか、糖尿病などの内科的な疾患も妊孕性（妊娠しやすさ）に影響します。男性では、精子を作る機能の問題が多いようです。

「妊娠には適した時期がある」ことは、最近では少しずつ浸透してきていますが、一方で、「子どもを望めばいつでも妊娠できる」と考えている人も少なからずいます。しかし、年齢が上がると卵子も歳をとってくるため、女性は35歳を過ぎた頃から妊娠しにくくなります。

卵子の数は、女性が生まれたときから増えることはありません。それどころか、日々、その数は減少していき、質も年齢とともに低下していきます。さらに、加齢とともに妊娠の妨げになる婦人科疾患や内科疾患のリスクも高くなります。子どもを望むなら、1年以上、35歳以上の方であれば半年妊娠しない場合、妊娠しにくくなる要因について検査を行うことが大切です。

患者ごとに最適な治療を選択

不妊治療は、①排卵を予測して性交タイミングを指導する方法、②排卵時期に合わせて、精子を直接子宮内へ注入する人工授精、③卵子と精子を体外に取り出して受精させ、受精卵（胚）を子宮内に戻す体外受精、の3つに大別できます。

①と②は妊娠しやすい状態をつくり出すようにしますが、あくまでも精子と卵子が体内の卵管で受精することをめざすものです。③の体外受精は、①②と比べてかなり受精する確率は高いのですが、非生理的な部分があるため細心の注意を払わなければなりません。医学的な進歩により、不妊治療のうち体外受精で生まれた子は18人に1人となっており（2016年資料）、数から見ると必ずしも特殊な治療ではなくなっているといえます。

どの治療法を選択するかは、患者さんごとの体の状態で決まります。子宮や卵巣、卵管などについて必要な検査を行い、妊娠や出産の指標となる卵巣の年齢によって妊娠しやすさを評価します。もちろん個人差はありますが、年齢を重ねると卵巣の中にある卵子の数が減り、また、加齢によって出産につながる卵子が減るため、受精しても育たない可能性があることは否めません。

患者さんが35歳を過ぎたから直ぐに体外受精ということではなく、自然妊娠できるならそれが望ましいため、そうした患者さんにも十分なサポートをしていきます。しかし、検査結果を基に「患者さんにとってどの不妊治療が最適か」を選んだ結果として、年齢が高い方に体外受精が増えていることも事実です。広島県および県内各市町では体外受精などに治療費助成がありますので、治療がしやすくなっているという一面もあります。

治療に対する社会全体の理解が必要

体外受精には、成熟した卵子を採取して培養液に移し、調整した精子を近くに置いて受精を待つ通常の方法と、一つの精子を選んで卵子に細い針で注入して受精させる顕微授精とがあります。顕微受精は、通常の方法では受精しない場合や、精子の濃度や運動率に問題があるなど、男性側に原因がある場合が対象になります。

体外受精は卵巣刺激と採卵を伴うため、女性の負担が大きくなります。複数個の卵胞（卵子の入っている袋）を育てるため約２週間注射をしますが、その間は頻繁に通院していただき、卵胞の大きさやホルモンの値をチェックします。

現在は、10年前と比べて明らかに働く女性が増えているため、仕事と治療の両立が難しいことが増えてきました。「仕事を優先すると適切なタイミングで卵子が採取できない」という事態も起こります。不妊治療全般にいえることですが、職場をはじめとする社会全体に、治療への理解が広がることがとても重要です。不妊治療の増加を受けて、厚生労働省も仕事と不妊治療の両立支援を企業に働きかけています。

妊娠・出産を次世代へつなげるために

体外受精では、妊娠率を高めるために複数個の受精卵を子宮に戻した場合、多胎（双子、三つ子など）のリスクが生じます。多胎は早産の可能性が増えたり、脳性麻痺の発生率が大幅に高くなったりします（右図）。患者さんの年齢や治療経過にもよりますが、こうしたリスクを避けるため、子宮内に戻す受精卵は基本的に1個としています。

多胎児における脳性麻痺の発生率

	日本*	オーストラリア**
単胎児	ー	0.16%
双胎児	0.8%	0.73%
品胎児	3.1%	2.79%
4胎児	11.1%	

*横山ら　日公衆衛生誌　42:187-193,1995.
**Chang C Acta Genet Med Gemellol 39: 501-505,1990.

また、夫婦のどちらかに染色体の形の変異があれば、①受精卵になったとしても育たない、②育っても着床しない、③着床しても流産してしまうことが多くなります。そうした習慣性流産の患者さんの場合は、着床前診断を行って流産しにくい受精卵を選んでいます。

受精卵は、細胞分裂しながら発育していくのですが、当科では最新のタイムプラス培養器を導入し、培養期間中は24時間撮影を行って、その成長過程を動画で観察できるようになりました。これによって豊富な情報を得ることが可能となり、妊娠に適した胚を選ぶことに活用しています。

当院の体外受精の成績(出産できる割合)は、37%（36歳以下)、20%（40歳)、6%（42歳)、4.2%（44歳)と、全国的に見ても低い数字ではありません。年齢が上がるほど急激に成功率が下がりますが、この要因は6～7割が卵子・精子も含めた胚側にあり、約3割は子宮にあります。

体外受精では、1978年に世界で最初の赤ちゃんが生まれ、その子が成長して自然妊娠し出産したといううれしい報告があります。当科では、2007年に治療を開始し、そのときの赤ちゃんは小学校高学年になっているはずです。不妊治療は、妊娠することがゴールではなく、生まれた子が成長して次の世代の子どもを出産できるかどうかまで慎重にみていくことが大切です。

名医がやさしく解説

安全・安心してお産をするために
――充実した広島県の周産期医療

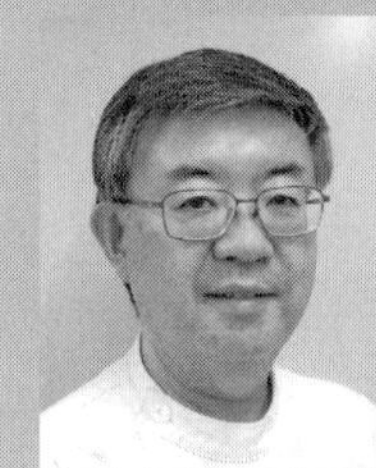

県立広島病院　産婦人科
三好 博史　成育医療センター長・産婦人科主任部長

みよし・ひろし。1986年広島大学医学部卒。広島大学大学院修了。広島大学大学院准教授、東広島医療センター部長などを経て、2017年より現職。専門は周産期医療、婦人科一般。日本産科婦人科学会専門医・指導医。日本周産期・新生児医学会周産期（母体・胎児）専門医。母体保護法指定医。

昨今の周産期医療を取り巻く環境は、産科医不足による産科の閉鎖や、高齢出産・ハイリスク妊産婦の増加など、大きく変化してきている。では、広島県では今、どのような現状にあるのだろうか。周産期医学を専門としており、特に、早産の予防・治療を中心に臨床・研究をしてきた県立広島病院産婦人科の三好博史成育医療センター長に話を伺った。

全国トップクラスの安心・安全な体制

「周産期」とは、妊娠22週～出産後７日未満までの期間をいいます。周産期とその前後の期間は、母体・胎児（たいじ）や新生児の生命に関わる事態が発生する可能性が高く、その期間は緊急事態に備えて、産科と小児科双方からの一貫した総合的な体制(周産期医療)が必要になります。

現在、全国的に産婦人科医が減少し、周産期医療の体制が取れなくなりつつある地域が増加しています。広島県も、産婦人科医・施設ともに減少しており、例外とはいえません。しかし、広島県では、以前からこういった事態に備えて準備を進めており、「周産期母子医療センター」(P409参照)を整備促進するなど、周産期医療の充実強化に力を入れて、お母さんと赤ちゃんにとって全国トップクラスの、最も安心・安全な県として高く評価されています。

ハイリスク妊娠への対応が増加

現在、県内には「総合周産期母子医療センター」2か所・「地域周産期母子医療センター」8か所があり、これら10施設を中心として、個人病院や他の産科医療施設との連携体制を確保しています(P409参照)。

当院では、1995年に母子総合医療センターを開設し、1999年に総合周産期母子医療センターの指定を受け(中四国地方初)、県内の周産期医療の充実強化に努めてきました。もう1か所の広島市民病院と共に、ハイリスク妊産婦の周産期管理を担い、地域の周産期医療施設からの母体・新生児の搬送受入れなどに対応しています。

ハイリスク妊娠とは、「切迫早産」「妊娠高血圧症候群などの産科合併症」「多胎(たたい)妊娠」「胎児発育不全など児の異常」「母体の糖尿病などの合併症妊娠」などの症例をいいます。妊産婦の高年齢化により、子宮筋腫(しきゅうきんしゅ)や悪性腫瘍(しゅよう)などの婦人科疾患の合併、糖尿病や高血圧を合併した妊産婦も増加してきています。合併症妊娠は、他科の専門医との連携が重要で、ハイリスク妊娠は総合病院での周産期管理が望ましいとされています。

総合周産期母子医療センターは県内における周産期医療の中核として、地域周産期母子医療センターは各地域における拠点として、それぞれハイリスク妊娠・分娩を担いその役割を果たしています。

県全体の施設レベルを維持するために

地域周産期母子医療センターは、県内では８か所が指定されています(右ページ下部参照)。

全国的に産科取扱病院が減っている中で、2012年に東広島医療センターに新たに地域周産期母子医療センターが整備されました。それまでは、東広島市・竹原市を中心とした広島中央医療圏には周産母子センターがありませんでしたが、県内全域に産科施設を均等に配置するため、広島県が主導してNICUを備えた周産母子センターが新しく作られました。

その一方で、公的産科取扱病院の数は減っています。県内では、2013年から６年間で合計５つ(広島市３、福山市、庄原市〈現在、再開〉が各１)の総合病院で産科が閉鎖されましたが、実は、これには意味があります。産科医が不足する中で、多くの病院に力が分散されればされるほど、それぞれの病院で少数の医師に負担がかかることになり、疲弊することによって診療レベルが低下し、十分な医療を提供できなくなります。施設を一定数に絞り、そこに十分な数の医師を配置して力を集中させることで、県全体で高いレベルが維持できていることを、多くの妊婦さんにご理解いただければと思います。

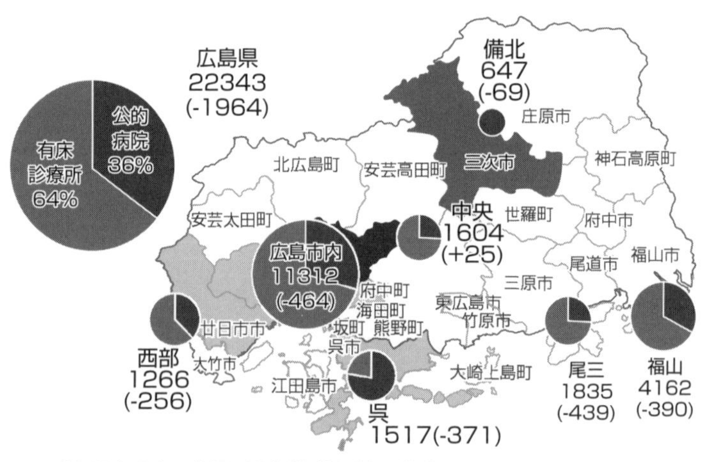

2017年県内の施設別分娩数(括弧内の数字は2012年からの増減)

●周産期母子医療センターとは

1996年から国が支援している事業で整備された、出産前後の母子のための医療施設。周産期には産科と新生児科両方の医療が必要で、一つの施設で連携可能なものが指定される。施設の規模により「総合周産期母子医療センター」「地域周産期母子医療センター」の二つに分かれ、ハイリスク妊娠(にんしん)や早産児などの母子に高度な医療を提供することが目的。

●総合周産期母子医療センター

MFICU(妊婦のための集中治療室)を6床以上、NICU(新生児・未熟児用の集中治療室)を9床以上持ち、常時、母体および新生児搬送の受け入れ体制がある。合併症妊娠や重症妊娠中毒症、切迫早産、胎児(たいじ)異常等母体などに対する医療や、高度な新生児医療などの周産期医療を行うことができる医療施設。

病院名	所在地	TEL
県立広島病院	広島市南区宇品神田1-5-54	082-254-1818
広島市立広島市民病院	広島市中区基町7-33	082-221-2291

●地域周産期母子医療センター

総合周産期母子医療センターに近い設備や医療体制を整えており、周産期に関する比較的高度な医療行為を行うことができる医療施設。総合周産期母子医療センターを補助する役割も担う。

病院名	所在地	TEL
広島大学病院	広島市南区霞1-2-3	082-257-5555
土谷総合病院	広島市中区中島町3-30	082-243-9191
国立病院機構呉医療センター	呉市青山町3-1	0823-22-3111
中国労災病院	呉市広多賀谷1-5-1	0823-72-7171
東広島医療センター	東広島市西条町寺家513	082-423-2176
JA尾道総合病院	尾道市古浜町7-19	0848-22-8111
国立病院機構福山医療センター	福山市沖野上町4-14-17	084-922-0001
市立三次中央病院	三次市東酒屋町531	0824-65-0101

どんな人でもノーリスクのお産はない

「いつでもどこでも、何歳になっても安心してお産ができる」と思っている人が多いのですが、決してそうではないことをぜひ知ってください。産科医の立場で言えば、ノーリスクの分娩はありません。若くて健康で、お腹の赤ちゃんも元気に育っていて、健診でも合併症がなかった人が急変するのがお産です。どんなに健康な人でも「リスクはゼロではない」ことをすべての妊婦さんに知っていただきたいのです。

合併症妊娠や多胎妊娠はハイリスク妊娠と述べましたが、体外受精（じゅせい）による妊娠・出産も、臨床の現場ではリスクが高い印象があります。妊娠した時点で、自分のリスク度を自覚していただくことがとても大切です。リスク度に関しては、日本産科婦人科学会監修のアプリ「Babyプラス」の「妊娠初期リスク自己評価表」を参考にされることをお勧めします。

妊婦健診を受けない未受診の妊婦さんがおられますが、非常に危険です。未受診で病院へ運び込まれても、状態や病気の有無などが分からず、迅速に適切な対応ができません。広島県では、母子手帳を受けると市町村からの補助で経済的にかなり援助されます。妊娠には必ずリスクが伴いますが、対応策として自分でできることは健診をきちんと受けることです。

どんな人でもノーリスクのお産はないと知っていただいた上で、ご自分の住む地域にお産ができる施設がどれだけあるのか、安全にお産ができる高度な医療が可能な施設はどこにあるのか、地域の周産期医療の体制を理解しておくことも重要です。

お産を総合病院でするか個人病院でするかは、自分のリスクをよく把握した上で決められれば良いと思います。首都圏などの都会では、「日頃の健診はクリニックで、分娩（ぶんべん）は総合病院で」という方向に移行しつつありますが、広島県は個人病院志向が強いのが特徴です。県内の個人病院は総合病院との連携が構築されており、問題が起きてもすぐに対応できる体制が整備されています。ですので、広島県の周産期医療の成績は良いといえるのです。

子どもの病気

広島市立舟入市民病院　小児科

岡野 里香 主任部長
松原 啓太 部長（兼：感染症科部長）

広島市中区舟入幸町 14-11
TEL 082-232-6195

【スタッフ】下薗広行・藤井裕士・吉野修司・佐藤友紀・浅野孝基・柴沼栄希・兵藤純夫

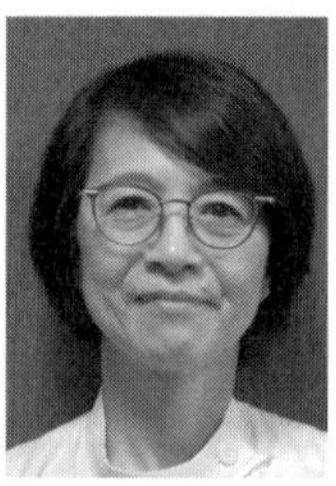

おかの・りか
1987年福岡大学医学部卒業。1987年広島大学病院小児科。広島市民病院、厚生連府中総合病院、広島市立舟入病院、厚生連尾道総合病院（いずれも小児科）を経て、2017年舟入市民病院小児科勤務、現在に至る。

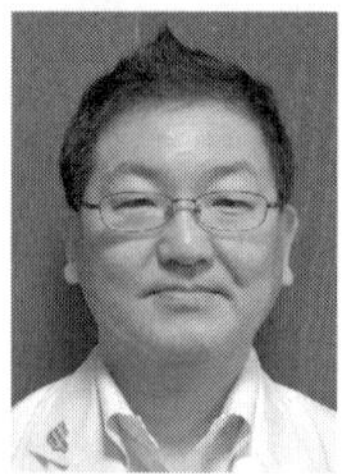

まつばら・けいた
1995年自治医科大学卒業、同年県立広島病院。2004年国立病院機構東京医療センター小児科、北里大学北里生命科学研究所ウイルスI教室、2012年県立広島病院小児科等勤務。2013年北里大学医学博士取得。2015年舟入市民病院小児科、現在に至る。

実績・成績　小児科一般外来患者数／16558人
小児科救急外来患者数／35337人　（以上、科、2018年）

治療

小児救急外来の拠点施設・抗生剤に偏らない感染症診断

24時間365日体制で小児救急患者を受け入れる同院において、小児科の岡野主任部長は、主に生後間もない乳児から中学生までを対象とした、小児救急外来を担っている。

約10年前までは、患者数も右肩上がりで増えていたが、現在は減少傾向にあるという。これは少子化の影響だけでなく、自宅での管理ができるようになったこともあると、同主任部長は幅広く捉えている。たとえば、「小児救急電話相談#8000」により、急な容体の変化にも家庭で対処できるケースが増えた。

また、細菌性髄膜炎の予防接種が2011年から、水疱瘡は2014年から定期接種となり、さらに小児気管支喘息では「治療・管理におけるガイドライン」も整備されている。半面、小児の熱性けいれんの急患は多く、脳炎や脳症を伴うてんかん発作の恐れもあり、単なるけいれんか否かの見極めが重要となる。代謝異常症などを抱えている場合は、精密検査などを行う。

急に40℃の高熱が出ると、保護者心理としてパニックに陥りやすいが、普段と変わらず「機嫌がいい」「意識がある」「顔色がいい」「ミルクを飲む」などの場合は、一時的な症状なので、慌てないで行動することを促している。

感染症を専門とする松原部長も共通の見解を示すが、発熱が感染症による場合は、診察時に検査をしても、感染後3時間から6時間は検査結果に現れず、陰性を示すケースも少なくない。このタイムラグがある中、同部長が重要視するのは感染経路からの診察で、呼吸器感染か、尿路感染か、さらに保育園や幼稚園、小中学校での流行など、多くの症例から実態把握に努める。感染が確定した段階では、必要な抗生剤を必要な時期に必要量に限って投与する。これは、厚労省が2016年に打ち出した「耐性菌アクションプラン」に準じたもので、過去、抗生剤治療に頼り過ぎた結果、抗生剤の効かない耐性菌が増殖したことによる。耐性菌の抑制と生活環境の保全という、社会全体に適した治療を行っている。

同部長の診察領域は国内の感染症のみならず、マラリアなど海外渡航歴のある患者や、近年流行したエンテロウイルスD68など、ほかでは診察が難しい症例にも及び、広島市衛生研究所とも連携しながら治療を進めている。

岡野主任部長・松原部長からのアドバイス

小児の急な発熱など、容体変化がみられる場合、「お困りならば、まずは受診してください」という体制をとっています。普段の生活における顔色、機嫌、ミルクの摂取量など、何が違うかしっかりつかんでおいてください（岡野）。感染症における原因や感染ルートは日々変化します。診断が確定するまでは、小まめな受診を心掛けてください（松原）。

外来診療日

岡野／月曜（午前）、水曜（午後）、松原／水曜（午前）、金曜（午後）

JA広島総合病院 小児科

辻 徹郎 診療部長・小児科主任部長

廿日市市地御前 1-3-3
TEL 0829-36-3111

【スタッフ】小野大地・森本 彩・梶間理人・岡畠宏易

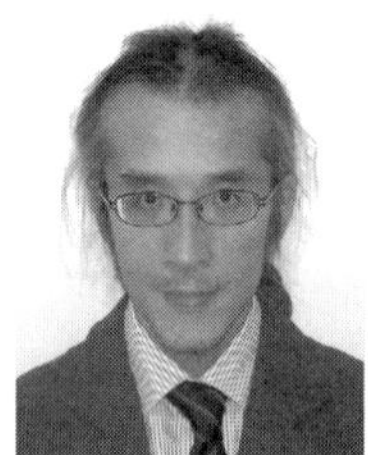

つじ・てつろう
1993年広島大学医学部卒。1994年国立呉病院、1996年マツダ病院、1999年国立大竹病院、2003年JA尾道総合病院、2014年ＪＡ広島総合病院、2017年同小児科主任部長。日本小児アレルギー学会評議員、日本小児臨床アレルギー学会代議員。日本小児科学会専門医・指導医、日本アレルギー学会専門医。

実績・成績 食物経口負荷試験／586件、肺機能検査／229件
気道可逆性検査／213件、呼吸抵抗測定／77件
気道過敏性検査／3件 （以上、科、2018年度）

治療

小児アレルギー疾患診療の広島県西部の拠点病院

食物アレルギーをはじめ、小児の喘息（ぜんそく）、アトピー性皮膚炎、アレルギー性鼻炎を専門とする辻部長は、国内外のさまざまなエビデンスに基づいた確たる裏付けと客観的な検査データを重視した診療を行っている。

食物アレルギーの治療は、これまでの原因食物を単に除去するといった管理から、早期に食べられるようになることを目指した必要最小限の除去による管理へ移行している。同部長は、原因となる食物を少しずつ摂取することで耐性獲得をめざす「経口免疫療法（けいこうめんえきりょうほう）」を見据え、そのためには正確な食物アレルギーの重症度の評価が欠かせないことから、食物経口負荷試験を積極的に実施しており、そ

の検査実施数は県内屈指。

喘息については、吸入ステロイド剤の普及により、患者の症状コントロールは飛躍的に改善したが、一部重症例においては十分な治療目標が達成できていないという。「成人になったときに喘息で困ることのないように」が同部長の喘息診療コンセプトで、そのためには小児期からの肺機能低下を防ぐことが重要と考えている。発作の有無のみで治療効果を判断せず、肺機能検査、気道過敏性検査、気道炎症のマーカーである呼気の一酸化窒素の測定など、喘息の病態の客観的な指標も参考に個々の患者の診療にあたっている。

アトピー性皮膚炎の治療においては、保湿剤によるスキンケアに加え、ステロイド剤や免疫抑制剤の外用薬を予防的に用いるプロアクティブ療法を積極的に行っている。湿疹により皮膚のバリア機構が障害されることは、経皮感作（けいひかんさ）による食物アレルギー獲得につながる恐れもあるため、近年はアトピー性皮膚炎の予防を目的とした新生児期からの保湿剤によるスキンケアの重要性が唱えられている。乳児健診などを通じて保護者への啓発も欠かせないと同部長は強調する。

アレルギー性鼻炎の治療においては、これまでの薬物療法に加え、原因となるダニや花粉抗原を口腔（こうくう）粘膜から投与することで、根本的な治癒を目指す「舌下（ぜっか）免疫療法」が普及しつつある。これは鼻炎の治療にとどまらず、吸入抗原に対する新たなアレルギーの獲得を予防する効果も期待できる治療法であり、この治療が実施可能となる5歳以上の小児には、これまで以上に積極的に取り組む価値があると考えている。

辻診療部長からのアドバイス

アレルギー患者が増え続けている現代、インターネットにはさまざまな情報があふれています。最適な治療法を患者さんの病状ごとに提供することが専門医の役目です。お困りの方はぜひ専門医にご相談ください。

外来診療日

月・水曜（午前）、隔週金曜（午前） ※かかりつけ医からの紹介が望ましい。

県立広島病院　小児科

神野 和彦 主任部長

広島市南区宇品神田 1-5-54
TEL 082-254-1818

【スタッフ】小野浩明・小野泰輔・江口勇太

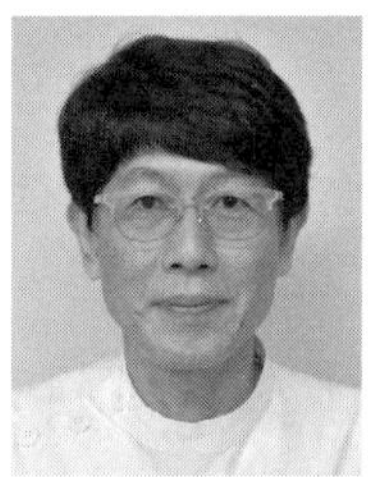

じんの・かずひこ
1984年広島大学医学部卒。同年広島大学附属病院小児科入局、1993年広島大学附属病院小児科助手、1998年広島鉄道病院小児科医長、2013年より現職。日本小児科学会（専門医、指導医）、日本糖尿病学会専門医。

実績・成績
糖尿病患者／約200人、インスリンポンプ療法／68人
成長ホルモン治療／約130人、甲状腺疾患／約100人
性腺疾患／約80人、先天性副腎過形成症／30人　など
（以上、神野、累計）

治療

小児糖尿病患者の診療から人生相談まで 30 余年

神野主任部長は、子どもの糖尿病患者の診療を続けて30余年、現在104人（2019年７月）の患者を診療している。糖尿病が発症すると、インスリン投与が生涯必要になることから、患者家族の会（広島もみじの会）の活動を通じて生涯診療を行っている。

小児期に発症する糖尿病の多くは１型糖尿病で、10万人のうち２人という希少症例だが、これは膵臓（すいぞう）のインスリン（ホルモン）を作る細胞に対する自己抗体が産生され、細胞が破壊されることに起因する。２型糖尿

病は、糖尿病の家族歴に加え、食習慣や運動習慣の乱れなどによる肥満の進行などが発症に関与する。いずれも完治は難しい。

近年の医療技術の進歩は目覚ましく、2000年頃からインスリンポンプを使用する人が徐々に増えてきている。腹部などに設置し、ほとんど痛みを感じないインスリン投与ができるようになった。同時期により生理的に近いインスリンも開発され、患者とその家族のQOL（生活の質）が改善されている。

欧米は日本と比べると糖尿病患者が多く、がんなどと同様に世界的に研究が進み、「近未来には"治す時代から治る時代へ"突入する」という見解を同主任部長は持つ。30余年診てきた糖尿病患者の約７割が１型で、２型が２割、その他、新生児糖尿病や学校検尿で発見される遺伝子変異による糖尿病にも対応している。

他の分野として、2014年から学校保健安全法の改正から養護教諭により身長体重などの成長曲線作成がなされ、成長障害などの診察が増えている。さらに、副腎過形成、甲状腺疾患、性腺疾患など、内分泌疾患の患者においても専門性があり、特に21水酸化酵素欠損症やバセドウ病、プラダーウィリー症候群などの診療にも実績がある。

広島もみじの会では、１型糖尿病患者およびその家族同士がキャンプなどの共同生活を通して、「なぜ、自分だけが」という患者の疎外感からの解放をめざす。思春期に乱れがちとなるインスリン投与を適正化し、人生目標などを語らいながら、患者とその家族の人生を導いている。

神野主任部長からのアドバイス

糖尿病の症状は子どもも大人も同じで、口渇や多飲、多尿などの症状がみられます。しかし、乳幼児では典型的な症状がでないこともあり、かぜ症状が長引いて倦怠感が強いような場合は、早めに医師に相談しましょう。

外来診療日

月・水曜（午前、午後）、木曜（午後）、金曜（午前）

広島大学病院　小児科

但馬 剛 医師（非常勤）
香川 礼子 医科診療医

広島市南区霞 1-2-3
TEL 082-257-5555

【スタッフ】宇都宮朱里・津田玲子

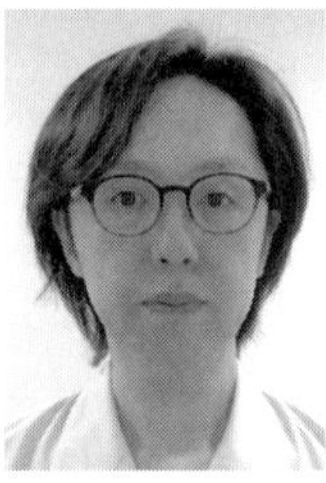

たじま・ごう
1995年広島大学医学部医学科卒。広島大学大学院医学系研究科博士課程修了。広島大学小児科助教・講師を経て、2016年より国立成育医療研究センター研究所マススクリーニング研究室長（広島大学医学部客員准教授）。

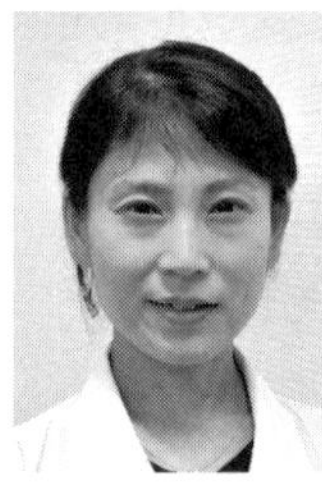

かがわ・れいこ
2003年山口大学医学部卒。広島大学小児科関連病院勤務を経て、2010年広島大学病院小児科。2017年広島大学大学院医歯薬学総合研究科博士課程修了。

実績・成績 先天性代謝異常症／アミノ酸・尿素サイクル・有機酸・脂肪酸・糖質代謝異常症、ミトコンドリア異常症、ライソゾーム病等の診療実績あり
内分泌疾患／先天性甲状腺機能低下症、先天性副腎皮質過形成症、その他の小児内分泌疾患全般　（以上、但馬・香川、疾患名）

治療

超希少疾患群である先天性代謝異常症の専門医療に精通

先天性代謝異常症とは、発症の頻度（ひんど）が数万〜数十万人に1人という多種類の稀少疾患を扱う分野であり、多様な疾患に応じた専門的な診療が求められる。但馬医師はこれらを専門にし、現在は国立成育医療研究センター・マススクリーニング研究室長（広大病院非常勤医兼務）の職にある中で、後任となる香川医師と協力し診療に当たっている。

代表的な先天性代謝異常症の一つである「フェニルケトン尿症」の場合、食品中

のタンパク質を構成するアミノ酸のうちフェニルアラニンが分解できずに蓄積して、精神発達遅延の原因となる。新生児マススクリーニングで発見した後、フェニルアラニン除去ミルクやタンパク制限食による食事療法で発症を防いでいく。

フェニルアラニンに限らず、体が各種のアミノ酸を利用した後で分解する際に有毒なアンモニアが生じるが、無害な尿素へ代謝できないのが「尿素サイクル異常症」である。嘔吐（おうと）・意識障害などの急性症状や発達遅延などに対して、タンパク質を制限した食事と複数の薬剤で治療する。重症例では、血液浄化療法が必要になる場合もある。

体脂肪をエネルギー源として利用できない「脂肪酸代謝異常症」は、哺乳や食事が不足すると低血糖に陥りやすく、主に乳幼児期に発症して急死する危険がある。マススクリーニングの対象疾患となっており、哺乳と食事の間隔を守った上、これらが摂取できない場合はブドウ糖輸液を行って発症を防いでいく。「糖原病」「ライソゾーム病」などは、代謝できない物質が蓄積して、臓器腫大や骨格異常など多彩な症状が現れる。疾患に応じて、食事療法や薬物療法を組み合わせ、症状の緩和と進行抑制を図る。

先天性代謝異常症には、食事療法として「治療用特殊ミルク」が必要となるものがある。フェニルケトン尿症の場合は薬剤として処方されるが、その他は特殊ミルク事務局(社会福祉法人恩賜財団母子愛育会)から無償で提供される。

新生児マススクリーニングでは、内分泌疾患（ホルモン分泌障害）である「先天性甲状腺機能低下症」「先天性副腎皮質過形成（ふくじんひしつかけいせい）」も発見される。先天性甲状腺機能低下症は3千人に1人程度と発見頻度が高く、内分泌疾患も専門とする香川医師が、精密検査とホルモン製剤による治療に対応している。

但馬医師・香川医師からのアドバイス

「成長・発達が遅い」「よく嘔吐する」などの原因として、先天性代謝異常症や内分泌疾患が見つかる場合もあります。これらの異常を感じて長引くようであれば、かかりつけの小児科を通じてご相談ください。

外来診療日

但馬／月曜（午前）※、香川／月・金曜（午前・午後）、火曜（午前）
※不定期のため日程調整が必要となりますので、事前確認をお願いします。

広島大学病院 小児科

石川 暢恒 診療講師・外来医長

広島市南区霞 1-2-3
TEL 082-257-5555

【スタッフ】小林良行・谷 博雄・立石裕一

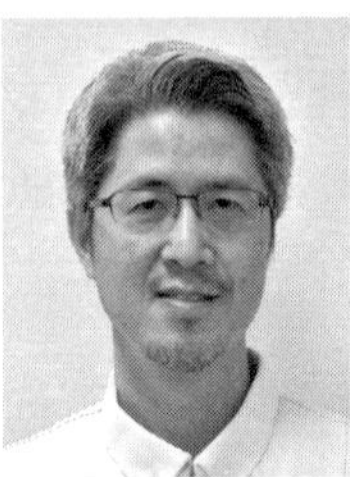

いしかわ・のぶつね
1999年広島大学医学部卒。同附属病院小児科、広島市民病院小児科、市立三次中央病院小児科などを経て、2007年広島大学病院小児科着任。2013年小児科外来医長。2014年同病院てんかんセンター副センター長。2015年小児科診療講師。

実績・成績
外来てんかん患者実数／約450人（累計）
てんかん以外の小児神経・筋疾患および発達障害／約200人（累計）
ビデオ脳波モニタリング件数／約50件（年間）（以上、石川）

治療

小児てんかんの詳細な病態分析と包括的治療

小児てんかんを専門とする石川診療講師は、同病院てんかんセンター（中四国地方に４か所）の副センター長を務めている。小児てんかんの治療にあたり、脳神経外科・精神科・脳神経内科の医師をはじめ、コメディカルや看護師らとカンファレンスを行いながら、包括的な治療を実施している。

てんかんの症状や発作は判別が難しい場合もあり、適正な診断をするため、入院後にビデオ脳波モニタリングなどで発作の症状を正確に見極め、抗てんかん薬治療をはじめ、症例によっては脳神経外科との連携による手術を行う。

てんかんは、発症の原因から「特発性」と「症候性」に、さらに発作や脳波異常の出現部位から「焦点性」と「全般性」に分けられ、一般的にこれらの組み合せで分類される。小児で発症するとされる「特発性・焦点性」のてんかんは、ほぼ100％近く完治できるとされている。また、「特発性・全般性」の場合も多くは小児期に発症し、抗てんかん薬による治療により、小児期から成人まで約80％は治るとされている。これらは適切な診断と治療により、良好な経過・予後が期待できる。

難治性てんかんとして知られている乳児期に発症するウェスト症候群や、３～10歳で発症するといわれるレノックス・ガストー症候群にも治療実績がある。

特に、ウェスト症候群には有効性の高いホルモン療法を中心に治療を行うが、結節性硬化症に合併するウェスト症候群には、特定の内服薬が高い有効性があることから、基礎疾患にも留意しながら治療を行っている。レノックス・ガストー症候群に対しては、発作症状によっては、脳梁離断などの外科的治療が有効な場合もあることから、脳神経外科とも緊密に連携を取りながら治療方針を決定している。

そのほか、同診療講師は難治性てんかん治療に対して食事療法（ケトン食）も取り入れており、てんかん病態や基礎疾患の状態を把握しながら、多様な選択肢の中から適切な治療を行うよう努めている。

石川診療講師からのアドバイス

子どものてんかんには、適切な治療により治癒が期待できるものと、難治な経過をたどるものがあり、病態に応じた治療が必要です。発作の症状を動画撮影され、来院されると適切な診断にもつながります。

外来診療日

火・木曜（午前・午後）、他　※新患は紹介状の持参が望ましいため、地域連携室を通じて受診日をご相談ください。

県立広島病院 小児感覚器科

益田 慎 主任部長

広島市南区宇品神田 1-5-54
TEL 082-254-1818

【スタッフ】新妻由希枝・山田朝美・田中祐子・伊井冴貴子

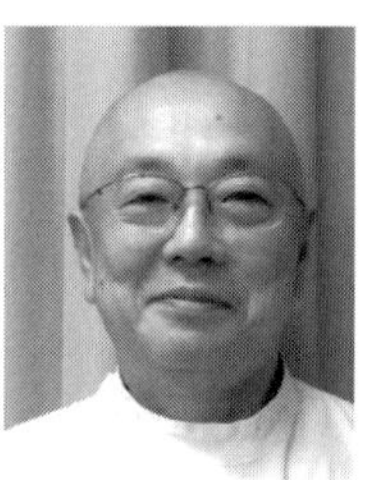

ますだ・しん
1988年広島大学医学部卒。1992年広島大学大学院修了。帝京大学医学部助手、1995年広島大学医学部耳鼻咽喉科助手、2005年広島大学病院講師を経て、2005年10月より現職。日本小児耳鼻咽喉科学会理事。

実績・成績 小児感覚器科の患者として、2019年6月現在の登録者は7500人を超える。
年間300人前後の新患を受け入れている。

治療

幼児期の言語聴覚診療におけるエキスパート

同科では言語発達に特化した診察と、一部では嚥下（えんげ）障害（しょうがい）などの治療も行っている。益田主任部長は、未就学の言語発達障害児を年間300人前後診察しており、全国でも珍しい小児耳鼻咽喉科学の第一人者。初診に40分の時間をかけ、再診は20分という完全予約制で診療をしている。先天的な脳の働きにより、読み書きができない、言葉の聞き取りが難しい子どもや、交通事故など後天的な事故で障害を生じた小児に対して、MRI検査などを行いながら、４人の言語聴覚士とチーム体制で対応している。

とりわけ、耳は聞こえているが、言葉を判別することが難しい、聴覚情報処理障害(中枢性難聴)を幼児期に見つけ出し、アプローチすることに注力している。検査の結果、両耳の聞き取りが均一でない症例には、片方の耳に耳栓をするなどしながら、言語発達を促すような治療をしている。

これら言語聴覚障害を、自閉スペクトラム障害などの他の発達障害と区別することは難しいため、最初に各地区の保健センターの保健士と相談することを勧めている。自閉スペクトラム障害や注意欠陥多動障害を含めた発達障害の診療は広島県で混乱しており、診察を希望しても初診までの時間が長くなっていることが問題になっている。同様に混乱をしていた鹿児島県では、診断が付く前から保育園や幼稚園でアプローチを始めることで、混乱が収束に向かっており、同院でも「診断前アプローチ」を提唱して、適正で円滑な診療を目指している。

近年、相手の目を見て話せないなど、自閉スペクトラム障害の子どもと同じようなコミュニケーション障害を抱えた子どもが増えている。この一因として、親がスマホに夢中になって、赤ちゃんの目を見ないで子育てをしていることが関係していると、同主任部長は警鐘を鳴らす。従来、発達障害は先天的な疾患とされてきたが、子どもと親の関わり方によっては、発達障害によく似た症状が出てきているのではないか、と啓発活動を積極的に行っている。

益田主任部長からのアドバイス

子どもの「聞こえにくい」「発音が悪い」「言葉がおそい」などの症状があれば、早めの診察を心がけましょう。近年、幼稚園や保育園の先生の中には専門的に勉強された方も増えてきており、そのような先生方にまず相談されてみてはいかがでしょうか。

外来診療日

完全予約制　※初診には病医院からの紹介が必要

県立広島病院 小児腎臓科

大田 敏之 主任部長

広島市南区宇品神田 1-5-54
TEL 082-254-1818

【スタッフ】藤井 寛・小野泰輔（小児科と兼任）・江口勇太（同）

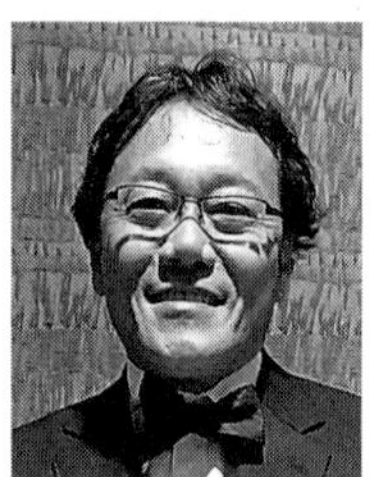

おおた・としゆき
1984年広島大学医学部卒。1991年同大学大学院修了。広島大学附属病院、東京女子医科大学腎臓病総合医療センター、公立三次中央病院などを経て、2000年県立広島病院小児科医長。2006年4月より現職。

実績・成績 腎生検／30例（IgA腎症4例、紫斑病性腎炎3例、ネフローゼ症候群18例など）
急性血液浄化療法／1～6例（新生児0～4例）
腹膜透析／1～8例

（以上、科、年間）

治療

腎臓に関わるすべての症例を患者家族と協力し完治をめざす

中四国地域で唯一の腎臓病を専門とする小児科であり、大田主任部長は腎臓疾患のスペシャリスト。腎炎（じんえん）をはじめ、ネフローゼ、腎不全、腎移植、夜尿症まで腎臓に関わる幅広い症例を、長年の経験と知識にもとづき治療にあたっている。

溶連菌（ようれんきん）感染症（急性腎炎の主な原因となる）などの検査は、喉（のど）の粘液培養検査が必要だったが、現在では30分程度で診断ができるほど進歩し、抗生剤治療への対応も早く、合併症である溶連菌糸球体腎炎も減っている。

腎臓領域での医療技術の進歩は、ネフローゼ症候群の治療薬にもみられ、リンパ球の一種であるＢ細胞を特異的に攻撃するリツキシマブの点滴を用いて、他の薬剤が効かなかった難治性のもの治療も可能になっている。

ＩgA腎症は、もとは免疫物質であるIgAが、腎臓に付着することで炎症が起こるものであり、年間20～30例を診ている。従来、ステロイドを組み合わせるカクテル療法を行ってきたが、近年成人患者で主流となっている扁摘パルス療法も導入し、患者のニーズや病状により使い分けている。

同主任部長の治療信条は、説明合意のもとの治療実践である。患者家族に過去の症例からの治療実績などのデータを提示し、治療の流れから副作用、予後まで分かりやすい説明を心がけ、合意のもとで治療を実施している。そのため、医師のタブレット端末には閲覧できるデータを取り揃えている。

腎臓移植に関しては、全国的に年間50～70例といわれている中、小児で体重20kg未満や、ABO血液型不適合患者には中央の施設と連携して手術を施行し、現在、移植後の患者約20人のケアを行っている。腎臓をはじめとした多臓器に影響を及ぼす敗血症は、ICU（集中治療室）で抗サイトカイン療法としての血液浄化療法を行っている。また、最近では夜尿症治療にも注力している。

大田主任部長からのアドバイス

腎臓は病気の初期症状が出にくいので、早期発見が鍵となります。そのためには学校検尿がそのツールとなるため、必ず受けて、異常があった場合には、すぐに診察を受けるようにしましょう。

外来診療日

月・火・木曜（午前）、専門外来（腎疾患）／火・水曜（午後）

広島市立広島市民病院　循環器小児科

鎌田 政博 主任部長

広島市中区基町 7-3
TEL 082-221-2291

【スタッフ】中川直美・石口由希子・森藤祐次・岡本健吾・川田典子・土橋智弥

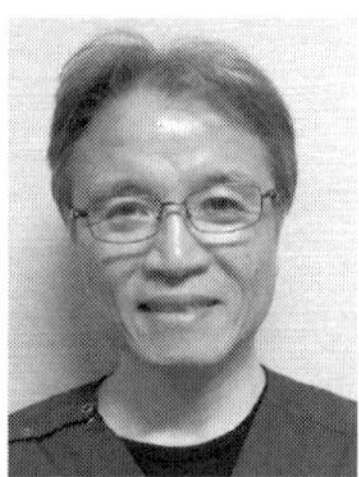

かまだ・まさひろ
1981年岡山大学医学部卒。1998～1999年メルボルン王立小児病院留学。1999年より現職。日本小児循環器学会評議員・理事（2013～2017年）。日本小児循環器インターベンション（JPIC）学会幹事。日本川崎病学会運営委員。小児科専門医。小児循環器専門医。経皮的心房中隔欠損閉鎖術・動脈管閉鎖術JPIC学会認定医・教育担当医。

実績・成績 心臓カテーテル検査（治療）／75件（51件）、経皮的心房中隔欠損閉鎖術／31件（累計300件以上）、川崎病治療／49件

（以上、鎌田、2018年）

治療

先天性心疾患のカテーテル治療、川崎病の治療に定評

診療の柱は先天性心疾患と川崎病で、特に、先天性心疾患は胎児診断から成人、高齢者までを対象としている。鎌田主任部長は、新生児や乳児における弁狭窄（べんきょうさく）（肺動脈弁、大動脈弁）に対するバルーン形成術、小児・成人を問わず動脈管や心房中隔欠損（しんぼうちゅうかくけっそん）をデバイス（道具）で閉鎖するカテーテル塞栓術（そくせんじゅつ）など、先天性心疾患におけるカテーテル治療の第一人者。心房中隔欠損は総計300件以上、動脈管開存はコイル使用例も含めると400件以上と、全国屈指の閉鎖経験・治療成績を持つ。

また、同院心臓血管外科では、複雑心奇形とされるファロー四徴症（しちょうしょう）や完全型房室中隔欠損の心内修復術を始め、完全大血管転位、単心室に対

するジャテーン手術や、ノーウッド手術、フォンタン手術など、難易度の高い外科手術が数多く施行されている(久持邦和主任部長)。その成績は非常に良好であるが、術後に吻合部(ふんごうぶ)狭窄や異常血管が発達してきた際には、カテーテル治療でこれを処理。患児の負担軽減を図っている。

近年の先天性心疾患における動向として、①胎児心エコー検査により胎児期から重症心疾患の診断が可能となり、重症化する前に産科から紹介されるケースが増加、②複雑心奇形の予後改善が進んで成人者が増加、の２点があげられる。同科では産科・新生児科、循環器内科との連携が進んでおり、年齢を問わず総合的な対応が可能である。

同科のもう一つの治療の柱は川崎病。６つの症状（発熱・発疹・眼の充血・口唇(こうしん)の発赤・手足の指の発赤や腫脹(しゅちょう)・頸部(けいぶ)リンパ節腫脹を主徴とする疾患）がみられる場合、また、これらすべてではなくても４歳以下の子ども(まれに10歳以上)で、発熱・発疹・眼の充血がみられる場合や、乳児でBCG接種跡が赤く腫(は)れる場合（ほかの疾患では極少）は、川崎病を疑う必要がある。

治療法としては、ガンマグロブリン療法に加えて、シクロスポリンやインフリキシマブ、ステロイド+降圧療法や血漿交換療法（麻酔科との連携）を行うことが可能であり、後遺症としての動脈瘤(どうみゃくりゅう)発生率は１％未満と全国的にみても極めて良好である。

鎌田主任部長からのアドバイス

先天性心疾患／心雑音がある、顔色が良くない（白い、泣くと唇が紫）、呼吸が速く哺乳･体重増加が悪い場合は、まずは心エコー検査を受けましょう。川崎病／発熱・発疹がある場合（特に唇・手足の指・BCG跡が赤い場合）は、血液検査を受けましょう。

外来診療日

成人先天性心疾患（鎌田）／水（午後）、胎児心エコー（中川）／木（午後）
通常外来（受付は午前中）／月（午前･午後）･火（午後）、水･木･金（午前）

県立広島病院 小児外科

大津 一弘 主任部長

広島市南区宇品神田 1-5-54
TEL 082-254-1818

【スタッフ】亀井尚美・赤峰 翔・植野百合

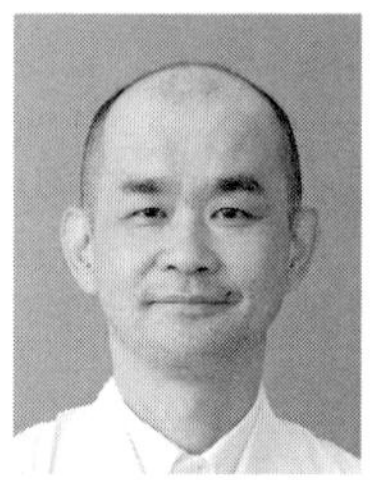

おおつ・かずひろ
1986年宮崎医大卒。広島大学病院第一外科、マツダ病院外科、県立広島病院小児外科、JA吉田総合病院外科を経て、1996年に再び県立広島病院小児外科。2008年より現職。医学博士。日本小児外科学会専門医・指導医。日本外科専門医・指導医。日本消化器外科学会認定医。

実績・成績 平均入院数／約350例、手術数／約280例（全麻下検査等含む、科、いずれも最近5年間）
新生児外科手術症例／20〜30例（科、年間）

治療

鼠径ヘルニアの手術数は全国屈指

同科で扱う疾患としては鼠径ヘルニア（腸が足の付け根部分に飛び出す）が多く、年間約120例を手がけている。同院は小児鼠径ヘルニア治療の先駆的施設として、2015年１月に累計１万症例を超え、地元紙で大きく伝えられた。

虫垂炎では、近年の医療技術の進歩に対応して開腹手術から腹腔鏡手術へ推移している。腹腔鏡による虫垂炎手術では、臍の周囲のシワに沿って内視鏡を入れて施行するが、同科ではさまざまな手術で手術痕が臍や陰嚢のシワなどに隠れるよう、患者のQOLに配慮している。また、手術前に過去の経験症例の図や写真で説明することは当然ながら、術後にも実際に施行した手術画像を提示して本人や家族に説明するなど抜かりがない。

腎臓(じんぞう)や尿管、腎盂(じんう)などの働きが正常でない場合には、水腎症や膀胱尿管逆流症(ぼうこうにょうかんぎゃくりゅうしょう)などが疑われるが、これらは手術前後に同院の小児腎臓科と協力して治療を行っている。尿道下裂(尿が正常とは違う箇所から出る)でも、正常な尿道口の位置を取り戻すため微細な縫合手術を行っている。

また小児患者には、将来的なことも含めて困ることがないように最大限配慮しており、停留精巣(ていりゅうせいそう)(乳児の精巣が陰嚢まで下降せずに留まったまま産まれる)では、年間約30例の手術を手がけている。

新生児外科疾患では、同院の産科・新生児科・麻酔科などの連携により、安全かつ適切な時期に手術を行っている。例えば、腹壁破裂(ふくへきはれつ)(腸がお腹(なか)から飛び出して産まれる)では出生後すぐに手術に入る。飛び出した腸を特殊膜で包んで臍部分からゆっくり体内に沈める手術は3日間程度要するが、子どもの治癒力を最大限に生かした治療には定評がある。

漏斗胸(ろうときょう)(生まれつき胸部が陥没(かんぼつ))では、胸骨の内側に金属のバー(Pectus Bar)を挿入する手術を行っている。保存的治療としてバキュームベル療法(陥没箇所を真空状態にして吸引)があるが保険適用外のため、個別カウンセリングを行って治療方針を決定する。

大津主任部長からのアドバイス

子どもの外科疾患はさまざまで、病状や治療法も多様なため、初診時の病状説明や手術説明などに時間がかかります。当科では、症例に合った理想的な診療と時間確保に努めています。かかりつけ医と連携した予約や紹介状の持参をお願いします。

外来診療日

初診／月（午前・午後）・水（午後）※要予約
再診／水・木（午前）・金（午前・午後）※木曜午前は外来担当医
※急患は受付随時。急患以外は予約優先。火曜と木曜午後は手術のため外来不可（問合せ可）

精神科

名医がやさしく解説

精神科の最新診断・治療と県内の連携体制

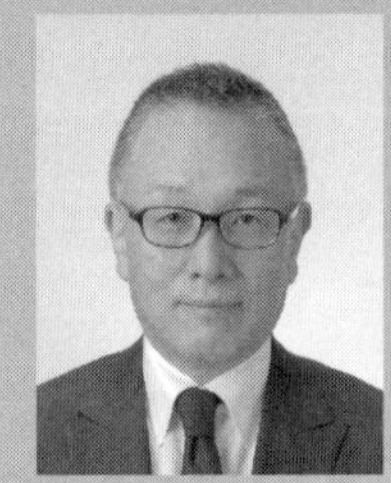

広島大学病院　精神科

岡本 泰昌 教授

おかもと・やすまさ
1989年大分医科大学医学部卒。広島大学病院、広島市民病院で研修。広島大学病院精神神経科助手、広島大学医歯薬学総合研究科・大学院講師を経て、2018年より現職。日本認知療法学会幹事。日本うつ病学会理事。

多くのストレスにさらされる現代社会では、精神の安定とメンタルの健康は誰でも身近な問題である。ここでは、早期から最新の認知行動療法で実績をあげてきた広島大学病院精神科の岡本泰昌教授に、精神疾患の最新治療や県内の体制などについて話を伺った。

クリニックが増加し受診しやすい環境に

広島県内の精神科は、当院をはじめとする地域の基幹病院や、従来の「入院が可能な診療・治療施設としての専門病院」から「誰でも通いやすい専門クリニック」へと広がってきています。実際には、広島県内には70以上の精神科やメンタルクリニックがあります。

これにより、精神医療へのアクセスが良くなって早期の発見や治療導入が可能となったのは、近年の顕著な傾向といえます。また、メンタルヘルスへの注目も高まり、精神科が扱う診療領域は広くなるばかりです。

脳科学に基づいたうつ病の診断・治療で国内をリード

精神医療の進歩により、脳科学を臨床の場に生かす取り組みも、県内では当院が担っています。もともと精神の活動は脳と密接に結びついていることは知られていますが、脳の仕組みは解明されていない部分も多く、患者さんからの問診で診断や治療にあたっていました。それが脳科学の発展によって、脳の画像診断が導入され、疾患の原因の理解と治療効果の検証にも役立てられています。

以前は、脳にストレスを与えた際にfunctional MRI（機能的磁気共鳴画像、以下MRI）を使って、脳機能の画像解析がどうなるかを科学的に解析し、診断・治療に活用してきました。近年は、安静時のMRIを使ったうつ病などの機能画像診断も始めています。また、個人の脳活動は差異が大きいこともあり、事前に機能画像診断を行い、最適な場所を刺激することで反復的経頭蓋磁気刺激療法（rTMS）による治療の効果も上がることが期待され、当院では臨床レベルに向けた取り組みを続けています。

認知行動療法で抑うつ・不安・痛みを軽減

当院は、認知行動療法の実績を上げており、患者さん一人ひとりに向き合いながら、不安症やうつ病を対象とした臨床実践を行っています。具体的には、不安に思う考え方や受け止め方を見直して柔らげることができる行動を考え、気分をコントロールできるようにしていきます。認知行動療法は、診療時間に対する診療報酬が低く、十分に医療現場で活用されているとはいえません。今後、公認心理師の国家資格化に伴い、認知行動療法の医療現場での活用が期待されています。

また、大学のメンタルヘルスを担う役割もあるため、軽い抑うつ傾向にある学生への独自の介入プログラムなどを開発し、認知行動療法を応用した予防医療の確立にも努めています。こうした取り組みは「キラーストレス」という内容のテレビ番組（NHK）でも紹介され、精神病の予防領域に光が当てられるきっかけとなりました。

さらに、腰痛や頭痛、交通事故の後遺症など、慢性的な痛みが心理的な原因による場合もあり、こうした治療にも認知行動療法が応用され始めています。これは、痛みそのものよりも痛みの認知的要因や行動的要因に焦点を当て、それらの要因を取り除くことで痛みの感じ方を変えて、日常生活を取り戻せるというものです。

具体的には、痛みで減った外出の機会などを取り戻し、ほかの楽しみや行動へ集中することにより、痛みを感じにくい心理になるよう導きます。実際に、痛みの物理的な原因が分からずペインクリニックから紹介された患者さんが、痛みの感じ方が半分から３分の１に緩和した実績もあり、今後、注目される精神科の治療分野です。

災害時の精神医療ネットワークにも強み

2018年の広島県豪雨災害では多くの方が被災され、避難所での生活に伴う精神的なストレスは無視することのできない問題になってきました。被災者だけでなく、行政をはじめとする現地の担当者もメンタルサポートの対象になります。

こうした広島県内の精神医療ネットワークは、当院・精神科病院・精神科クリニック・自治体の日頃からの交流で育まれた体制により培われてきました。特に災害時には、普段とは異なる環境や劇的な身体・生活変化に伴うストレスが原因の不眠・不安・うつ病対策に対応する必要があります。今後は、優れた専門医の育成を図りながら、患者さんが安心して暮らせる支援を継続していきます。

「こころの問題」相談機関など

機関名	所在地	TEL	相談内容	相談日時
こころの電話（広島県精神保健福祉協会へ委託）	広島市安芸区中野東4-11-13（瀬野川病院内）	082-892-9090	児童・思春期から高齢者までの、あらゆるこころの問題についての相談を電話で受け付ける。	月・水・金曜（祝日、12/29～1/3は除く）9:00～16:30（12:00～13:00を除く）
精神科救急情報センター（広島県精神科病院協会へ委託）	広島市安芸区中野東4-11-13（瀬野川病院内）	082-892-3600	児童・思春期から高齢者までの、あらゆるこころの問題についての相談を電話で受け付け、情報提供や必要に応じて広島県内の精神科医療機関などにつなぐ。	365日24時間
広島市青少年総合センター	広島市中区国泰寺町1-4-15（市役所北庁舎別館1F）	082-242-2117（青少年相談）	不登校、ひきこもり、友達関係、学習、進路、子育て、子どもへの関わり方などの相談を受け付ける。	月～土曜（祝日、年末年始、8/6は除く）9:00～17:00（面接は予約制）
		082-242-2110（いじめ110番）	「子どものいじめ」に関する相談やあらゆる「子どものSOS」に関する相談を受け付ける。	電話は24時間 面接は月～土曜（祝日、年末年始、8/6は除く）9:00～17:00（面接は予約制）
		082-504-2197（障害のある子どもの就学・教育相談）分室=082-264-0422	障害のある子どもの就学・教育相談を受け付ける。	月～金曜 9:00～17:00
広島市精神保健福祉センター	広島市中区富士見町11-27	082-245-7731	思春期の問題、ひきこもり、家庭、職場における対人関係、うつ病など精神的な病気に関すること、アルコール、薬物依存などの問題、自死遺族の心の痛みなどに関する相談を受け付ける。	月～金曜 8:30～17:00（面接は予約制）
広島県立総合精神保健福祉センター（パレアモア広島）	安芸郡坂町北新地2-3-77	082-884-1051	思春期の問題やひきこもり、家庭・職場における対人関係、うつ病など精神的な病気に関すること、アルコール・薬物・ギャンブル依存に関すること、自死遺族の相談を受け付ける。	来所面接（予約制）月～金曜 9:00～17:00（12:00～13:00を除く）
国立病院機構賀茂精神医療センター	東広島市黒瀬町南方92	0823-82-3000	精神医学的診断と治療。統合失調症、うつ病、認知症、精神発達遅滞などに幅広く対応。	完全予約制 月～金曜 8:30～11:00
メンタルナビ	インターネット	https://www.mental-navi.net/	精神科のクリニックや病院の検索が可能	

注：上記の一覧表は、医療評価ガイド編集部が施設を選定し、許諾申請・作成のもと掲載しています。

広島大学病院 精神科

岡本 泰昌 教授

広島市南区霞 1-2-3
TEL 082-257-5555

【スタッフ】山下英尚・岡田 剛・淵上 学・撰 尚之・吉野敦雄・藤田洋輔・神人 蘭・片岡 努

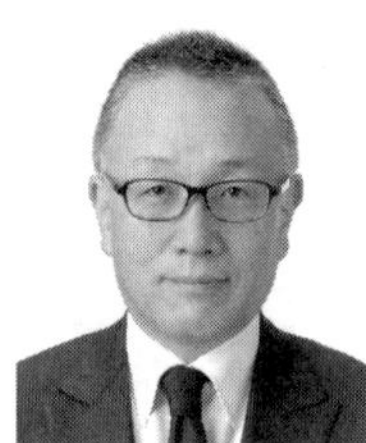

おかもと・やすまさ
1989年大分医科大学医学部卒。広島大学病院、広島市民病院で研修。1995年医学博士。広島大学病院精神神経科助手、広島大学医歯薬学総合研究科大学院講師を経て、2018年より現職。日本認知療法学会幹事。日本うつ病学会理事。

実績・成績 外来患者数／80人（日）
認知行動療法／20～30件（年）

治療

うつ病の診断・治療で国内有数の臨床経験

うつ病の治療は①精神療法、②薬物療法、③休養・リハビリが基本とされている。同院では、症状の消失はもちろん、病前の機能を取り戻して社会適応状態になるまでを治療の目標としている。パニック障害では、急性期治療にとどまらず、再発予防も重点に置いた治療を行っている。

同院では、増加する精神疾患の治療的な取り組みにおいて認知行動療法を取り入れており、患者一人ひとりの個人対応を根本に据えた治療を心がけている。岡本教授は認知行動療法の指導的な役割を担っており、国内初となるうつ病の集団認知行動療法を手がけた。また、パニック障害にも集団認知行動療法を導入しており、成果をあげている。

現在は、患者ごとに週1回程度の認知行動療法を4か月程度行うことで、従来のうつ病・パニック障害治療のみならず、慢性の痛みを緩和させる治療でも実績をあげている。これは腰痛や頭痛など、継続する痛みの原因が整形外科やペインクリニックで解消しない場合、物理的な問題だけでなく、心理的・行動的問題を生じていることがある。健康的な行動を増やし、痛みへの注意の集中を和らげ、リラックスする体験を繰り返すことで症状を軽減するもの。

実際、うつ病は半年で約5割、2年で約8割が回復しているが、そのうち約5割が再発、約2割は慢性化するという。こうした精神疾患の症状をコントロールできる技法を習得し、経過症状に応じた認知行動療法と薬物療法を組み合わせて、自己治療をめざしている。

また、同教授の脳機能画像解析の研究は国内トップレベル。課題時の脳画像だけでなく、安静時の脳画像診断にも注目し、脳への磁気治療療法などの最先端医療にも取り組んでいる。こうした専門性の高い早期診断・治療の実践を通じて、地域の精神医療がレベルアップするよう、基幹病院としての役割も果たしている。

現在、同科では、うつ病の患者と健康な人の脳の機能的MRI（fMRI）で撮った画像を人工知能（AI）に学ばせて、患者を見分ける研究が進んでいる。データの精度を複数の病院で高めながら、診断支援ソフトを開発するなどして、将来的な診断の補助の一つとして期待されている。

岡本教授からのアドバイス

うつ病の悩みには多くの要因が関与するため、薬物療法だけでなく、精神療法や環境調整など、多面的で統合的なアプローチが大切です。パニック障害の再発予防は認知行動療法が効果的です。

外来診療日

初診／火曜（午後）、再診／火・金曜（午前）
※初診の場合、まずは外来診察あり（完全予約制）

広島大学病院 精神科

山下 英尚 准教授（リエゾン治療チームリーダー）

広島市南区霞 1-2-3
TEL 082-257-5555

【スタッフ】神人 蘭・片岡 努・大賀健市・清水あやか・荒木基亮

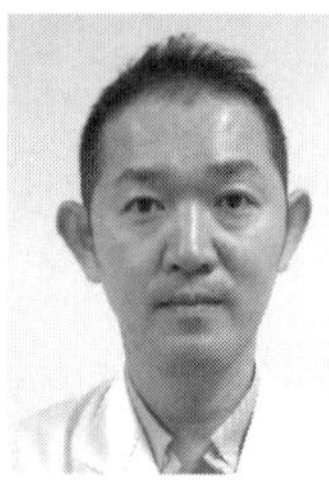

やました・ひでひさ
1992年広島大学医学部卒。同学部神経精神医学教室入局。加計町国民健康保険病院精神科、国立療養所賀茂病院精神科、広島大学病院精神科勤務を経て、2006年同病院講師、2018年から准教授。日本精神神経学会、日本睡眠学会（評議員）、日本老年精神医学会などに所属。

実績・成績 コンサルテーションリエゾン件数／397件（科、2018年度）
※週末の当直帯への依頼を含めると500件近くになる。

治療

せん妄など患者中心のリエゾン精神医療に実績

リエゾン精神医療とは、それぞれの身体科の依頼で患者の相談に乗ったり、直接治療したりするだけでなく、主治医やスタッフとカンファレンスを開くなど院内での連携も密に取りながら、精神的な問題や疾患の早期発見、早期治療、またはすでに起こっている問題を多角的な方面から検討、解決する活動である。

同院でもリエゾン精神医療を積極的に取り入れているが、2019年5月から精神科に専門看護師を配置するなど、これまで以上に力を注いでいる。また救命救急センターのPADIS回診には、精神科リエゾンチームのスタッフが必ず参加している。

同院のリエゾン治療の特徴として、第一に大学病院ならではといえる慢性難治性新患患者に対するケースが挙げられる。特有の心理状態や性格変化などが認められ、不安や抑うつだけでなく強い怒りや攻撃性の感情を示すことから、治療や看護に支障をきたすことがある。担当医から依頼があった場合、担当医と相談しながら、せん妄などの症状に対しても積極的に対応している。

救命救急センターを訪れる自殺企図症例に関しては、リエゾンチームに全例（100%）の依頼がある。幸いにして救命した患者を退院させた後に、再び自殺へと向かわせることのないように、アセスメントとマネージメントが最重要で、心の専門家として適切な判断が要求されている。

生体肝・生体腎（じん）移植の移植前診察も全例で行っている。生体肝移植などでは原則として家族の中からドナーが選択され、レシピエント候補もドナー候補も特有の精神状態になる。とりわけドナー候補は、どんな犠牲を払ってでも家族を助けなければならないという追い詰められた状態になることから、精神科の専門医としての相談・治療がより重要となる。

山下准教授からのアドバイス

広大病院の入院患者を対象に、リエゾン治療を実施しています。必要に応じては、入院する前からの診療も行っています。心配ごとや悩みごとなどがあれば、それぞれの主治医の先生に積極的に相談してください。

外来診療日

初診／月・水・金曜　※緊急性のあるものは適宜対応
再診／月～金曜

広島大学病院　精神科

淵上 学 講師

広島市南区霞 1-2-3
TEL 082-257-55555

【スタッフ】教授1人、准教授1人、講師２人、助教４人、医科診療医８人

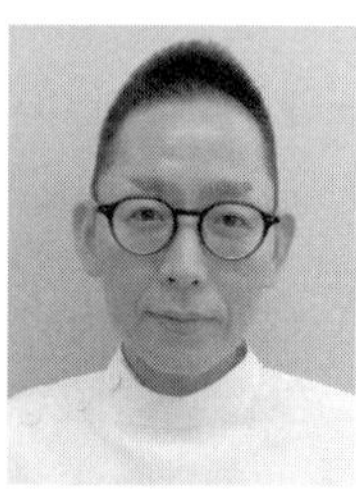

ふちかみ・まなぶ
2003年広島大学医学部卒。広島大学病院、養神館病院、米国エール大学などを経て、2018年より現職。医学博士。日本精神神経学会精神科専門医・指導医。精神保健指定医。

実績・成績 平均外来患者数／30人（日）
神経症性障害・ストレス関連障害など精神科一般の初診・再診。

治療

患者と認識を共有して最適な治療を行う

淵上講師の専門分野は神経症性障害とストレス関連障害だが、すべての心の問題について診療を行っている。医師同士の連携を図り、生物学的精神医学や精神療法、心理社会的側面など多様な視点から患者を診ることができるのが、同院の特徴といえる。

精神疾患は、検査所見や数値での定義が確立されておらず、中でも、神経症性障害・ストレス関連障害は「正常と異常の境界」に最も近い疾患群と考えられている。その症状はさまざまで、不安や抑うつのみならず、身体症状症(ストレスが身体の症状となって表れる)、転換性障害(ストレスに関連し神経学的検査で説明ができない神経症状)なども認められる。

日常生活におけるストレスは誰もが抱えるものであり、通院の是非の判断は難しいが、仕事や人間関係、趣味など普通にできていた日常生活に支障が生じれば、受診相談が望ましいという。

ほとんどの精神疾患は指標となる数値が存在しないことから、治療の目標を見失ったり、漠然とした治療が続いていく可能性を有していることも特徴の一つ。症状名や診断名も重要だが、苦痛や生活上の困難の原因がどこにあるかを考え、その病状を医師と患者が共有し、治療の目標とそのための治療法を共に選択していく過程が重要と考えられている。

具体的には、「どんなことを病気と考えるか」「どのような状態をめざしていくか」「薬物療法は必要か」「どのような精神療法（カウンセリング）が必要か」「仕事や学業などの環境とどう向き合うか」などを十分に話し合いながら決定していく。

精神疾患に対する社会的な認知が広がり、精神科を受診する患者数は増加の一途をたどっている。一方で、目に見えない病気を誰でもわかりやすく診断し、統計的な根拠に基づいた治療を推進することが進められてきた。

しかし、近年では症状の消失のみならず、生活の質や価値までを含んだ回復が望まれている。悩みや苦しみの本質を理解しやすい形で共有し、互いに責任を持って選択していく治療を進めることで、困ることが減って充実した生活を送れることをめざしている。

淵上講師からのアドバイス

現在では、社会生活の多様なストレスを反映して精神的な不調が増えており、メンタルヘルスに関するさまざまな情報も氾濫しています。不正確な情報を実践することで、不調が長引くことや悪化する場合もあります。「おかしいな」と感じたら、専門家への相談をお勧めします。相談だけで、随分楽になる場合もあります。

外来診療日

初診／火曜（午前）※精神科外来で確認要（完全予約制）
再診／火（午後）・金曜（午前・午後）

県立広島病院　精神神経科

高畑 紳一 主任部長

広島市南区宇品神田 1-5-54
TEL 082-254-1818

【スタッフ】医師 7 人 (非常勤 1 人含む)、臨床心理士 3 人

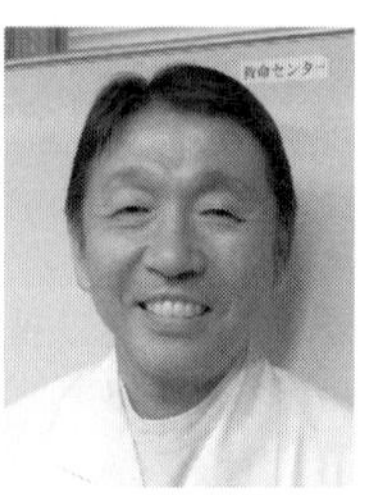

こうはた・しんいち
1986年広島大学医学部卒。広島市民病院、安佐市民病院、済生会広島病院などを経て、2004年県立広島病院精神神経科。2004年より現職。精神保健指定医。日本精神神経学会専門医・指導医。

実績・成績 外来患者数／約100人（日）、入院診療患者数／約30人（月）
修正型電気治療（麻酔科と連携。緊張を伴う重度のうつ病や統合失調症患者に効果的）／約20人に実施（年）

治療

精神と身体の複合・合併的な疾患に総合病院の役割で対応

総合病院の精神神経科という役割を持つ同院では、精神障がいの外来・入院治療はもちろん、院内の各診療科と連携を取り、精神障がいの身体合併症治療や、身体疾患による精神症状への対応や心のケアなどに対応している。外来部門は一般診療室が３診体制、入院部門の専門病棟を30床確保している。

特に、拒食症（きょしょくしょう）・摂食（せっしょく）障害では、幅広い年齢層の患者の入院治療を受け入れ、全体の入院患者のうち２〜３割近い割合を占める実績を上げている。患者数は女性が圧倒的に多く、患者本人の自己評価の低さや家族関係な

ど、さまざまな原因がある。痩(や)せることで周りに評価されるため、過度なダイエットから食べ物を受け付けなくなり、体重20kg未満という生命に関わる状態で来院するケースも少なくない。

県北部や岩国・福山市などを含め、精神科のクリニックや内科からの紹介が中心で、家族の同意による強制入院も受け入れる。管理栄養士と連携した食事療法でコントロールするほか、薬物は補助的に使い、症状に応じて認知行動療法や家族関係療法などに切り替え、在宅からの通院へ移行させていく。入院日数は体重や年齢などに関係するが、10歳代の初期症状で約2～3か月、成人で体重が激減している場合は半年～1年を要する。看護師も、そうした患者に接する経験が豊富で、チーム体制で患者の健康回復に取り組んでいる。

認知症では、若年性の認知症も一定数があり、早期判断と介護方針の決定が重要とされる。同院では、神経科内科とともに頭部MRIや脳血流SPECT、血液検査、認知機能検査などを施行し、認知症の診断を行っている。また、幻覚・妄想(もうそう)・状態などの精神症状には薬物療法で対応しており、問題行動が激しく在宅治療が困難な場合は、専門病院への紹介も行う。

院内では「認知症ケアチーム」を立ち上げ、認知症の認定看護師やソーシャルワーカーらがチームを組んで専門性の高いケアを提供している。高畑主任部長は、認知症に長く関わった経験から、地域の家族会にも協力しつつ県内各地での講演会など啓発活動を続けている。

高畑主任部長からのアドバイス

精神科は、以前より受診しやすくなっています。何か気になることや悩みがあればかかりつけの先生やクリニックに、認知症の場合は地域包括センターや家族会に相談いただき、紹介により迅速・スムーズな対応ができます。

外来診療日

月～金（午前・午後）、高畑／月・水・金（金は午前のみ）
※基本的に予約診療。心理療法は臨床心理士と相談の上、予約制で実施。

広島市立広島市民病院　精神科

和田 健 主任部長

広島市中区基町 7-33
TEL 082-221-2291

【スタッフ】医師６人・専門医３人・公認心理師２人

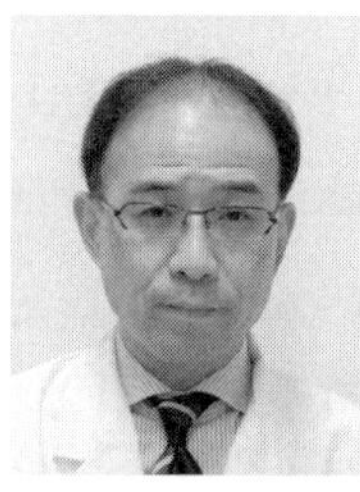

わだ・けん
1990年岡山大学医学部卒。香川県立中央病院神経内科、高見病院、岡山大学病院精神神経科を経て、2000年広島市民病院精神科副部長。2011年より現職。総合病院精神医学会金子賞受賞（2005年）。日本総合病院精神医学会専門医・指導医・理事。認知症サポート医。広島大学臨床教授。

実績・成績　うつ病／約50人、躁うつ病／約30人、認知症／約10人など（月）
外来患者数／約30人（日）　※統合失調症、てんかんなども診療。
入院ベッド数／28床（科）、平均在院日数／約31日（以上、科、2019年）

治療

難治性患者に電気けいれん療法で高い治療効果

同科では、うつ病を中心とした気分障害やパニック障害、統合失調症、アルツハイマー病をはじめとする老年期精神障害など、幅広い精神疾患に対応している。近年、増えているのが高齢者のうつ病。「高齢の方は薬の副作用も出やすく、薬物療法ではなく電気けいれん療法を行うこともあります」と和田主任部長。

精神的な症状で始まる病気には身体疾患が隠れていることもあるため、必要なときは画像診断なども利用して、適切な初期診断を行っている。認知症症状や意識障害（せん妄（もう）状態を含む）が急性に発症した場合、できるだけ早く専門医の診断を受けて原因を解明し、精神・身体両面の治療を開始することが大切である。当初、アルツハイマー病やうつ病と診断された患者が、実は器質性精神障害であり、適切な身体的治療などで改善する場合も決してまれではない。

同院では､内科や外科など一般病棟に入院中の患者に不眠や不安､抑うつ､興奮などが生じた場合、多職種で連携してこれらの精神心理症状を改善し、必要な入院治療が継続できるように精神科リエゾン活動を展開している。

精神科の入院施設は専用の開放病棟で、うつ病患者の休養やストレスケアに適した病棟になっている。「躁」「鬱」を反復する双極性障害の場合は抗うつ薬だけでは改善しないため、気分安定薬を中心とした専門的な薬物療法が必要になる。「薬物療法が効かない」「副作用で行えない」など重症のうつ病患者に対しては、麻酔科医の協力のもと電気けいれん療法を行っており、高い有効性・速効性が認められている。

また、地域で開業している精神科専門医との連携も積極的で、同科で入院治療を行い、退院後は再びかかりつけ専門医による継続診療につなげている。認知症はできるだけ早期に診断し、必要な薬物療法を開始するとともに、デイサービスなど脳を刺激する適切な働きかけを進めている。

公認心理師も心理療法や心理テストなどで診療に協力してもらっている。うつ病や強迫性障害などに対しては認知行動療法、PTSDに対してはEMDR療法など専門性の高い治療法を用いており、こうしたチーム医療のメンバーとしてさまざまに参画してもらっている。

和田主任部長からのアドバイス

「精神疾患がある日突然起こる」というのはまれです。「急につじつまが合わないことを話す」「会話が通じなくなる」などの場合は、脳や身体の疾患が原因かもしれません。早めに専門医を受診して検査を受けてください。

外来診療日

初診／水・金曜（午前）　※紹介状要

広島市立安佐市民病院　精神科

小早川 誠 主任部長

広島市安佐北区可部南 2-1-1
TEL 082-815-5211

【スタッフ】医師１人・公認心理師１人・嘱託医１人

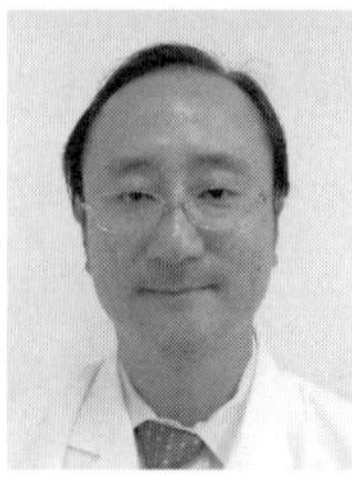

こばやかわ・まこと
1998年広島大学医学部卒。国立国際医療研究センター、国立がんセンター、広島大学病院（緩和ケアチーム）などを経て、2018年10月より現職。日本サイコオンコロジー学会代議員。

実績・成績 外来患者数／109人
※認知症関連18%、神経症性障害（パニック症、不安症など）29%、気分障害（うつ病、双極性障害など）26%、睡眠障害8%
（以上、科、2018年）

治療

総合病院のチーム体制と特色を生かした精神科医療を提供

同科では、精神科としての一般的な外来診療から身体各科入院中の精神症状にも対応。精神科受診のハードルを少しでも低くできるよう、「受診して良かった」という気持ちになれる応対を心がけている。

特に総合病院としての強みを生かし、内科や外科などの治療で通院・入院している患者についても、精神症状がある場合などは精神科の専門医が病棟で診療を行う。こうした活動はコンサルテーションリエゾンと呼ばれ、専門医同士が意見やアドバイスを交換・相談しながら診療に反映できることにより、全身的な改善への効果を上げている。

2018年は241人の紹介があり、せん妄（もう）、認知症、アルコール関連障害、急性薬物中毒が多くを占める。また、合併症リスクのある患者が手術や治療を受ける場合には、身体面の問題に配慮しながら、精神状態の変動にも速やかに対応し、迅速な改善に努めている。

認知症の診療では、同院の脳神経内科「物忘れ外来」と並行し、正確な診断・治療に当たる。産後うつの問題など妊産婦の精神的ケアには、産婦人科外来で妊産婦の抑うつ・不安のスクリーニングを導入、妊産婦の精神診療に成果を上げている。

小早川主任部長は、広島大学病院緩和ケアチーム時代に、がん患者特有のうつ・不安・不眠などの専門的な診療に対応した実績を持つ。同主任部長が専門とするサイコオンコロジー（精神腫瘍学）は、がんとこころの相互の関わりに配慮した臨床を実践するもの。同院の緩和ケア内科、緩和ケアチーム、認知症ケア・せん妄対策チームとも連携し、認知症の画像・生理検査なども脳神経内科と連携を取っている。

さらに、精神科専任の公認心理師（臨床心理士）を置き、医師の診察で必要と判断されたケースに応じて、患者各々に合わせたカウンセリングも実施している。

2022年に同科施設は移転し、待望の精神科専門病棟が完成予定。入院患者の全身的な合併症をはじめ、いっそうの体制と診療の充実が図られる。

小早川主任部長からのアドバイス

ご本人の要望を知ることから診療が始まります。社会的にもメンタルヘルスの重要性が認識され、当院へ来て良かったと思っていただけるよう、今後も努めていきます。

外来診療日

初診／月・水・木曜、再診／月～金曜
※どちらも紹介制（原則）、予約診療

国立病院機構　呉医療センター・中国がんセンター　精神科

町野 彰彦 科長（臨床研究部精神神経科学研究室長）

呉市青山町 3-1
TEL 0823-22-3111

【スタッフ】朝倉岳彦・大盛 航・長嶋信行・神垣 伸・藤原弘道・藤井 彩・田辺紗矢佳・南 花枝・田宮沙紀

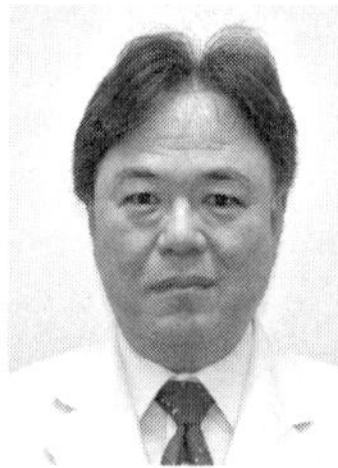

まちの・あきひこ
1988年北里大学医学部卒。北里大学精神科、横浜市立市民病院、相模台病院、広島大学病院、三原病院（診療部長）、済生会広島病院、広島大学病院（リエゾンチームリーダー、外来医長、医局長、講師）を経て、2018年より現職。日本精神神経学会専門医指導医。

実績・成績 院内リエゾン件数／1200件以上、修正型電気けいれん療法件数／500件以上、外来新患数／348人

（以上、町野、2018年）

治療

精神疾患と身体疾患の合併患者をリエゾン診療で導く

同科は、呉地区唯一の総合病院精神科である。精神障害を持った患者が身体的な病気を伴った場合、身体科と連携して総合的な医療を提供するが、身体疾患を患った患者に精神障害が生じた場合にも速やかに治療にあたっている。

身体疾患の治療で入院中の患者には、不安や不眠、抑うつ、せん妄（もう）などの精神症状や心理的問題が生じることがある。特に、せん妄患者は高齢者に多く、認知症や重篤な身体疾患を併せ持つ場合、手術などを契機に日時や場所がわからなくなり、幻覚妄想（もうそう）状態や精神運動興奮状態に陥ることがある。

これらに対応するのが精神科リエゾンチームで、町野科長はそのリーダーを務めている。チームは、精神科医をはじめ精神看護専門ナース、臨床心理士、精神科専門薬剤師で構成され、週一回全病棟を回診している。

がんなどの重い疾患を抱える患者やその家族の苦痛を和らげる治療には、緩和ケア科があたるが、同センターの緩和ケアチームには精神科医が専門的見地から加わっている。緩和ケアチームも同様に全病棟を回診し、身体的な苦痛には緩和ケア医があたるとともに、精神的苦痛に対しては精神科医が対応している。

また、精神科として院内各科との連携を行っている。例えば、小児科に入院中の子どもに心理的援助が必要な場合があったり、子どもが重篤な病気になった母親が落ち込むなど、特有の心理状態に陥ることもある。これらには心理士が相談に乗っており、必要に応じて精神科での治療を行う。

精神科病棟は50床を備えており、認知症や統合失調症、うつ病、アルコール依存症、パーソナリティ障害、摂食(せっしょく)障害など幅広い精神障害に対応している。特に、重症うつ病や統合失調症に対しては、電気けいれん療法が非常に有効なため積極的に行っている。

同科長の信念は、「精神障害を持った患者が、それにより標準的な医療が受けられないことがないように援助する」ことである。呉市で唯一の総合病院精神科として広島大学精神科とも連携しており、精神科専門医制度の研修施設にも認定されている。

町野科長からのアドバイス

精神科外来・入院治療に加え、身体科入院患者にはリエゾンサービスを行っております。精神的な悩みやトラブルは相談しにくいものです。患者さんに安心して何でも相談していただけるよう、心の専門家として誠実に対応しています。

外来診療日

月・木曜（8：30 ～ 15:00）　※外来受診の際は紹介状要。

瀬野川病院（KONUMA記念 依存とこころの研究所）

加賀谷 有行 所長

広島市安芸区中野東 4-11-13
TEL 082-892-1055

【スタッフ】津久江亮大郎（院長）・医師 20 人・正看護師 171 人・准看護師 55 人・精神保健福祉士 44 人・作業療法士 22 人・薬剤師 5 人ほか

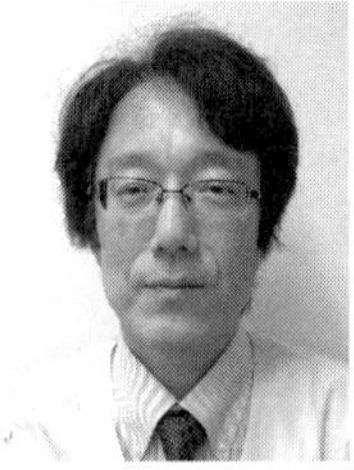

かがや・ありゆき
1987年広島大学医学部卒。国立精神・神経医療研究センターで学び、大学院生時に瀬野川病院非常勤医師として勤務。広島大学医学部助手・講師、広島国際大学教授を経て、2016年より現職。精神保健指定医。精神科専門医・指導医・産業医。

実績・成績 平均入院日数：アルコール・薬物依存症／約2か月、統合失調症・躁うつ病／約3か月
入院患者のうち、約27%を依存症患者が占める。　（以上、2018年）

治療

三大依存症の早期自覚・改善に専門治療プログラムで高実績

社会問題としても大きく注目されるアルコール・薬物・ギャンブル依存症は、患者本人の嗜好（しこう）だけでなく、それに至った精神の不安や生活環境、経済的な破たんなど、複合的に関わる場合も少なくない。女性患者の増加や低年齢化も顕著となり、豊富な経験と実績を持つ病院の存在は不可欠といえる。

同院は、県内で唯一の依存症治療拠点機関、県・市指定の精神科救急医療センターに認定。24時間365日体制で、幅広い精神障がい者の急性期入院治療や退院後のケア・看護に対応。地域の中核施設に求められる役割を担い、治療と再発防止に取り組んでいる。

特に、入退院を繰り返すことも多い依存症や統合失調症には、医師・看護師・作業療法士・精神保健福祉士・臨床心理士・薬剤師などの多職種が連携し、院内のチーム医療による専門治療プログラムを実施している。認知行動療法(SMARPP／依存症を理解しながら依存を脱する動機付けを実施)を取り入れ、同じ悩みを持つ患者同士の交流や家族のケアを含めたプログラムを実践し、在宅ケア（再発防止を見据えた）につながる通院・入院治療で実績を上げている。

アルコール依存症の治療では、必須とされた断酒の指導も現在では少しずつ変化してきており、患者本人の症状や意識に応じて、断酒の前段階としての減酒や、本人の達成度を評価する認知行動療法も効果が認められおり、同院でも採用している。こうした、最新の認知行動療法に薬物療法を組み合わせ、「行き場を失う前に早期通院・治療できる環境を」という治療方針を掲げ、専門病院にふさわしい高い評価と厚い信頼を得ている。

グループ診療所として開設(2003年)された「よこがわ駅前クリニック」では、アクセスの良さもあいまってギャンブル依存症や思春期の発達障がいの相談が多く、グループ独自の特色ある医療に強みを持つ。「KONUMA記念依存とこころの研究所」(瀬野川病院内)における依存症の治療・予防に関する啓発・研究や、アルコール健康障害サポート医を養成して地域の早期治療を促す活動を行うなど、『いつでも、どこでも、だれでも』の姿勢で、患者の心と身体を支えていく病院をめざしている。

加賀谷所長からのアドバイス

アルコール・薬物・ギャンブル依存症は、早期治療・再発防止が重要です。患者さん本人のセルフケアはもちろん、家族の気づきや相談・サポートが、早いうちの相談・診療につながります。

外来診療日

月～金曜（午前・午後）、土曜（午前）　※家族相談も有
加賀谷所長は紹介状と予約が必要（初診時）

草津病院

藤田 康孝 部長

広島市西区草津梅が台 10-1
TEL 082-277-1001

【スタッフ】精神科医師 22 人・看護師 238 人・准看護師 29 人・精神保健福祉士 25 人・作業療法士 20 人・ほか 115 人

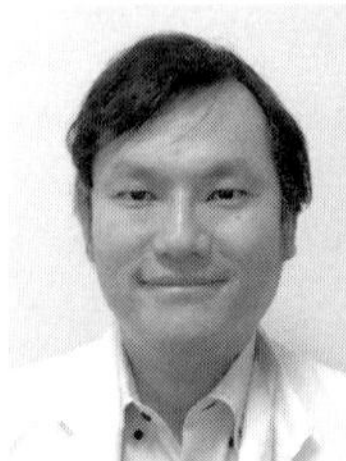

ふじた・やすたか
2003年広島大学医学部卒。関連病院で研修後、2010年草津病院着任。2015年より現職。医学博士。精神保健指定医。精神神経学会専門医・指導医。麻酔科標榜医。

実績・成績 初診患者数／2487人、入院患者数／1629人、平均在院日数／90日（以上、2018年）
※統合失調症・ストレス疾患・認知症の治療を診療の柱に、近年はアルコール依存症の相談も増加している。

治療

365 日の急性期治療から社会復帰・就労まで幅広く支援

同院は広島県精神科救急医療施設に認定されており、最寄駅からのアクセスも良好。県内全域はもとより、山口県東部までの広範囲な医療圏に対応している。最先端かつ専門的な治療の提供はもちろん、入院時から退院を見据えたリハビリテーションや、就労や復職も含めた地域生活支援の実績にも強みを持ち、可能な限りの健康的生活レベルの確立、人としての成長もめざす医療を目標としている。

統合失調症や認知症の精神疾患では、短期集中治療を実施。院内全体の平均在院日数は、全国の精神科病院と比較して３分の１以下の好成績を上げており、早期の症状安定化と社会復帰を可能にしている。

うつ病などのストレス疾患では、プライバシーに配慮したストレスケア専門病棟を整え、トイレ付きの個室や瀬戸内海を一望するデイルームを備えた療養空間で入院治療を行う。入院中には、検査や薬物療法、初期心理教育プログラムを組み合わせ、退院後は認知行動療法と復職支援のプログラムを実施。心理的に孤立しやすい患者を考慮した、集団によるトレーニングや心理教育も好評を得ている。

近年増加しているアルコール依存症にも、学習会やミーティング、断酒・節酒のスキル習得など多彩なプログラムを行い、依存を断ち切る意識や行動を促し効果を上げている。

新しい治療法も積極的に取り入れており、クロザピン治療（統合失調症の一般治療薬で効果が見えにくい患者に投薬）や電気けいれん療法（全身麻酔をして電気で頭部を刺激）なども採用。診断補助として、光トポグラフィー検査（人体に影響の少ない近赤外線を用いて課題中の脳血流変化を測定）を実施している。

また、生活訓練施設や訪問看護ステーションを併設して、患者の就労支援に力を注いでいるのも特徴の一つ。看護師や精神保健福祉士、作業療法士などの豊富なコメディカルを備え、地域の保健・福祉施設との連携や社会復帰体制を整備して、専門的な治療だけでなく患者の総合的なサポートを実践している。

藤田部長からのアドバイス

24時間365日の救急受け入れ体制を整え、地域移行・就労支援にも取り組んでいます。急性期の入院治療から早期の社会復帰まで、多職種連携によりサポートしています。

外来診療日

月～土曜（午前・午後）※日曜（午前）は再診のみ

ナカムラ病院

塚野 健 院長

広島市佐伯区坪井 3-818-1
TEL 082-923-8333

【スタッフ】中村友美・光野 茂・梶川広樹・西原嘉子

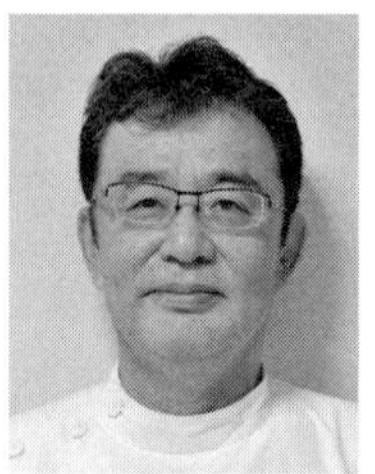

つかの・けん
1987年広島大学医学部卒。広島大学医学部附属病院、県立広島病院、国立療養所賀茂病院、厚生連吉田総合病院、広島大学医学部神経精神医学教室助手、加計町国民健康保険病院（精神科医長）、医療法人恵宣会竹原病院（院長）を経て、2010年より現職。日本精神神経学会指導医・専門医。精神保健指定医。

実績・成績 診療外来／160人（月）
認知症寮病棟206床、医療療養病床50床、介護医療院150床
（以上、2019年）

治療

認知症の的確な診断とサポート体制で信頼の長期療養

精神科を専門とする塚野院長は、認知症のエキスパートとして認知症治療病棟に加えて法人内の介護医療院・介護老人保健施設と連携し、高齢者の生涯を見据えた医療や介護を提供している。

認知症とは、記憶障害や判断力・理解力低下、見当識（けんとうしき）障害（時間や場所がわからなくなる）など、脳の機能が低下して日常生活に支障をきたした状態をいうが、その原因はさまざまである。その中でも、アルツハイマー型認知症・脳血管性認知症・レビー小体型（しょうたいがた）認知症の三つの認知症で、全体の80％を占める。

アルツハイマー型認知症は、脳内にベータアミロイドやタウたんぱく質が異常に蓄積して神経細胞が減少することで発症するといわれており、最初に記憶障害で発症し、徐々に進行していくのが一般的である。

血管型認知症は、脳梗塞やくも膜下出血などにより、脳の神経細胞が障害を受けて発症する。

レビー小体型認知症は、神経細胞にできる特殊たんぱくによって、情報が的確に伝えられなくなって発症するといわれている。認知機能が安定せずに波があったり、虫や人などの幻視がみられるなど、また、睡眠中に寝言が頻繁にあり、暴れたりすることもある。

その他では、慢性硬膜下血腫や正常圧水頭症、甲状腺機能低下症、ビタミン欠乏症などがあり、治療可能な症例もある。

認知症の治療は、薬物療法・非薬物療法・適切なケアが基本とされ、これら三つの治療を的確に組み合わせて、可能な限り認知症の進行を遅らせて生活の質（QOL）を向上させていく。治療は長期に渡るため、家族や医師、看護師、介護士、作業療法士、理学療法士、言語聴覚士、臨床心理士、管理栄養士らによる高い専門性から、医療や介護の方向性を決めている。

また、患者家族のサポートが重要であり、知識を訴求しメンタル的な負担を和らげるなどしてサポート体制を築いている。さらに、行政との連携による認知症初期集中支援事業を行い、専門スタッフらと共に自宅を訪問し、認知症の医療や適切な介護が受けられるよう支援している。

塚野院長からのアドバイス

物忘れだけでなく、興味や関心、意欲がなくなったり、ミスが多くなったり、家族から見て何か様子が変だと思われたら、専門医を受診してください。早期診断や適切な対応は、認知症の進行や生活の質に影響します。

外来診療日

塚野／火曜（9:00 ~ 12:00）※月～金曜まで予約診療

松田病院　精神科・児童精神科

松田 文雄 理事長・病院長

広島市南区翠 4-13-7
TEL 082-253-1245

【スタッフ】医師 19 人（常勤 5 人）

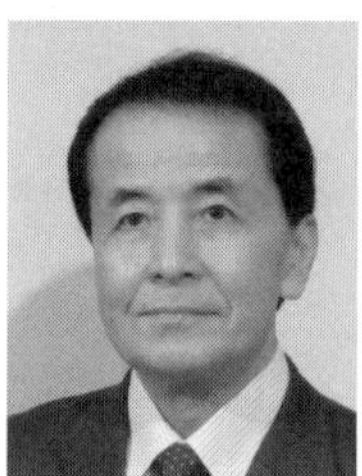

まつだ・ふみお
1980年東海大学医学部医学科卒。1987年東海大学大学院医学研究科内科系(精神科)修了。東海大学医学部附属病院などを経て、1994年より現職。精神科専門医。子どものこころ専門医。

実績・成績 外来患者数(初診・再診)／約2万人（20歳以下が約半数）
入院患者数（児童思春期専門治療病棟：30床)／800人(述べ約1500人)
（以上、2018年度）

治療

児童・思春期から大人まで心の問題の治療で全国屈指の実績

同院は、国の基準を満たす児童思春期専門治療病棟(30床)を県内で唯一有するなど、児童・思春期・成年期の精神科専門外来・入院診療に対応。さまざまな心や行動の問題を抱える患者に対して、健康的な精神発達を促す治療と社会復帰・就労支援をはじめとする周囲の環境調整も行い、地域はもとより全国的な成果を上げている。

松田病院長は、国内の精神科単科の民間病院ではいち早く、幼児期からの子ども本人と家族を取り巻く環境の影響、発達障がいや鬱（うつ）が背景となる問題行動などにも着目。全国の基幹病院や専門医との連携・交流を重ねながら、精神科医療の発展に貢献してきた経歴を持つ。

近年認知されてきた発達障がいでは子どもだけでなく成人の患者も受け入れ、特に18 ～ 40歳までを対象とした試みとして、昭和大学発達障害医療研究所で開発された専門プログラムを採用し、県内では同院のみが実施している。テキストを使いながら、職場や日常生活の不安や工夫していることを話すことにより、コミュニケーションの練習や自分自身への理解を深めていく効果を上げている。

また、カウンセリングや助言などの精神療法、不眠・気分低下・興奮などの症状の軽減には薬物療法を併用。患者自身が心の健康的な部分を育て、自分自身と上手な付き合い方ができるようサポートするほか、家庭・学校・地域・公的機関とつながり、病気・障がいの相談や関わり方にも助言を行う。

同院では、病院らしくない環境作りにも取り組んでおり、外観や病棟の快適性・清潔性はもちろん、古民家を改装したデイケア施設「通歩庵（つぶあん）」を展開。また、児童のデイケアや目標へ向けた成長と社会復帰を支援し、気軽に立ち寄りながら安心して過ごせる「サロン通歩庵」を提供しており、アニマルセラピーやダンスムーヴメントセラピーなども診療に取り入れている。

さらに、通院者の訪問看護や、順番まで自由に行動ができるインターネットやスマホによる当日順番予約も好評。他の専門病院に先駆けた体制改善を進め、「自分の大切な人を紹介できる病院づくり」を実践している。

松田病院長からのアドバイス

乳幼児を含めた20歳未満の治療で実績を上げていますが、受診が急増している成人の発達障がいまで、幅広い精神科医療を提供しています。早い段階で受診・治療が受けやすい環境作りも進めていますので、気軽にご相談ください。

外来診療日

初診／月～土曜（予約制）、再診／月～土曜　※予約外来は確認要

広島市こども療育センター

西田 篤 心療部長・「愛育園」園長

広島市東区光町 2-15-55
TEL 082-263-0683

【スタッフ】※併設施設／児童心理治療施設「愛育園」

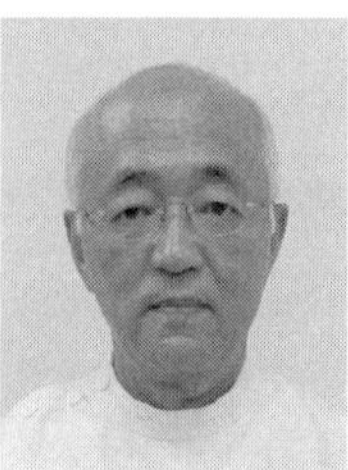

にしだ・あつし
1984年岡山大学医学部医学科卒。1984年天理よろづ相談所病院ジュニアレジデント、1986年岡山大学病院、1987年十全第二病院勤務。1991年広島市こども療育センター勤務。1998年「愛育園」園長。2006年広島市こども療育センター医療部長、2014年同心療部長（兼「愛育園」園長）。

実績・成績 センターの新患約1000人のうち、約半数を精神科で診療。
主訴別では不登校12%、多動23%、学習の問題19%、こだわり等7%。
発達障害などの生きづらさを抱える子どもが増加。
（以上、センター、2018年度）

治療

人生の「伴走者」として子どもの社会的自立をサポート

西田医師は、小学生以上を対象に、県下で最多100人前後（年間、新規）の不登校児の治療と家族支援を専門的に行っている。外来診療と施設治療（「愛育園」への通所・入所）を組み合わせ、不登校の背後にある本人の生きづらさの軽減に向けて積極的に取り組み、成果を上げている。

昨今は、発達障害を抱えて集団に適応する力が弱いという本人自身の課題に加えて、家庭の養育力が乏しかったり、課題のある子を包摂（ほうせつ）するクラスの力が弱いために、いじめを受けてはじき出されるといったさまざまな問題が、複雑に絡み合うケースが増えている。こうした子どもに対して、まずは外来診療所で1回20～40分の診察、心理テスト、脳波検査などを行い、子どもの抱える課題の中身とそのレベルの見立てを行っている。その上で、一人ひとりの特性に配慮した最良の治療プランを作成し、「将来、社会で生きていける力やスキルを身につけること」をめざしている。

特に困難なケースについては「愛育園」で治療する。豊富な治療メニューや治療プログラムを用意し、各々のニーズにマッチした支援を行っており、いじめや不適切な養育を受けてきた子どもを対象にした、トラウマ治療（トラウマフォーカスト認知行動療法など)にも取り組んでいる。

また、教育委員会との連携も深め、速やかに診療や支援にたどり着けるような体制も構築している。具体的には、広島市教育委員会の適応指導教室や校区の小・中学校の園内学級を併設し、来所児童の在籍校や担任からの相談にも応じるなど、教育的な支援体制を強化している。さらに、学生ボランティアの参加や活動集団療法によるサポートプログラムも提供し、不登校児を中心に、悩みを抱えた子どもへの総合的な支援体制を整えている。

学校の卒業を機に治療はいったん終了するが、抱えていた課題が完全に解消するわけではない。そこで、社会に出た後も、しんどさを感じたときに支援を受けられるようなフォローアップ体制を強め、長期の継続的な支援を充実させている。

西田心療部長からのアドバイス

不登校の症状は、心のいきづまり状態にある子どもの最初のSOSサインであり、彼らが支援のネットワークに入るための入場券でもあります。早期に適切な治療や支援を受けることで、思春期以降のこじれを少なくしたり、治療期間を短くしたりすることもできます。
気になることがあったら、まずは校内のスクールソーシャルワーカーやスクールカウンセラー、または教育委員会の相談窓口に相談してみてください。

外来診療日

月～金曜　※予約制

広島市立舟入市民病院 小児心療科

黒崎 充勇 主任部長

広島市中区舟入幸町 14-11
TEL 082-232-6195

【スタッフ】吉原良子・橘髙結香（以上、医師）・保健師２人・臨床心理士１人・クラーク１人

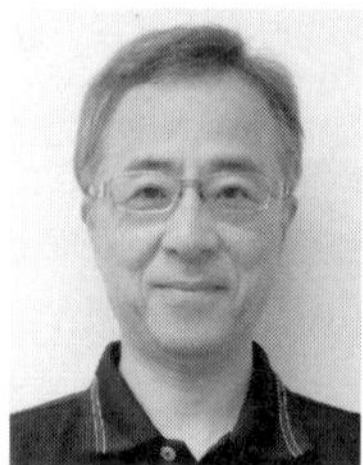

くろさき・みつはや
1991年広島大学医学部卒。広島大学病院、松田病院などで勤務。2011年より現職。児童精神科医、広島大学医学部臨床教授、医学博士、日本児童青年精神医学会認定医、子どものこころ専門医、世界乳幼児精神保健学会日本支部JAIMH副会長、乳幼児精神保健学会FOUR WINDS幹事など。

実績・成績
外来患者数／延べ約3500人
初診／約290人、再診／延べ約3300人
主な診断内訳／対人恐怖、強迫性障害などの神経症、小児心身症や引きこもりなど
（以上、科、2018年度）

治療

心の苦悩やつまずきを理解し、医師とスタッフの協力体制で取り組む

同科は2004年４月、公立病院としては全国的にも珍しい小児専門心療科として、同院に開設された。広島医療圏では、小学生・中学生を診る心療科機関や児童精神科医がまだ少ないことから、小学生から中学生までを初診の対象としている。来院主訴は不登校や心身の不調が半数以上を占め、近年は育児困難や不登校、いじめ、引きこもり、愛着や虐待の問題といった対人関係の問題を抱えているケースが増加。背景には夫

婦別居や離婚など、昨今の家庭状況の変化があり、社会問題ともいわれる虐待で苦しんでいる子どももいる。

同科では、子どもの心はその資質と取り巻く環境との出会いの中で育まれ発達していくと考えている。そのプロセスで生じるトラブルや、子どもの症状を両者の相互作用と捉え、一人につき50分程度かけて丁寧に診察し、子どもの気持ちや行動と生活全体の様子などの情報をもとに、心をミクロとマクロ両方の視点を持ちながら治療的アプローチを選ぶ。そのため、各ケースに十分な時間が割けるよう予約制をとっており、症状の診たてや治療方針について、定期的にカンファレンスを行いスタッフ全員で検討している。

治療は、小学生の子どもには描画や粘土などの遊びを介した遊戯療法、中学生には言葉を介した精神療法を行い、家族に対する親ガイダンスなどを必要に応じて併用している。また、小学校高学年から中学生の不登校の子どもに対するグループ療法、不登校の子どもを持つ親の集いも実施している。さらに必要に応じてケースワーカーを交え、教育、行政、福祉などを含む関係機関とも連携をとっている。

子どもの心のつまずきを的確に理解し、ケアすることで周りの大人が教えられ、共に成長することがよくある。それが子どもの将来のための大切なステップになると考え、日々の診療を行っている。

黒崎主任部長からのアドバイス

近年は、小学生以下の低年齢層の子どもたちが心の苦悩を抱えているケースがみられます。子どもの様子に不安を感じたら、できるだけ早く医療機関や学校、保育園、幼稚園にご相談ください。

外来診療日

月～金曜（予約制）※初診の場合は電話予約要（8：30～17：00）

広島大学病院　小児科

梶梅あい子 医科診療医

広島市南区霞 1-2-3
TEL 082-257-5555

【スタッフ】臨床心理士 2 人

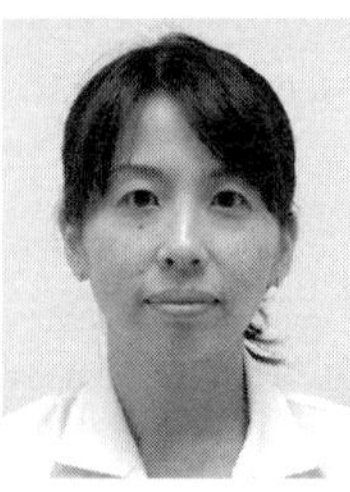

かじうめ・あいこ
2000年広島大学医学部卒。広島赤十字・原爆病院、東京都立梅ヶ丘病院（現東京都立小児総合医療センター児童・思春期精神科）などを経て、2006年より現職。日本小児科学会小児科専門医・指導医。子どものこころ専門医。

実績・成績 外来患者数／のべ3893人、初診125人（2018年度）
地域のかかりつけ医やスクールカウンセラーからの紹介多数。
学校生活でのつまずき、不登校、長引く身体症状などを主訴に受診。

治療

関係機関と連携して困っている子どもたちをサポート

梶梅医師は、小児科医20年のキャリアに加え、子どものこころの診療医として15年の経験を持つ。大学病院という特殊な環境上、研究や教育にも従事しており、近年増加している発達障害の子どもたちを支援する仲間を増やそうと、広島児童青年精神医学研究会の代表世話人としても活動している。

専門分野は発達障害・不登校・心身症だが、これらは単独で発現するよりも複数の問題が重なり合うケースが多い。学校や保育園・幼稚園での小さなつまずきが積み重なってしんどさを感じるものの、「困っている」と言えず、心身の不調や問題行動、不登校などの形で現れるという。以前は、このような長引く身体症状や不登校をきっかけにした受診が多かったが、最近では「発達障害ではないか？」と受診するケースが増えている。

初診に1時間程度かけて、子ども自身や保護者からしっかりと話を聞いて方針を立てる。そして、多くのケースで心理検査で評価を行う。発達障害の診断がつけば、まずは、保護者や保育園・幼稚園の先生、学校の先生など、子どもと関わる大人が子どもについて適切に理解することが大切であり、必要に応じて教育機関との連携も行う。

そのほか、未就学児には作業療法などの個別療育、小中学生には心理面接やソーシャルスキルトレーニングを導入することもある。生活上の困っていることが大きい場合には、家族や本人と相談しながら薬物療法も併用する。

保護者向けには、さまざまな手法を使って、親子関係をより良くするためのペアレントトレーニングを行う場合もある。子どもは診察室のみで元気になっていくのではなく、子どもが所属する集団の中で認められたり、何かを達成する体験を積むことが大切であるため、児童デイサービスや訪問看護ステーション、教育現場など、子どもをサポートする機関と連携しながら診療を進めている。

発達障害の子どもたちに接するときに同医師が伝えるのは、「あなたの特徴は、良い・悪いではない。困った風に働くときもあれば、強みとして働くときもある」という点である。子どもたちが自分自身を適切に理解し、その子どもに合った居場所を見つけるのを手伝うことが、自分たちの仕事だと考えている。

梶梅医師からのアドバイス

公的な機関や学校など、身近な地域や社会にはさまざまな相談部門があります。保護者の方だけで抱え込まず、そういった場所を利用してみてください。一緒に子どもたちの成長を応援していきましょう。

外来診療日

月・火・木・金曜（9：00～12：00、14：00～17：00）
※完全予約制（初診は紹介状要）

佐々木メンタルクリニック

佐々木 高伸 院長

広島市中区本通 7-29 アイビービル 7F
TEL 082-249-5505

【スタッフ】看護師３人・事務２人

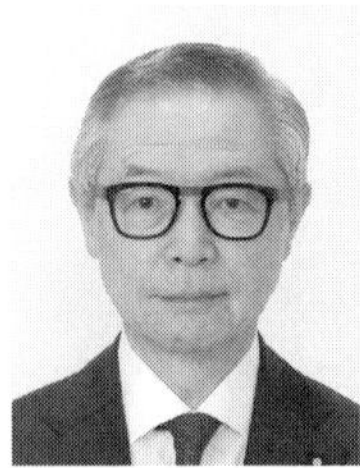

ささき・たかのぶ
1973年岡山大学医学部卒。1983年医学博士。広島市民病院精神科（主任部長）、広島大学医学部臨床教授、広島市民病院副院長などを経て、2007年より現職。精神保健指定医。日本精神神経学会専門医。日本うつ病学会評議員。日本臨床精神神経薬理学会評議員。日本総合病院精神医学会。日本産業精神保健学会。日本老年精神医学会。日本バイオフィードバック学会。

実績・成績 累計患者総数／約3700人
外来患者数（日）／40〜50人（うち、初診1〜2人）

治療

うつ病治療に高い実績を持ち就労者の復職支援にも尽力

さまざまな精神疾患の診療に豊富な臨床経験を持ち、患者や医療関係者からの絶大な信頼を得ている。また、就労者のうつ病治療と復職支援にも評価が高い。

うつ病で希死念慮（きしねんりょ）（自殺願望）を抱く重度の患者は、連携病院への入院も考慮する。生活リズムが壊れている中等度や軽度の場合には、薬物療法・精神療法の両輪で治療を行う。現在は安全で有効性の高い薬が出ているが、効果が出るまではある程度の時間が必要である。

佐々木院長は、うつ病を「性格やものの考え方、行動の仕方などが絡んで発症するこころの生活習慣病」と捉え、生きていく軌道（きどう）修正のための生活指導も行う。うつ状態が高度な際にはネガティブ思考に陥るため、まず、薬で状態を改善。受容の姿勢で話を聞き、適切なタイミングでアドバイスを行って、患者に自身の思考や行動の癖についての気付きを促す。

老年期のうつ病では、歳を取ることによって、さまざまなものを失うことへの不安や焦燥感が強くなる。繰り返した場合には認知症の発症リスクが高まるため、薬と精神療法で、衰えを受け入れられるように認知の修正を図っていく。

躁うつ病には気分安定薬を使うが、副作用があるため、適切な使用には熟練が必要。精神療法では、躁状態をコントロールするために患者の意に反することも話す必要があるため、患者との信頼関係を築く努力も怠らない。

同院長は、うつ病などで休業した就労者のための「リワークプログラム」を考案し、復職にも尽力している。まず、模擬的に通勤してクリアできれば、次は、図書館で、何か目的を持って過ごすなど、模擬的な仕事の体験をする。こうしたリハビリにより、頭の中で考えていることと、実際にできることの乖離を埋めていき、多くの患者を復職に導いている。

適応障害では、特定の状況や出来事がつらく耐え難く感じられ、憂うつな気分や不安感が強くなる。治療には薬を使うこともあるが、環境を変えることが一番重要で、勤務先の産業医に具体的な提案も行っている。

パニック障害は、不安を惹起する脳の扁桃体の過剰な反応で起こるため、適切な薬物療法でそれを抑制し、不安から逃げない行動を手助けしている。

佐々木院長からのアドバイス

現在は、心身両面について相談できる精神科のかかりつけ医を持つべき時代かもしれません。

外来診療日

月～金曜（9:30 ～ 13:00、15:30 ～ 18:00）、土曜（9:30 ～ 13:00）
※木曜休診、予約制

京橋心療クリニック

大田垣 洋子 副院長

広島市南区京橋町 1-2 新京橋ビル 8F
TEL 082-262-3000

【スタッフ】山中敏郎（院長）・米澤治文（副院長）・臨床心理士 2 人（非常勤）

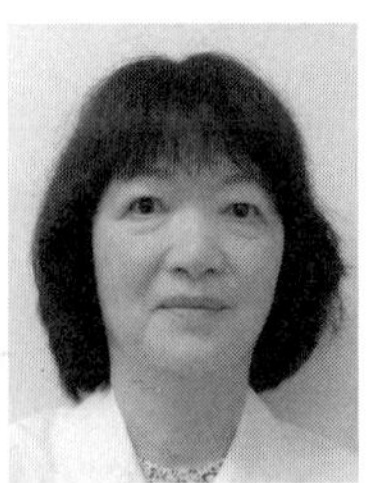

おおたがき・ようこ
1980年広島大学医学部卒。広島大学医学部附属病院、広島静養院（現府中みくまり病院）、県立広島病院精神神経科（部長）、広島大学医学部（臨床教授）、県立島根医科大学（現島根大学医学部、非常勤講師）、県立広島病院（女性専用外来）など歴任。2004年より現職。日本精神神経学会専門医。精神保健指定医。医学博士。

実績・成績 患者数／約1800人（クリニック）、約700人（大田垣）
（以上、月間、2019年）

治療

患者に寄り添うきめ細やかな治療に高い評価

うつ病や神経症、心身症、摂食障害など、さまざま精神疾患にきめ細やかに対応している。中でも、幅広い年代の女性のうつ病や摂食障害(過食症・拒食症) には圧倒的な臨床経験があり、その治療には定評がある。内科や産婦人科、学校などから紹介される場合も多く、患者の８〜９割を女性が占める。

うつ病は、妊娠中に発症することも少なからずあり、治療しないと低体重児や流・早産のリスクがある。また産後は、急激なホルモン変化によりうつ病が重症化し、育児ができなくなったり、母子心中や子どもへの虐待などを誘発する場合もあるため、治療の重要性が再認知されている。国立成育医療センターなどの調査(2015年)では、妊産婦死亡数の約3割が自殺によるもので、産後うつが原因と考えられることが明らかになっている。

うつ病の治療は、薬物療法と精神療法が基本だが、周産期に薬を使う場合には慎重に対応している。授乳への影響を考えて、使用を控えた方がよい薬については多くはないが、用量などには十分配慮している。大田垣副院長は、こうしたリスクやメリットの説明の際には、配偶者も同席することを勧めている。

更年期(こうねんき)のうつ病は、子どもの自立による生きがいの喪失や、若さの喪失などからくる不安感が強く、更年期障害に伴う抑うつ気分や意欲の低下、イライラなどの症状が見られる。適切な薬物療法や精神療法に加えて、同副院長が女性で世代が近いため、患者の不安や悩みに共感できることで強い安心感が芽生え、良好な結果が得られている。

摂食障害は、心と身体の両方に症状が現れ、死に至るケースもある。重症の場合は、連携病院への入院も考慮するが、早期に治療を開始することが望ましい。治療には時間が必要で、継続して行うことが重要である。

同副院長は、まず、患者の話を十分に聞き、抱えている問題や心身の状況を把握する。その上で、病気や治療法について患者と情報を共有し、ゴールに向けて何ができるかを共に考えていく。抑うつ症状や身体症状があれば、対症療法として薬物治療も行いながら、食行動として表れている患者の気持ちを考える精神療法に尽力し、成果をあげている。

大田垣副院長からのアドバイス

気持ちや身体がつらくなったら、無理をせず、一人で悩まないで早めに受診してください。敷居は高くありません。

外来診療日

大田垣：初診／水曜、再診／火・水・金曜　※初診は要予約

口腔外科・矯正歯科

広島赤十字・原爆病院　歯科口腔外科

明見 能成 部長

広島市中区千田町 1-9-6
TEL 082-241-3111

【スタッフ】藤田善教（口腔外科専門医）・小林順子・坂上恵理

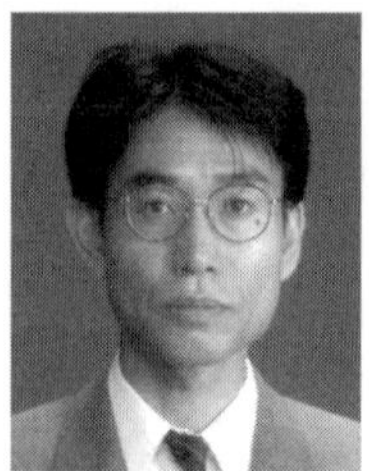

みょうけん・よしなり
1988年広島大学歯学部大学院修了。アメリカWAJ細胞科学センター、広島大学病院を経て、1992年より広島赤十字・原爆病院。2017年より現職。日本口腔外科学会専門医・指導医。ICD制度協議会認定ICD（感染管理専門医）。広島大学客員教授。

実績・成績 主な全身麻酔手術／203例、鎮静局所麻酔手術／195例、入院患者数／398人
主な手術症例：がん／40例、薬剤関連顎骨壊死／26例、良性腫瘍／49例、顎骨骨折／6例　（以上、科、2018年度）

治療

緊密なチーム医療で高難度の手術や救急医療に対応

同科は、日本口腔（こうくう）外科学会認定の研修施設として、一般歯科医院では対応困難な口腔外科的疾患の手術・治療や、全身麻酔手術患者の合併症予防のために医科歯科連携で周術期口腔機能管理を行っている。24時間の救急医療体制を整えていることも特徴で、他医療機関からの紹介急患および、救急隊から搬送される顔面外傷・感染症の患者は積極的に受け入れ、即日での緊急手術にも対応しているが、一般歯科治療は原則として行っていない。

診療では、「診断や治療に必要なのはチーム医療である」という考えを重視している。全身に疾患を持った患者への対応が求められることが多いため、

同科のスタッフのみならず、同院他科の医師とも緊密な連携を取り、患者の病態や併存疾患を把握・管理した上で、安全・確実な治療を行っている。

口腔がん患者の治療は、口腔腫瘍学会の口腔がん診療ガイドラインに基づいて切除手術を行い、低侵襲な再建手術を選択して口腔機能を回復している。また、術後の病理診断をもとに、必要に応じて放射線化学療法を併用。患者のQOL（生活の質）を維持しながら、過去3年の生存率90％以上という良好な治療成績をあげている。また、高度進行がんに関しては広島大学病院口腔外科と連携した拡大手術も行っている。

現在、医科歯科連携で取り組むべき疾患として、転移のあるがん患者や骨粗しょう症患者での薬剤関連顎骨壊死（骨吸収薬関連顎骨壊死）が問題になっているが、治癒率が30％以下と予後不良だった従来の保存療法に代えて、皮弁再建術（死んだ組織を除去して健全な組織で再建）を併用した手術療法を積極的に取り入れ、治癒率が80％以上に改善している。その結果、患者のQOL維持のみならず、併存疾患の治療継続も可能になった。

同科の手術法に関しての論文は、国際的な学術誌に採択され高い評価を得ている。手術の際には常に最新の学術論文を参考にし、学会での研修を通じてより良い安全な治療の提供をめざしている。患者には、必ず術前に画像診断・術式を詳しく説明し、十分なインフォームドコンセント（説明と同意）を得た上で手術を行っており、術後も手術写真を一緒に見ながら、治療への理解をさらに深めてもらっている。

明見部長からのアドバイス

早期がんや顎骨壊死は症状がほとんどないことが多いので、口の中の異常を感じたら、ためらわずにかかりつけ歯科に相談して、アドバイスを受けてください。そのためにも、日頃からかかりつけ歯科を持って、定期的に診断を受けることをお勧めします。

外来診療日

月～金曜（8:00 ～ 11:00、初診受付時間）　※原則、要紹介状

名医がやさしく解説

正しい噛み合わせが健康や発育に効果的！
――矯正歯科治療の重要性

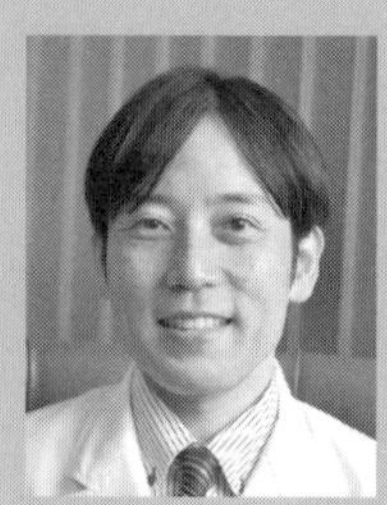

広島大学病院　口腔健康発育歯科・矯正歯科
谷本 幸太郎 教授・歯学部長・
唇顎口蓋裂総合成育医療センター長

たにもと・こうたろう
1992年広島大学歯学部歯学科卒。同大学助手、同大学病院講師などを経て、2013年より現職（教授）。日本矯正歯科学会指導医・認定医。中・四国矯正歯科学会会長。日本顎関節学会指導医・専門医。日本再生医療学会認定医。日本口蓋裂学会・日本顎変形症学会・The Edward H. Angle Society of Orthodontics各会員。

正しい噛(か)み合わせで何でもおいしく食べられることは、健康の基本である。第１部では「歯並びや不正咬合(こうごう)（噛み合わせの異常）を治療する矯正(きょうせい)歯科診療」について、さらに、第２部では「歯科と医科が同じ敷地内にある大学病院ならではの歯科治療」について、広島大学病院矯正歯科の谷本教授に話を伺った。

【第１部】

矯正歯科治療を受ける前に知っておきたいこと

矯正歯科の役割とは

噛み合わせや歯並びの治療をするのが、矯正歯科の役割です。矯正歯科治療では、歯や顎の骨に、人工的に一定の力をかけてゆっくりと動かします。対象となるのは、上顎前突(出っ歯)、反対咬合(受け口)、叢生(八重歯・乱ぐい歯)、開咬(前歯が噛み合わない)などで(下写真)、手術が必要な顎変形症もあります。

治療に関しては、子どもと大人を分けて考える必要があり、まずは、問題となる症状を把握し、それぞれに合った治療法を見つけることが大切です。

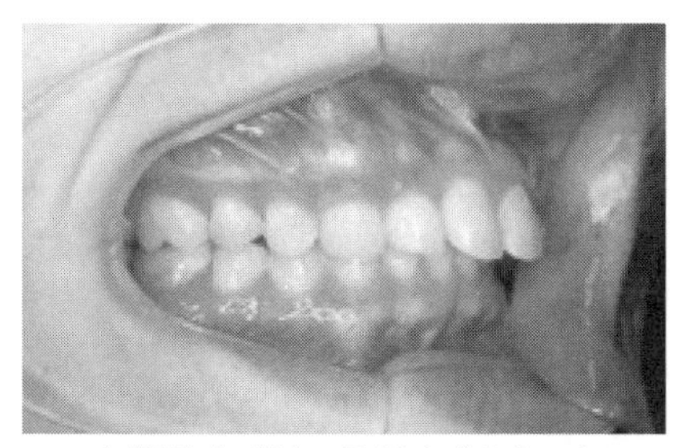
上顎前突（じょうがくぜんとつ）

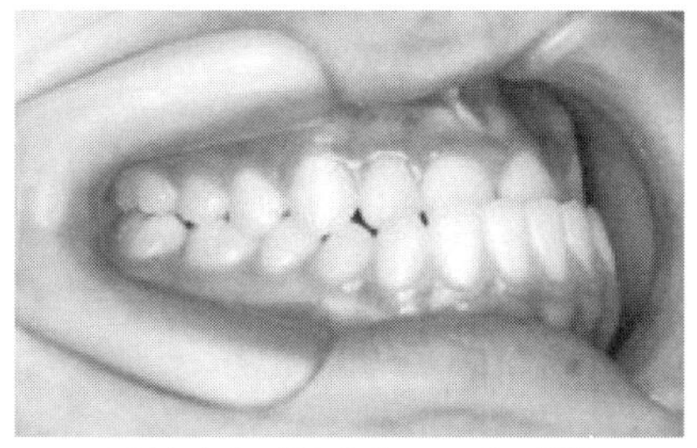
反対咬合（はんたいこうごう）

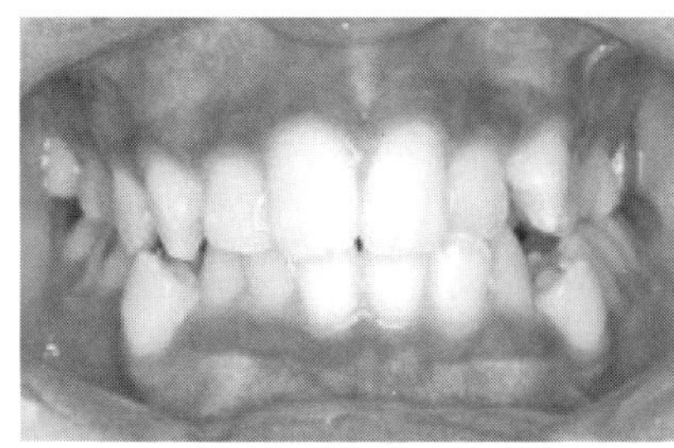
叢生（そうせい）

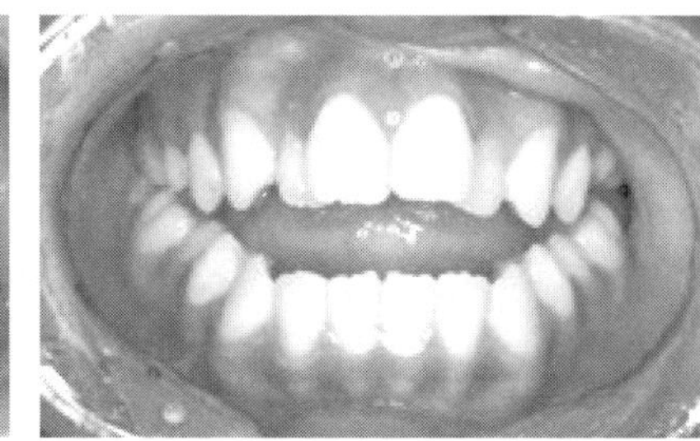
開咬（かいこう）

子どもも大人も健康に大きなメリット

子どもは、一見、きれいな歯並びに見えても不正咬合のことがあり、発見されるきっかけで多いのは学校検診です。不正咬合は、咀嚼（噛むこと）や発音にも悪影響を与えるため、成長期の子どもに対する矯正治療の意義は大きいと考えます。

子どもの矯正治療のメリットは、歯並びを良くすることで歯や顎の骨の成長を助け、正しい咀嚼や発音を身につけやすくなることです。さらに、プラークコントロール(口内環境の維持)がしやすくなるため、むし歯や歯周病のリスクも軽減されます。一般的には、永久歯が生え始める小学校入学頃から矯正歯科治療を始めますが、必ずしも、早く始めるほど良いとは言い切れず、時期を待った方が良いこともあります。

小学校高学年までの６年間くらいは、永久歯と乳歯が混ざり合っている混合歯列期で、顎の骨も大きく成長して顔貌(顔の表情)が作られる時期です。顎の骨の成長はその後も続き、永久歯列期が完成するのは中学生ぐらいになってからです。

子どもの場合は、歯の生え変わりと骨の成長が残っているかどうかを診断して、その成長パターンに沿った治療を行います。歯並びや上顎の成長に影響する悪い癖(指しゃぶりなど)をやめさせることも、矯正歯科治療に入ります。そうした治療が終わった後で、歯並びを整えたり、噛み合わせを良くする大人の治療になります。

一方、大人の場合（永久歯列期）は審美が主訴の場合も多いですが、矯正歯科治療で「むし歯や歯周病のリスクを軽減できる」ことは変わりません。大人は、子どもよりも歯の動きが遅いことが多いため、治療期間は長くなる傾向があります。矯正歯科治療によって歯を動かすことは、何歳であっても可能ですが、その際、歯ぐきや歯を支えている骨が健康であることが不可欠であり、必要な方には、治療に先立って歯周病治療を行います。

歯並びと全身の健康との因果関係についての研究報告は、まだ少ないですが、矯正歯科治療をすることで歯周病やむし歯のリスクが減れば、歯周病やむし歯と関わりがあるとされる、さまざまな病気（糖尿病、心臓病、脳卒中など）のリスクの軽減につながります。また、見た目が美しくなり、自分の歯でよく噛んで食べられるという意味で、QOL（生活の質）が向上します。

矯正歯科治療は、健康にプラスになることはあっても、マイナスになることはないのです。

矯正装置をつけるときの注意点

矯正歯科治療は、しっかりとした検査や、正しい診断と治療計画のもとに行われる必要があります。基本検査として、レントゲン撮影、歯型の採取、顔と口の中の写真撮影などを行い、必要に応じて、顎関節のMRI検査やCT撮影を行います。

不正咬合の治療をする人では、２～３割に顎関節の異常が見られます。重症の方は、顎関節の炎症や異常を治療し、落ち着かせてから矯正歯科治療をしないと悪化させることがあるため、当科では、顎関節症の疑いのある方は必ずチェックして、慎重に治療を進めます。

矯正装置には、口の中に装着する装置と頭や顎につける装置、固定式と取り外せる装置など多くの種類があり、次々に良い装置が登場しています。固定式の代表的な装置は、マルチブラケット装置（下写真）です。どのような装置が適しているかは、矯正歯科で相談されることをお勧めします。

矯正装置を装着して治療を開始したら、歯や顎の変化に応じて調節する必要があるため、定期的な来院（月に１回程度）が必要となります。また、矯正装置を装着すると、むし歯になるリスクが高くなるため、ブラッシングなどの清掃指導や食習慣の指導を受け、口の中をいつも衛生的に保つことが大切です。

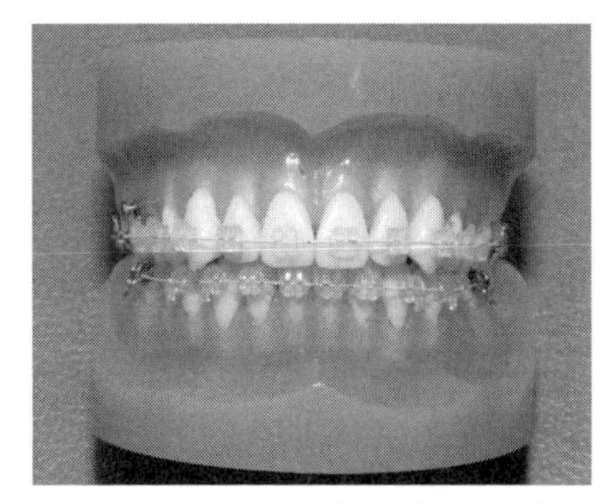

マルチブラケット装置

矯正装置を外した後も、歯は元の位置に戻ろうとするため、しばらくの間、歯の裏側にワイヤーを付けたり、取り外し式の装置を使って歯を安定させる必要があり、年に数回程度の来院が必要です。

保険適用や医療費控除について

一般的な矯正歯科治療は健康保険が適用されず、自費診療になります。当科の場合、マルチブラケット装置による矯正歯科治療は80 ～ 100万円です。なお、顎の外科手術を伴う矯正歯科治療、口唇裂・口蓋裂、ダウン症など、特定の先天疾患の方の矯正歯科治療については、保険適用となっています。

子どもの矯正歯科治療費は、通院費用まで含めて医療費控除の対象です。大人の場合も、美容目的でないことが証明できれば医療費控除の対象になります。

なお、当院には「唇顎口蓋裂総合成育医療センター」が設置されており、先天疾患の治療を矯正歯科治療も含めて、総合的に受けることができます。

十分に説明してくれる矯正歯科医を選びましょう

少しでも歯並びに不安があれば、まず、かかりつけ歯科医に相談し、矯正歯科専門医を紹介してもらうことをお勧めします。その際、不正咬合の状態、治療目標と計画、治療方法のメリットとデメリット、治療期間、費用などを、詳しく説明してくれる矯正歯科医を選びましょう。

矯正に関わる歯科医のほとんどが加入しているのが、「日本矯正歯科学会」です。広島矯正歯科医会の会員は、全員、日本矯正歯科学会認定医の資格を持っています。日本矯正歯科学会の認定医・専門医は、日本矯正歯科学会のホームページ(http://www.jos.gr.jp/)から検索できるようになっています。

【第2部】

広島大学病院ならではの強み
――歯科と医科の連携で専門性の高い最先端の治療

他の診療科との連携で難しい症例にも対応

当科では、大学病院ならではの矯正歯科治療を行っています。大学病院の特徴の一つは、連携医療です。歯周病や顎関節症がある場合でも、歯科の各専門科や医科との連携により、複雑な治療に一つの病院でしっかりと対応できるのが、大学病院ならではの強みです。

口唇裂・口蓋裂をはじめとする、口腔（こうくう）や顎に関連した先天疾患を持つ子どもの治療は多岐にわたり、また、子どもの成長に合わせて、哺乳（ほにゅう）、歯並び、咀嚼、嚥下（えんげ）、発音など、さまざまな影響を及ぼすことから、医科や歯科を問わず、多くの専門診療科が連携したチーム医療体制が不可欠です。

役に立つ専門窓口「唇顎口蓋裂総合成育医療センター」

2016年10月、当院に「唇顎口蓋裂総合成育医療センター」が開設されました。どの診療科を、どのタイミングで受診したらよいのか迷った場合など、いつでも気軽に相談できる専門窓口です。

当センターでは、歯科だけでなく各診療科の専門医が患者の情報を共有し、緊密に連絡を取り合っているため、適切な治療を受ける機会を逃しません。月に１度、形成外科、耳鼻咽喉科、小児科、産婦人科、口腔外科、小児歯科などの医師たちが集まり、運営と患者の症例の検討会を開催します。診療科の枠を超えたチーム体制を構築し、慎重に議論を重ねて治療方針を決定していますので、安心して治療を受けられます。

また、当センターがハブ機能（指示役）を持ち、耳鼻咽喉科や小児科を紹介したり、他地域のセンターや医療施設と連携を取っているため、転居の際なども長期的・継続的な治療を受けやすくなることもポイントです。補助制度の紹介や、カウンセリングの相談などにも応じています。

かかりつけ医との役割分担でオールマイティーに治療

当科では、特に顎関節の機能に注目し、顎関節症と不正咬合を併せ持っている方の矯正歯科治療に力を入れており、専門性の高い治療を行っています。こうした場合の顎変形症の手術は、近年、増えていますが、難易度が高く注意が必要です。

当院では、矯正歯科（矯正歯科治療）と口腔外科（手術）が同じ診療エリアにあるため、緊密に連携を取りながら、手術と矯正歯科治療が一体化した治療ができることが特徴です。１人の患者に対して合同のカンファレンスを複数回実施し、最適な治療法を慎重に選択します。例えば、手術の時期は子どもの場合、通常、成長期が終わって体が安定する高校生以降になります。

さまざまな障害を持っていたり、交通事故やがんの手術後などに歯並びが気になる方も、それを正しく診断できるのが大学病院ならではの強みです。オールマイティーにすべての疾患を診断・治療することができ、一般の開業医や矯正歯科医とも連携して役割分担もできていますから、迷った場合には当院へ相談されることも選択肢に入れてみてください。

総合診療

広島大学病院　総合内科・総合診療科

伊藤 公訓 教授
菅野 啓司 准教授　岸川 暢介 講師

広島市南区霞 1-2-3
TEL 082-257-5555
【スタッフ】宮森大輔・大谷裕一郎・小林知貴・河原章浩・菊池由花

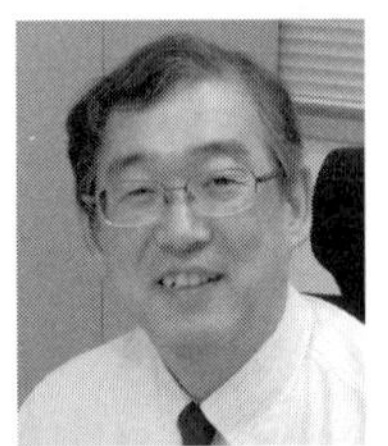

いとう・まさのり
1988年広島大学医学部卒。広島大学病院消化器・代謝内科診療教授などを経て、2019年より現職。日本消化器病学会指導医。日本消化器内視鏡学会指導医。日本ヘリコバクター学会理事。専門は胃・食道疾患を中心とした消化器内科学。

かんの・けいし
1995年山口大学医学部卒。米国ハーバード大学研究員などを経て、2018年より現職。日本プライマリ・ケア連合学会指導医。日本病院日本内科学会総合内科専門医・指導医。日本病院総合診療医学会認定医。専門は生活習慣病、肝胆道疾患など。

きしかわ・のぶすけ
2006年広島大学医学部卒。2012年広島大学病院特任助教。2018年より現職。日本内科学会総合内科専門医。専門は内科一般。

実績・成績　延べ患者数（初診・再診）／6022人

治療

医療細分化時代の最前線に立つ総合診療の専門家集団

　同科では、専門領域を持つ内科専門医のほか、家庭医療専門医や病院総合診療認定医などがチームでの医療体制を構築しており、患者との対話を重ねながら、迅速で正確な検査や全身的な基本的診療を行っている。検査の結果、専門的な医療が必要と判断された場合には、それぞれの専門医を速やかに紹介して診療や治療を行っている。

同科では、複数領域の疾患や領域が分からない疾患の患者が主な対象で、複雑な疾患の患者も多い。「当院の特徴として、臓器別診療科が充実していることがあげられますが、さらに、総合診療科にも優秀なゼネラリスト（広範囲をカバーする専門医）の医師が数多くいます。チーム医療による、適切な診断・治療を心がけています」と、伊藤教授は強調する。

外来患者の内訳について、2013年は「紹介状なし」84%、「院内紹介」6%、「他院からの紹介」10%だったのが、2019年では「紹介状なし」55%、「院内紹介」15%、「他院からの紹介」30%となっており、「紹介状なし」の割合が少しずつ減って地域の家庭医との連携が次第に強まっている。

また、院内での同科の受診理由として「発熱」49%、「腹痛」32%、「胸痛」28%、「呼吸困難」25%、「意識障害」17%と続いており、一般開業医では発熱疾患への対応が困難なことが分かる。

同科の外来では、漢方診療センターも開設している。内科や外科、産婦人科、耳鼻咽喉科、麻酔科、精神科などの医師とも連携し、漢方による治療を行っている。

同科は1988年に診療を開始し、総合診療部として国内の国立大学医学部で3番目に長い歴史・実績を誇る。同科では、予防医学から疾病（しっぺい）治療までの幅広い領域で社会貢献を実践する「健康コンシェルジュ」育成をミッションとしており、高度・病院総合診療医と都市型家庭医を精力的に養成している。医療細分化時代の最前線に立つ、総合診療の専門家集団といえる。

伊藤教授からのアドバイス

効率的な診療には、かかりつけ医（家庭医）と専門医（病院総合医）の連携が大切です。不調な点があれば、まずはかかりつけ医を受診し、問題解決に至らない場合は紹介状を持参して当院を受診してみてください。診断はもとより治療方針の決定まで、他の専門診療科と連携して問題解決に努めています。

外来診療日

伊藤／月・木曜（午前・午後）、菅野／月・水曜（午前）、岸川／火・木曜（午前）

【医療情報取材チーム】

野村恵利子	桂 寿美江	井川 樹	中谷奈奈
中川泰子	西本 恵	平光 穣	やまもとのりこ
五庵保典	入江太日利	岡崎英子	廣段 武
高畦八重子	石田美由紀		

装　　　幀／スタジオ ギブ
本 文 Ｄ Ｔ Ｐ／濱先貴之(M-ARTS)
図　　　版／岡本善弘(アルフォンス)
カ バ ー 写 真／中野一行
カバー写真協力／広島アレルギー呼吸器クリニック
イラスト(カバー)／コバ ユキコ
編　　　集／石浜圭太
編 集 協 力／橋口 環　本永鈴枝　竹島規子

＊本書の編集にあたり、医師および病院関係者の皆さまから多大なるご協力をいただきました。お礼を申し上げます。

＊医療評価ガイドシリーズを引き続き発行していく予定ですので、ご意見、ご要望がありましたら、編集部あてにハガキおよび南々社ホームページにお寄せください。

迷ったときの医者選び 広島
―― 診療科編

2020年3月25日　初版　第1刷

編　著／医療評価ガイド編集部
発行者／西元俊典
発行所／有限会社 南々社
〒732-0048 広島市東区山根町27-2
TEL.082-261-8243　FAX.082-261-8647
振替 01330-0-62498
印刷製本所／モリモト印刷株式会社

ISBN978-4-86489-107-3